NEWBORN BABY
HEALTH ENCYCLOPEDIA

新生婴儿保健百科

中国妇幼保健协会新生儿保健专业委员会　组织编写

主编　杨　杰　陈　超

副主编　陈冬梅　杨　凡　张雪峰

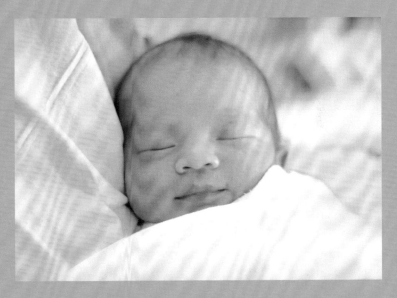

人民卫生出版社
·北京·

图书在版编目（CIP）数据

新生婴儿保健百科 / 杨杰，陈超主编 . —北京：
人民卫生出版社，2022.10

ISBN 978-7-117-33696-3

Ⅰ.①新… Ⅱ.①杨… ②陈… Ⅲ.①婴幼儿 – 保健
Ⅳ.①R174

中国版本图书馆 CIP 数据核字（2022）第 183534 号

人卫智网	www.ipmph.com	医学教育、学术、考试、健康，购书智慧智能综合服务平台
人卫官网	www.pmph.com	人卫官方资讯发布平台

新生婴儿保健百科
Xinshengying'er Baojian Baike

主　　编：杨 杰　陈 超
出版发行：人民卫生出版社（中继线 010-59780011）
地　　址：北京市朝阳区潘家园南里 19 号
邮　　编：100021
E - mail：pmph @ pmph.com
购书热线：010-59787592　010-59787584　010-65264830
印　　刷：北京盛通印刷股份有限公司
经　　销：新华书店
开　　本：889×1194　1/32　　印张：17.5
字　　数：363 千字
版　　次：2022 年 10 月第 1 版
印　　次：2022 年 11 月第 1 次印刷
标准书号：ISBN 978-7-117-33696-3
定　　价：68.00 元
打击盗版举报电话：010-59787491　E-mail：WQ @ pmph.com
质量问题联系电话：010-59787234　E-mail：zhiliang @ pmph.com
数字融合服务电话：4001118166　　E-mail：zengzhi @ pmph.com

编者名单

（以姓氏笔画为序）

王　瑾　复旦大学附属儿科医院
石文静　上海市第六人民医院
叶秀桢　广东省妇幼保健院
朱　丽　复旦大学附属儿科医院
朱小春　广东省妇幼保健院
庄思齐　中山大学附属第七医院
刘江勤　上海市第一妇婴保健院
李　荔　广东省妇幼保健院
李占魁　西北妇女儿童医院
李晓莺　山东医科大学附属儿童医院
李志华　复旦大学附属儿科医院
杨　凡　四川大学华西第二医院
杨　杰　南方医科大学南方医院
吴明远　浙江大学医学院附属妇产科医院
吴婕翎　广东省妇幼保健院
宋燕燕　广州市妇女儿童医疗中心
张　蓉　复旦大学附属儿科医院
张雪峰　中国人民解放军总医院第七医学中心

陈　超　复旦大学附属儿科医院

陈冬梅　福建省泉州市妇幼保健院

易　彬　甘肃省妇幼保健院

周文姬　广东省妇幼保健院

郑　军　天津市中心妇产科医院

徐　韬　中国疾病预防控制中心妇幼保健中心

徐发林　郑州大学附属第三医院

曹　蓓　湖南省妇幼保健院

盛晓阳　上海交通大学医学院附属新华医院

韩树萍　南京市妇幼保健院

童笑梅　北京大学第三医院

裘　刚　上海市儿童医院

潘新年　广西壮族自治区妇幼保健院

插　图　曾伟凯

前言

　　宝宝的降生使父母充满惊喜和幸福,但是,年轻父母面对娇嫩的小生命,既好奇又担心,如何使孩子健康成长,是父母最渴望了解的问题。目前,人们获取婴儿健康保健知识的渠道日益增多,但新生婴儿由于其生理的特殊性,家长了解的保健知识在实用的基础上应该更加科学和精准。

　　新做父母的家长如何养育好新生宝宝?本书将为您提供丰富而专业的新生婴儿保健相关知识,帮助您一起助宝宝健康成长。

　　本书由 32 位来自国内著名妇幼保健院、儿童医院的新生儿和儿童保健专业具有丰富的临床保健经验的专家悉心编写而成,力求内容精练、图文并茂,便于理解掌握。主要内容包括:新生婴儿的生长发育特点、日常生活护理、安全管理及意外伤害预防、喂养方法和营养知识、疾病筛查和预防接种、常见疾病早期识别和预防、特殊婴儿,例如早产儿、巨大儿、多胎儿等的特点及护理保健,用药安全、健康管理以及随访等。

希望这本育儿读物能为养育宝宝遇到健康问题的家长提供帮助,也能成为准父母们、儿科医生和基层儿童保健人员的良师益友。

本书出版之际,恳切希望广大读者在阅读过程中不吝赐教,欢迎发送邮件至邮箱 renweifuer@pmph.com,或扫描封底二维码,关注"人卫儿科学",对我们的工作予以批评指正,以期再版修订时进一步完善,更好地为大家服务。

主 编
2022 年 10 月

目　录

第二篇　护理篇

第三篇　喂养篇

第四篇　睡眠篇

第五篇　疾病篇

第六篇 资讯篇

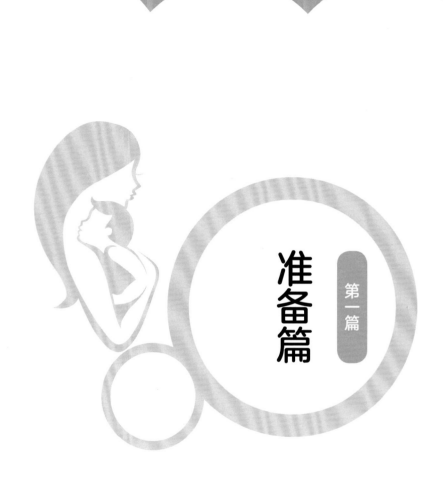

第一篇

准备篇

第一章
妈妈的准备

第一节 怀孕了既兴奋又紧张该怎么办

【导读】

嘉嘉结婚后忙于工作,忙于事业,没有把生宝宝这件事放到日程上。转眼已年过 30 岁,她有些着急,心情也变得烦躁不安。在经历了一次次没有怀孕的打击之后决定去放松一下心情,和老公去度假。假期过后奇迹出现了,看着验孕棒那两条红线,她兴奋、紧张,反复验证了几次,终于确定自己怀孕了! 怀上宝宝不容易,对于什么事情都是小心谨慎。担心宝宝流产和不健康,各种能想到的问题她都很担心。头痛且睡眠不足,整个人没有精神,这是怎么了? 难道是早孕反应? 还是生病了? 于是嘉嘉赶紧去医院看医生,经过医生详细地检查之后,医生告知她这种情况是由于过度担心宝宝导致的焦虑,需要调整心态,才能平稳渡过妊娠期。

医生在临床上经常会遇到这样的准妈妈,好不容易怀上宝宝,很开心、兴奋,也很紧张。医生经常被问到这样的问题:"医生,我担心会流产,卧床休息可以避免流产吗?

我怀孕了,还没有开始吃补品,宝宝会不会营养不够? 如果宝宝有畸形,超声检查看不到怎么办? "。还有一些准妈妈会经历对胎儿性别的期望、与家人关系、胎儿安全等问题担忧,还可能受孕期身材走样、产后恢复差等这些问题的困扰,加之孕期激素和神经递质发生着巨大的生理变化,从而出现紧张和焦虑情绪,那么这些问题应该怎么解决?

焦虑通常是一种处于应激状态时的正常情绪反应,表现为内心紧张不安、担心,注意力不集中、胸闷、腹部不适等,属于人体防御性的心理反应,多数不需要医学干预。但孕期母体的压力及焦虑可能会影响胎儿、新生儿神经行为的发育,还会与子痫前期和低出生体重儿的风险增加相关。那么应该如何缓解孕妇紧张焦虑的不良情绪? 以下几个方面可以解决这些烦恼:

首先,要自我放松。孕育一个宝宝是幸福美好的事情,多想想正能量的事情,多去参加一些自己感兴趣又有益身心的活动,不仅能让自己的心情舒畅,身心放松,还能适当地转移注意力,避免钻"牛角尖"。

其次,孕妇的伴侣、家人要多与孕妇交流,给予心理支持,以减轻孕妇压力,提升孕妇生命意义感。让她感受到这个宝宝是"夫妻之间爱的结晶""全家期盼宝宝到来的温馨氛围"及"对即将到来宝宝的期待",获得最大的幸福感,从而减轻紧张、焦虑情绪。

再次,重建信心。合理营养,保持健康的生活方式,增强身体抵抗力,达到身体最佳状态。通过心理暗示,告诉自己能行。每增加一次自信,紧张焦虑程度就会降低一点,恢复自信,紧张焦虑情绪定能缓解。

最后,如果经过以上措施紧张焦虑情绪仍不能缓解,且身体不适症状加重,须及时寻求医生的帮助,必要时可进行药物治疗。

妈妈问

1. 治疗焦虑症的药物很多会影响胎儿的健康,孕期能服用吗?

医生答

医生会个体化评估病情和药物治疗的母胎风险及获益,考虑是否给予药物治疗,用药应在医生指导下服用,千万不能自行服药。

妈妈问

2. 紧张到经常睡不着觉该怎么办?

医生答

可先采用非药物治疗,如果无效,可以在医生指导下用药治疗。

（李　荔）

第二节　孕期如何饮食才能保证宝宝的营养

【导读】

丽丽自从发现怀孕后,为了给宝宝提供"最好"的营养,就开始不间断地补充各种营养品。由于父母辈的经验之谈:"一人吃两人补,怀孕了就要多吃,宝宝才能长得好",于是家人每天变着花样做好吃的给她,还要她多吃。待丽丽早孕反应消退后,更是胃口大增。同样是怀孕6个月,丽丽发现自己的肚子比别人大了不少,体重也是直线上升,增长了 12kg! 身体臃肿,这可急坏了爱美的丽丽,于是赶紧到医院进行检查,结果显示丽丽患上了妊娠糖尿病。孕期该怎么吃,才能既保证宝宝的营养,又能避免孕期营养不良或营养过剩?

孕期营养摄入的原则是:饮食全面均衡,多样化,不偏食。妊娠期间充足的能量、蛋白质、维生素和矿物质,主要通过食用各种食物获得,包括绿色和黄色蔬菜、肉类、鱼类、豆类、奶类、坚果、全谷类及水果。根据不同妊娠阶段营养需求特点,有侧重地补充营养素。孕期需要为胎儿的生长发育、母体乳腺和子宫等生殖器官的发育,以及分娩后乳汁分泌进行必要的营养储备。合理的营养可以支持胎儿的发育,降低胎儿风险,并改善妊娠结局。2006 年联合国营养执行委员会提出,从妊娠至出生后 2 年是通过营养干预预防成年慢性疾病的机遇窗口期。意味着营养作为最重要的环境因素,对母子双方的近期和远期健康都将产生至关重要的影响。

孕期营养的需求包括能量及营养素的需求。孕期母体的总能量需求大约 8 万千卡。在妊娠早期,孕妇体重增长很少,胎儿生长发育速度相对缓慢,能量消耗没有很大的变化。因此,额外能量摄入主要在孕中期和孕晚期。可供给机体能量的宏量营养素包括蛋白质、脂肪、糖类(碳水化合物),每日摄入所供能量占总能量比例分别为:蛋白质 15%~20%,碳水化合物 50%~60%,脂肪 15%~30%,其摄入比例在妊娠期无须调整,营养素需要量在妊娠中晚期明显增加。维生素和矿物质中,铁和钙很难完全从膳食中获得,孕期往往需要额外补充;根据妊娠各期胎儿生长速率及母体生理和代谢的变化,孕妇营养摄入需进行相应地调整。

妊娠早期是胎儿身体器官发育形成的重要时期,每日需补充叶酸 400~800μg,可以预防胎儿神经管畸形的发生。此时胎儿生长相对缓慢,对能量和各种营养素的需要量较孕前也无明显增加,维持孕前的平衡膳食即可。如果早孕反应严重,不必过分强调平衡膳食,可根据个人的饮食嗜好和口味选用容易消化的食物,少食多餐。进餐的时间和地点也可依据个人的反应程度而异。需要注意的是,碳水化合物的摄入量不应低于 130g/d,以预防酮症对胎儿神经系统的损害。例如,200g 左右的全麦粉或者 170~180g 的精制小麦粉或大米可提供 130g 的碳水化合物食物。

妊娠中晚期由于胎儿生长加速,孕妇额外消耗能量增加,妊娠中期孕妇比非妊娠孕妇额外消耗能量 340kcal/d,而在妊娠后期,额外的热量需求为 452kcal/d。为了满足胎儿发育、胎盘、母体组织的需要,孕中晚期蛋白质需要量增加至 1.1g/(kg·d),需适量增加奶、鱼、禽、蛋、瘦肉的摄入,补充优质蛋白,增加维生素 A、钙、铁的补充。孕中期开始钙的需要量达 1 000mg/d,孕妇很难从膳食中获得足够的钙,需额外钙剂,同时需补充维生素 D 400~600U/d 以促进钙的吸收。孕期约需要 1 000mg 的铁,大部分孕妇妊娠期间不能维持足够的铁储备,铁缺乏可引起缺铁性贫血,进而影响胎儿的正常发育。对于孕前不贫血的孕妇,孕 12 周开始补充元素铁 30mg/d;多不饱和脂肪酸在胎儿大脑及视网膜中的浓度最高,美国食品药品管理局(Food and Drug Administration,FDA)建议孕妇每天摄入 DHA 200~300mg,以促进胎儿大脑及视网膜功能发育,可通过每周食用海鲜 1~2 份(227~340g)实现,如鳜鱼、沙丁鱼;因汞有神经毒性,含汞量高的鲨鱼、剑鱼、青花鱼、马头鱼要避免进食。对于海鲜摄入不足的孕妇,可服用鱼油补充剂 150~1 200mg/d 补充 DHA 的摄入。使用加碘食用盐,避免因碘缺乏影响胎儿智力、行为、体格发育。而维生素 A、维生素 C、锌、胆碱等,均衡膳食的孕妇通常不会缺乏,一般无须额外补充。但是要注意的是,如果孕妇每天补充元素铁 >60mg,因铁与锌竞争性吸收,所以需要额外补锌。多吃高纤维食物,以避免出现便秘。

合理营养的单胎孕妇,孕前体重正常者建议孕期体重增长 11~16kg,孕前体重超重者建议孕期体重增长 7~11kg,而肥胖者只能增长 5~9kg。医生应告知孕妇由于饮食摄入量过多,体重增长过快,不但会增加患妊娠糖尿病、子痫前期、难产等的风险,也不利于产后减重,同时还会增加胎儿过度生长、成年期代谢性疾病等风险。

🧑 妈妈问

1. 如果孕前肥胖,孕期可以不吃主食,只吃高蛋白食物吗?

🧑 医生答

不可以。因为碳水化合物摄入不足可以产生酮症,会导致胎儿神经受损,且孕晚期胎儿生长所需的能源优先来源于碳水化合物,所以不能不吃主食。

🧑 妈妈问

2. 叶酸服用到怀孕 3 个月后还要继续服用吗?

医生答

需要继续服用。由于妊娠中晚期母体红细胞生成对叶酸的需求也会明显增加，所以可以继续服用叶酸。

（李　荔）

第三节　高龄妈妈如何才能生出健康的宝宝

【导读】

郑女士快40岁了，自国家调整生育政策后，经家庭会议决定再要一个宝宝，但是高龄妈妈怀孕需要注意哪些方面？

随着人们生育观念的改变，女性生育年龄也在不断推迟，加之我国生育政策的深入实施，35岁以上高龄孕产妇明显增加。而随着年龄的增长，合并高血压、糖尿病等慢性疾病的风险也会随之增加，且妊娠后还会增加胚胎停育、流产、早产、胎儿畸形的风险。因此，产科医师也面临着高龄孕产妇比例不断攀升的问题。孕育一个小生命是一个复杂的过程，那么高龄女性该如何生出健康的宝宝呢？

首先，应充分做好备孕工作，需要做到以下几点。

1. 避免妊娠间隔时间过短。生育头胎后，再次妊娠的时间应至少间隔2年，以降低早产儿及低出生体重儿的风险。

2. 备孕夫妻双方需做好体检，以及时发现问题，及时进行干预、处理,调整至身体最佳状态再妊娠。女性年龄超过 35 岁后,生理功能下降,生育能力减退,加之卵子质量下降,需检查体内激素水平;合并基础疾病者风险增加,需筛查如高血压、糖尿病等慢性疾病;因甲状腺功能减退症可影响受孕及增加流产的风险,需检查甲状腺功能;同时夫妻双方需筛查传染性及遗传性疾病。

3. 避免接触有毒有害物质,如放射线、化学毒物等,以及避免接触宠物,预防弓形虫感染。

4. 避免体重不足或超重/肥胖,需均衡饮食,合理营养。食物要多样化,以谷物为主,增加蔬菜、水果、豆类、牛奶的摄入,少盐、少油、限糖。如无运动禁忌,每天需进行 30 分钟以上的适度运动。

5. 预防胎儿神经管缺陷,需至少从备孕前 3 个月开始补充叶酸 0.4~0.8mg/d,直到妊娠 3 个月末。

6. 其他方面包括戒断生活不良嗜好,如戒烟、戒酒,保持积极、良好的心态,规律作息,保证充足睡眠。

其次,做好孕期保健,需注意以下几点:

1. 一般注意事项。 一旦确认怀孕,尽早到医院建册,定期产检,注意妊娠并发症的筛查;保持积极、良好的心态,避免紧张及焦虑情绪;孕早期是胎儿分化发育的关键时期,避免感冒、发热、感染等,如需用药,应在医生指导下使用;补充叶酸,预防胎儿神经管缺陷;科学饮食,适量补充维生素及矿物质,自妊娠 4 个月开始补充钙剂和铁剂,增加鱼、禽、肉、蛋、奶的摄入,补充蛋白质;适量摄入海鲜,增加 ω-3 脂肪酸,减少低出生体重儿的发生,促进宝宝神经及视网膜的发育;孕期体重增长不足会增加低出生体重儿的风险,而孕期体重过度增加也会增加大于胎龄儿的风险,还会增加母体患子痫前期、妊娠糖尿病的风险;孕期正常日常活动,但要避免抬举重物或重体力活动;每天进行30分钟以上的适度运动,比如慢跑、快走、游泳等;合理安排膳食,控制孕期体重增长速度;吸烟及饮酒会影响胎儿生长发育,避免主动及被动吸烟,戒酒;避免使用影响胎儿正常发育的药物。

2. 特殊注意事项。胎儿染色体异常,尤其是唐氏综合征及其他非整倍体异常的风险是随着孕妇的年龄增长而逐年增加的,因此需常规行非整倍体异常非侵入性筛查;可选择无创产前筛查,必要时需行侵入性产前诊断(羊水/脐血)确诊胎儿染色体异常;中孕期超声筛查胎儿组织结构畸形,还可发现非整倍体相关畸形;发生胎死宫内的风险增加,从妊娠28周开始监测及记录胎动,如出现胎动异常,要及时去看医生;高龄产妇难产、剖宫产的风险增加,所以孕期要适度运动,增加体能储备,控制体重,避免发生肥胖及巨大胎儿,减少剖宫产手术的风险;对于第一胎是剖宫产分娩的孕妇,在孕早期超声检查受精卵着床位置是否正常,定期复查超声,以及早发现胎盘位置异常、胎盘植入的情况。

3. 高龄会导致发生妊娠合并症如子痫前期、妊娠糖尿病等的风险增高,因此,当你的身体出现不适症状时,一定要去看医生,及时检查和治疗,避免出现不良后果。

妈妈问

1. 第一胎是剖宫产分娩的,这一胎分娩还要剖宫产吗?

医生答

医生会根据你第一胎剖宫产的手术情况,结合这次妊娠情况评估是否有经阴道试产的条件,不一定都要进行剖宫产。

妈妈问

2. 妈妈患高血压是不是就不能生第 2 个宝宝了?

医生答

孕前患高血压经治疗后血压稳定,无严重的高血压并发症,可以在医生严密监护下妊娠。

妈妈问

3. 如果超声检查显示子宫内膜增厚应该怎么办?

医生答

子宫内膜增厚与胎儿染色体异常相关,需进行产前诊断。

(李 荔)

第二章
家居用品准备

第一节　家居环境怎样合理布置才能更好地迎接新生命

【导读】

兰兰现在已经有 8 个月的身孕,但最近令她困惑的原因是要为宝宝选择什么样的家居环境? 兰兰向同事、朋友请教,但他们的意见也不统一,这些问题最后还是难住了她。

我们应该怎样合理布置家居环境才能更好地迎接新生命呢?

第一,必须准备一张符合安全标准的婴儿床,放置在远离窗户、空调口,避免穿堂风的位置。

第二,选择婴儿床上用品时,安全是最重要的考虑因素,应选择无毒、环保、简洁、透气性好的床上用品。一般包括一条纯棉床罩及大小合适的床单、被子,尽量不要放置枕头、软垫、毛绒玩具等。

第三,需要一张换尿布台。换尿布台应紧靠墙壁,不能靠窗,避免宝宝摔落,将放置纸尿裤、尿布的架子或桌子放置在换尿布台附近。此外,还要准备一个大号的洗澡盆。洗澡时要确保洗澡区域是干净的,室温尽量控制在 25~28℃,热水的温度尽量控制在 38~40℃,水温不能太高以免烫伤宝宝,可通过空调、温度计及水温计等进行调节。

房间要注意通风,也要注意室内保暖。新生儿居室的温度与湿度应随着气候的温度变化而调节,有条件的家庭在冬季使室内温度保持在 20~22℃,湿度以 55%~60% 为宜(可通过温度计、湿度计、空调进行调节);夏季应避免室内温度过高,注意通风。夏季环境温度若过高、衣被过厚或包裹过紧,易引起新生儿发热。因此,要随着气温的高低随时调节环境温度和衣被包裹。可以安装空调和加湿器,以及使用电扇来调节温湿度,切记不可把空调出风口及电扇直接对着宝宝。空调温度控制在 25~30℃(与室外温差小于 10℃),并注意不要长时间开放,定时通风保持室内空气流通。室内温度恒定无温差不利于新生儿体温调节功能的发育。

妈妈问

宝宝的睡房怎样进行灯光照明设计?

医生答

新生儿对光线刺激较为敏感,室内的光线太暗或太亮都不利于新生儿大脑和视力发育。宝宝的房间最好选择自然光充足的房间,因为自然光的能量和紫外线能够充分进入室内,可较为完善地体现白昼与黑夜,充足的光线有利于宝宝视力发育,但应注意避免阳光直接照射宝宝的脸。晚上可以选择可调光台灯局部照明,可以把灯光调暗,开灯时不会吓着宝宝,也可以安装一盏低瓦数的夜明灯,方便宝宝夜间醒来时的护理。

（陈冬梅）

第二节　什么样的床适合新生儿

【导读】

有时候宝宝吃完奶,妈妈就已经很疲劳了,是不是可以让宝宝直接睡在妈妈旁边？还有些妈妈,为了哄睡孩子,直接抱着宝宝让其含着乳头睡觉,这个方式是不是说明不需要婴儿床？

新生儿应独立睡在紧邻父母的婴儿床里,因此必须选择一张符合安全标准的婴儿床。护栏是婴儿床必需的,护栏的边栏立柱等要选择圆柱形的,护栏的高度一般以高出床垫 50cm 为宜,两个栅栏之间的距离不得超过 6cm,以防止宝宝把头从中间伸出来。应选择婴儿专用的床垫类型,床垫高度要调整好,它与床缘的距离至少要 25cm 以上,床垫要与床架紧密贴合,以防宝宝探头进去(图 2-1)。

妈妈问

婴儿床的材质怎么选择？

医生答

非木制的婴儿床可能比较便携、免安装,但是稳定性差。市面上的实木婴儿床多以松木为主,材质更好一点的可以选择榉木或者胡桃木,避免贴皮的复合板。有些人忌讳甲醛的危害,可能认为无漆比喷漆的好。但是如果

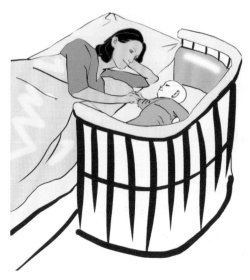

图 2-1　合适的婴儿床

表面不喷油漆的,则较为粗糙,容易积灰尘、起毛刺、吸湿变形,也不方便清洁。所以漆面要选择环保水漆,在购买的时候闻一下,有没有异味,还可以提前安装、晾晒一段时间。

(陈冬梅)

第三节　怎样挑选新生儿的衣物和如何包裹新生儿

【导读】

炎炎夏日,老人家总说不能开空调,宝宝得穿着厚厚的衣服,不然会着凉。可是这样一来,宝宝热得一身汗,还会生痱子,有的宝宝还出现了低热,到底该怎么为宝宝挑选衣物，如何包裹新生儿？

新生宝宝的衣物要用柔软的纯棉制品，根据季节和室温的不同，可以选择相应的不同衣服的款式。要宽松不妨碍肢体活动，易穿易脱，干燥清洁，冬衣要能保暖。裤腰和裤口的松紧带不要太紧。常用衣物包括：婴儿睡衣、上衣、裤子、毛衣、婴儿帽、袜子、抱毯、婴儿毛巾和浴巾、连体衣等，还应准备质量可靠的新生儿规格的纸尿裤。

那么应该如何包裹新生儿？用新生儿被将宝宝包裹起来，可以让新生儿感觉既暖和，又安全。在包裹新生儿时，适当的包裹方式和自然体位有助于新生儿的活动和正常发育。首先，应该先给新生儿穿上纯棉的内衣，垫上尿布后，才开始包裹新生儿。包裹时，要将新生儿放在毯子对角线上，先将一侧毯子角提起向对侧包住，折转放在新生儿身下，再将另一侧按相反方向折转后放于身下，足部多余的毯子角折回放于臀下。其次，包裹时要松一些，以不散开为原则，尤其是夏天，更不能包得太紧，以免影响新生儿的活动，也避免生痱子。在包裹时还要注意，不要把新生儿的双手绑在两肋旁，这样会影响宝宝呼吸甚至影响肺部的发育。最后，包好后要使新生儿的双腿能在包裹内自由活动。有的父母担心双腿没有被绑直会不会长成"八字脚"或"罗圈腿"，其实这种担心是不必要的，因为腿的变形与佝偻病等疾病有关，与新生儿时期的捆绑是没有关系的。而且，如果绑得太紧，新生儿活动受限，容易疲劳，绑的时间长了会影响血液循环，甚至阻碍他们的生长发育。

总之，在包裹新生儿时，要注意维持其自然体位。即新生儿的上肢是呈"W"字形，腹部如鼓形，下肢是呈"M"字形,其活动度为 120°~140°。这种自然体位适合新生儿的活动和正常发育,见图 2-2。

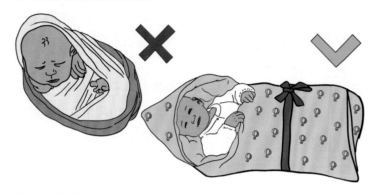

图 2-2 新生儿的包被(左图画 ×,代表包裹太紧;右图画√,代表包裹适合)

👩 妈妈问

新生儿穿多少衣服比较合适?

👨‍⚕️ 医生答

新生儿体温调控中枢不成熟,受外界环境温度和包被的影响比较大。如果室温过高,包裹的衣服过多、过紧,就有可能导致发热;如果气温过低,包裹的衣服不足,又容易着凉,甚至导致寒冷损伤综合征。新生儿的基础体温略高于成人,故所穿的衣物不必过多,与家长衣服的厚度基本可以一致。判断宝宝的衣服穿得是否合适,可以通过触摸后颈后背处的皮肤来了解,以温暖、干燥为宜;如果出汗多,说明穿的衣服比较多,可以适当减少衣服的量;如果孩子手脚冰凉,则说明穿少了。夏天气温高,如果室内温度高,已经达到了 28℃以上,包被一定要少,甚至不穿衣服都没有问题,可以参考新生儿暖箱。

(陈冬梅)

第四节　尿布如何选择

【导读】

　　宝宝吃的母乳,每天大便次数有点多,刺激臀部长了红疹子,这可急坏了宝宝爸爸和妈妈。那到底要选择什么样的尿布？是纸尿裤好？还是老式的布片好？如何更换尿布？更换尿布时到底有哪些注意事项？

　　宝宝的皮肤非常娇嫩,因此尿布以柔软、吸水、透气为原则,可以利用旧衣服如棉衣裤、旧被里、白纱布等自己做尿布,但所用布料颜色宜浅,便于观察大小便的颜色,绝对不能使用化纤织物做成的尿布,它不仅吸水性差,而且容易引起皮肤过敏。随着科学技术的发展,目前市场上销售的生产合格的婴儿一次性尿布也可选择,它们的特点是柔软、吸水性强、刺激性小、便于更换,选购时最好选择产品质量过关的产品,保证宝宝使用安全。

　　那么如何给宝宝更换尿布？在给宝宝喂奶前后都应检查尿布湿了没有,妈妈用手指从宝宝大腿根部伸入,摸摸就知道尿布有没有尿湿。在给宝宝换尿布前,先要在宝宝身下铺一块大的换尿布垫,防止在换尿布时宝宝突然排大小便把床单弄脏。一只手将宝宝的臀部轻轻托起,另一只手撤出湿的尿布,然后把新的尿布外罩打开,尿布前片折到宝宝肚子上,尿布的长度不要超过肚脐,最后再折上尿布粘好。给宝宝擦臀部时应男女有别,男孩阴囊皱褶和大腿根部容易藏有污物,要仔细擦净;女孩注意要从前向后擦,以防粪便细菌侵入尿道引起感染,见图 2-3。

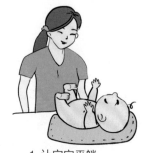

1. 让宝宝平躺。

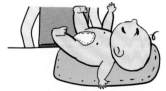

2. 放上一块毛巾,防止被尿湿。

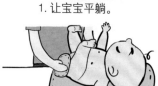

3. 先用纸巾由上往下擦,清除大便和尿液。

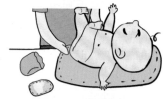

4. 再把换下来的脏的纸尿布放一边。

图 2-3　给宝宝换尿布

　　给宝宝更换尿布时还应注意:首先,尿布不要包得太紧,会闷到宝宝娇嫩敏感的皮肤,同时也不方便宝宝活动。两大腿间的大小也要适合宝宝的身形,才不会影响宝宝的腿部活动。其次,尿布的薄厚位置因性别而异,女宝宝的尿布应当中间部分比较厚,男宝宝的尿布应当前面部分比较厚。同时不要让尿布的高度超过肚脐,以免造成感染。再次,不要用纸巾给宝宝擦臀部。宝宝大便后,不能用纸巾擦臀部,因为那样很容易将宝宝臀部的皮肤擦破,导致肛门周边感染、胀肿。可以直接用清水将宝宝的臀部洗干净,用吸水性好的棉织布沾干水分。

🧑 妈妈问

怎么判断宝宝尿了或者排便了？我都已经选择价格不低的纸尿裤了,宝宝臀部怎么还是红的？

👨 医生答

宝宝的排便时间一般是在吃奶后不久,这个时候可以多注意宝宝的纸尿裤的显示条。如果纸尿裤的显示条变色,由黄变绿,一般提示有尿液了。如果新生儿突然醒了,身体扭动、烦躁不安,那就应该是排便了。还有一些宝宝在排便时,会因为用力脸部憋得涨红,出现哼唧声,这个时候就应该要注意一下有没有臭味,及时进行更换尿布。虽然选择了价格不菲的纸尿裤,但是导致红臀的最大原因还是排便后没有及时更换,所以睡醒和吃奶前、吃奶后都要注意更换纸尿裤。用湿巾和清水彻底洗净大便,用纸巾轻压吸收多余的水分,保证臀部干爽,最后还可以选用护臀膏薄涂,形成皮肤的保护层。

(陈冬梅)

第五节　需要准备哪些新生儿用品

【导读】

宝宝即将出生,除了衣物、奶瓶、纸尿裤等必备物品,爸爸妈妈还需要准备哪些新生儿用品？

除了必备物品外,爸爸妈妈可能还需要准备温、湿度计、水温计、洗发水、沐浴露、指甲剪、润肤露、婴儿推车、体温计等物品。

一、温、湿度计的使用

新生儿居室的温度与湿度应随气候温度变化调节,有条件的家庭在冬季使室内温度保持在 20~22℃,湿度以 55%~60% 为宜。目前国内多见的是温湿两用的温湿度计来分别测量环境的温度及湿度,常用的家用温、湿度计有以下两种。

1. 机械式温湿度计　一般采用指针形式,内部采用金属簧片,对温、湿度的感应是通过金属的热胀冷缩来实现的,最大的优点是无需电池。使用方法:将机械式温、湿度计放在需要测量的环境中,比如挂在墙上,待指针稳定后,读取指针所指的刻度值,此值即为当前的环境温度或湿度值。

2. 电子式温湿度计　其优点是没有读数误差,易于观察,功能多,除了测量温湿度,一般还整合了时间闹钟等功能。使用方法:装上电池后,注意电池极性,开机,开机后进入测量状态,温度单位国内选择摄氏度(℃),并选择当前测量模式,选择好后即可测量环境的温、湿度。

二、温度计的使用

温度计一般在宝宝洗澡测量水温时使用。可以使用电子温度计测量水温。

三、洗发水与沐浴露的使用

洗发水、沐浴露主要是在给婴儿洗澡时使用。洗澡时要提前准备好宝宝的洗漱用品,选用对皮肤刺激性小的中性肥皂或者弱酸性的婴儿洗发水、泡泡沐浴露等。

四、如何给新生儿洗澡

新生儿出生后的第二天就可以洗澡了,一般每天洗一次澡,夏天出生的新生儿若出汗较多,可多洗几次。每次给宝宝洗澡的时间安排在喂奶前的 1~2 小时,以免引起吐奶。洗澡时先要测试一下室温,室温最好控制在 26~28℃。宝宝的洗漱用品需提前准备好,选用对皮肤刺激性小的中性肥皂或者弱酸性的婴儿洗发香波、泡泡沐浴露等,其他如浴巾、毛巾、换洗衣服、宝宝润肤油、酒精、棉签等物品,将这些物品放在方便拿取的地方。洗澡毛巾应柔软,可选用纯棉制品。宝宝的浴盆放水不要太深,一般水深在 10cm 左右,水温控制在 38~40℃,洗澡前可用水温计测试。

脱去新生儿的衣服后,轻轻放入洗澡盆的水内,呈仰卧位,洗者用左手握住新生儿头部枕后,托出水面,用拇指和中指分别向前轻轻按住宝宝右侧、左侧耳屏使之盖住耳孔,以防水流入耳内;然后右手用柔软的毛巾给新生儿洗头,洗干净后用毛巾擦干,接着依次清洗颈部、腋窝、肘窝、手心、前胸、腹部,最后擦洗腹股沟、大腿、腋窝皱褶处、足部等,见图 2-4。洗完后,用左手前臂托住新生儿胸前,手掌托住新生儿右侧腋窝处固定,使之呈前倾的姿势,然后清洗背部、臀部及臀沟。全部洗完后,将新生儿放至在一块预先准备好的干燥大毛巾上,并包起来轻轻擦干,用干棉签擦一下其耳孔及耳屏内侧面,全部做完后,再给新生儿穿好衣服。

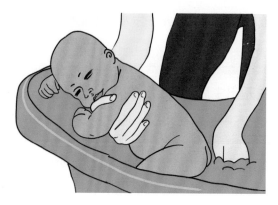

图 2-4　沐浴方法

五、如何给新生儿剪指甲

新生儿的指甲以平均每周 0.7cm 的速度生长,如果不及时修剪就容易藏污纳垢、滋生细菌,成为疾病的传染源,同时宝宝用手抓痒时,长指甲容易划破自己娇嫩的皮肤。那么多久剪一次指甲合适? 一般来说,手指甲 1 周修剪 1~2 次,脚趾甲的生长速度较慢,一般 1 个月修剪 1~2 次。需要注意的是,指 / 趾甲的合适长度是指 / 趾甲顶端与指 / 趾顶齐平或稍短一些即可。

修剪时要选用婴儿专用指甲剪,先剪中间,再剪两头,因为这样比较容易掌握修剪的长度,避免把边角剪得过深。分开宝宝的五指,握住其中的一个指头修剪,剪好一个再换一个,建议不要同时抓住一排手指修剪,以免宝宝突然动起来不易控制,并且容易误伤其他手指甲。两边修剪后可能会把指甲剪出尖角,务必要把这些尖角修剪圆滑,避免此尖角成为抓伤宝宝的"凶器"。及时发现并处理宝宝指甲边出现的肉刺,千万不能直接拔除,以免拉扯过多,伤及周围皮肤组织。

六、婴儿的润肤露如何挑选和使用

润肤露要在宝宝皮肤清洗干净后使用。那么如何挑选合适的婴儿护肤用品呢? 宝宝皮肤薄嫩,皮肤的厚度只有成人皮肤厚度的 1/10,抗损伤的能力低,不仅容易被外来的有刺激性及有毒物质渗透,容易被细菌感染,易摩擦受损,抵抗干燥环境的能力也差,所以照料上稍有疏漏,就会引起皮肤损伤,如破裂、过敏、红肿等。

因此,无论是宝宝护肤品的选择,还是宝宝护肤品的使用,都要特别仔细才好。给宝宝选择护肤品时,首先要注意产品是否具有"质量安全"的标志,是工业产品生产许可证标志的组成部分,也是安全产品的第一道保证。此外,你还要注意这种产品是否纯正温和,最好选择"无泪配方"产品,不会刺激宝宝的眼睛。所以洗漱用品最好选用对皮肤刺激性小的中性肥皂或者弱酸性的婴儿洗发水、泡泡沐浴露等,润肤露/油等最好选用温和的、低刺激性、有足够保湿能力的产品,并根据季节变化及宝宝皮肤特点进行适当调整。

七、如何选择合适的婴儿推车

婴儿推车在外出时是为了减轻父母的负担,同时也可以让宝宝舒适,那么如何挑选合适的婴儿推车呢?

婴儿推车是宝宝最喜爱的散步交通工具,更是妈妈带宝宝出行的必需品,根据宝宝的年龄及使用用途,婴儿推车可以分成很多种类,如双胞胎婴儿推车、高景观婴儿车、遮阳篷婴儿推车、口袋车等,主要是依照载重量为标准,一般测试标准为9~15kg,一辆婴儿车可使用3~5年。那么,在这么多的婴儿车选择面前,妈妈们要怎样才能挑选到合适的婴儿推车?

为1岁内宝宝选择的推车,最好尽量选择高大一点的,离地面距离远一点,以减少宝宝吸入污染的空气概率。1~2.5岁的宝宝,适合选择中轮车型的推车,可以避免不甘静坐宝宝掉下去的危险。

另外,选购婴儿推车最重要的就是安全性,一个小小的疏忽都会对宝宝造成伤害,因此在选购婴儿车时,应检查推车的开启是否方便,安全带是否锁紧,以及保险装置是否合格等。国家标准中对婴儿推车的安全带要求有:上围高于坐垫180mm,肩带、叉带、跨带的最小宽度为15mm、20mm、50mm;婴儿推车的座兜和扶手之间的深度要在180mm以上,座兜前面的绑带宽度要在50mm以上;同时婴儿推车的锁紧、保险装置更是缺一不可。

最后,在使用推车前,父母一定要详细阅读使用说明书,尤其是"注意事项"和"维护保养"栏目,按照说明将保险装置逐一挂牢,并认真检查;当推车开启后,必须开启锁紧及保险装置才能折叠推车;车轮应装有制动装置,才能防止车子停放时溜坡打滑,购买时应当场检测装置的灵活性及有效性。推车使用时注意尽量不要在高低不平的路上推;靠背最低角度170°,以避免宝宝因吐奶呛到,并系好安全带。

八、如何使用体温计

体温计有水银体温计和电子体温计。电子体温计有耳枪式和触额式,给宝宝测体温方便,比水银的简单好用。

耳温可以准确地反映人体核心温度,而腋下温度测量的只是表皮的温度,不能可靠地反映核心体温,口腔温度受饮水、进食和呼吸的影响,肛温落后于核心体温的变化,并有交叉感染的危险,所以耳温计较常用。使用技巧:①右耳与左耳的读数可能不同,请在同一只耳朵测温;②侧卧一耳受压可能耳温偏高,睡觉后等一会儿再测温;③耳内无阻塞物及过多耳垢堆积才能测得准确温度;④1 岁以下婴儿:将耳背垂直向后拉,使测温头清晰探测到耳鼓;⑤1 岁以上至成人:将耳背向后上方拉,使测温头清晰探测到耳鼓。正常生理情况下,体温可随昼夜、年龄、性别、活动情况不同而有一定的波动。昼夜中,清晨 2~4 时体温最低,午后 4~6 时最高,变动幅度不超过 1℃。新生儿的体温略高于成人,体温调节功能尚未完善,可受环境温度、活动情况或疾病的影响而有较大的波动。

🧑 妈妈问

新生儿的正常体温是多少?

🧑 医生答

新生儿的正常体表温度是 36.0~37.0℃,可通过测量腋温、耳温或者额温获得;正常的核心温度为 36.5~37.5℃,可通过测量肛温来获得,但是不建议家长自己检测。通常,我们将新生儿的核心温度高于 37.5℃定义为发热。

(陈冬梅)

第三章
正常新生婴儿生长发育的特点

第一节 新生儿出生时胎龄体重不同，如何分类

【导读】

明明怀孕后在产检时结识了不少"同龄"的妈妈们，大家交流产检结果，互相答疑，互相鼓励。妈妈们讨论的最多的还是宝宝大小是不是正常。妈妈甲说："上次医生说宝宝偏小是小于胎龄儿"；妈妈乙说："我的宝宝医生说太大了以后会是巨大儿，不利于顺产"。于是明明暗自嘀咕："医生怎么没告诉我，宝宝是大还是小，巨大儿是什么？我的宝宝不会也是巨大儿？"。带着这些疑问，明明走进了检查室，做好 B 超检查后，明明忍不住问医生宝宝大小如何？会不会是巨大儿？ 医生笑着说道："宝宝大小正合适，是适于胎龄儿。"那么出生时新生儿的分类和名称的不同有什么含义？

一般根据胎龄、出生体重、胎龄与体重关系、出生后时间、是否存在高危因素等进行新生儿分类，根据各类新生儿的生理特点分别进行护理和保健。

一、根据出生时胎龄分类

根据出生时胎龄,分为足月儿、早产儿和过期产儿。具体详见表 3-1。

表 3-1　新生儿胎龄的分类及定义

分类名称	胎龄定义
足月儿	37^{+0}~41^{+6} 周（260~293 天）
早产儿	<37 周（<260 天）
晚期早产儿	34^{+0}~36^{+6} 周
中期早产儿	32^{+0}~33^{+6} 周
极早产儿	28^{+0}~31^{+6} 周
超早产儿	<28 周
过期产儿	$\geq42^{+0}$ 周（≥294 天）

二、根据出生体重分类

根据出生体重,分为正常出生体重儿、低出生体重儿、极低出生体重儿、超低出生体重儿和巨大儿,见表 3-2。

表 3-2　新生儿出生体重分类及定义

分类名称	出生体重
正常出生体重儿	2 500~3 999g
低出生体重儿	<2 500g
极低出生体重儿	<1 500g
超低出生体重儿	<1 000g
巨大儿	≥4 000g

三、根据出生体重与胎龄关系分类

根据出生体重与胎龄关系,分为适于胎龄儿(appropriate

for gestational age infant,AGA)、小于胎龄儿(small for gestational age infant,SGA) 和 大 于 胎 龄 儿(large for gestational age infant,LGA) (表 3-3)。在不同国家和种族、不同时代,相同胎龄平均出生体重有所差别。

表 3-3　根据出生体重与胎龄关系分类

分类	出生体重与胎龄
适于胎龄儿(AGA)	出生体重在同胎龄平均体重的第 10~90 百分位
小于胎龄儿(SGA)	出生体重在同胎龄平均体重的第 10 百分位以下
大于胎龄儿(LGA)	出生体重在同胎龄平均体重的第 90 百分位以上

四、可能发生危险情况的新生儿

　　将存在高危因素的新生儿分类为高危新生儿,高危新生儿需密切观察和监护。符合下列条件的可定为高危儿:①孕母存在高危因素,如年龄超过 40 岁或小于 16 岁,以及合并疾病,如糖尿病、肾脏疾病、心脏疾病、肺脏疾病、高血压、贫血、血小板减少症、出血等;②出生过程存在高危因素,如羊水过多或过少;胎儿胎位不正,臀位产;早产或过期产,急产或滞产;羊水被胎粪污染,胎膜早破和感染;脐带过长或过短或被压迫;剖宫产等。③胎儿和新生儿存在高危因素,如多胎,胎儿宫内窘迫,胎儿心率或节律异常,有严重的先天畸形,窒息,新生儿出生时面色苍白或青紫,呼吸异常,低血压等。

妈妈问

　　我家宝宝是怀孕 36 周出生的,出生时体重有 3 000g,

属于正常的新生儿出生体重,那他是不是一个正常的新生儿?

医生答

　　宝宝出生体重是属于正常范围内的,但是宝宝的胎龄小于 37 周,属于早产儿,是一个适于胎龄儿的 36 周早产儿。早产儿相对于足月儿来说,体重可能和足月儿接近,但是各脏器功能尚未完全发育成熟,出生后可能出现脏器功能无法适应外界环境,发生疾病状况,比如低血糖、重度黄疸等。因此,早产儿出生后需要密切监测一些早产儿相关疾病的发生。

(陈超　朱丽)

第二节　不让宝宝输在起跑线上的第一步: 宝宝的体重达标了吗

【导读】

　　妈妈最近比较担心宝宝的体重,感觉已经有 2 个月体重没有增长了,和小区里别的宝宝比较,目测总觉得宝宝偏瘦小。可外婆却认为宝宝长得不错,起码比楼上的宝宝看起来小脸蛋要圆一些。妈妈的朋友来看望宝宝,向妈妈推荐了一位儿科医生。于是妈妈带着宝宝去医院体检,医生仔细问了宝宝的出生情况、饮食情况和生活情况,为宝宝称了体重,在一张表格上比对后告诉妈妈:"宝宝的体重达标了,不用太担心,过 3 个月再过来体检一次,看看体重有没有正常增长就行了。"这回妈妈放心了不少。

　　宝宝的体重一直是家长们最关心的事情。有些家长担心体重轻会影响宝宝的身体发育,不能让宝宝输在起跑线上,而有些家长则以胖为荣,认为胖就是身体好的表现,其实体重过瘦和过重都可能出现营养不良的情况。

　　每个年龄段的宝宝身高和体重虽然都存在个体差异,但也有一定的成长标准可以衡量。新生儿出生时平均体重为 3 200g,正常范围为 2 500~4 000g。出生后 1 周新生儿有生理性体重下降现象,一般体重下降范围不超过出生体重的 10%,而在出生后 7~10 天开始恢复至出生体重。在出生后的前几周,宝宝的体重平均每周都要增加 115~200g。新生儿期的体重可参照表 3-4、表 3-5 的标准。

表 3-4　我国不同胎龄男新生儿出生体重百分位数参考值

胎龄	男新生儿出生体重百分位数参考值 /g						
	P3	P10	P25	P50	P75	P90	P97
24 周	356	434	520	624	737	846	962
25 周	444	538	642	766	901	1 031	1 166
26 周	534	645	765	909	1 064	1 212	1 366
27 周	628	753	890	1 053	1 226	1 390	1 561
28 周	724	865	1 017	1 196	1 387	1 566	1 752
29 周	825	980	1 147	1 343	1 549	1 742	1 941
30 周	935	1 105	1 286	1 497	1 718	1 925	2 136
31 周	1 059	1 244	1 440	1 666	1 902	2 122	2 346
32 周	1 205	1 404	1 614	1 857	2 108	2 341	2 578
33 周	1 376	1 590	1 814	2 071	2 337	2 584	2 830
34 周	1 576	1 801	2 036	2 306	2 585	2 843	3 104
35 周	1 803	2 035	2 279	2 558	2 847	3 114	3 384

续表

胎龄	男新生儿出生体重百分位数参考值 /g						
	P3	P10	P25	P50	P75	P90	P97
36 周	2 053	2 289	2 536	2 820	3 114	3 386	3 662
37 周	2 308	2 543	2 790	3 073	3 366	3 637	3 912
38 周	2 515	2 749	2 993	3 273	3 562	3 828	4 098
39 周	2 643	2 877	3 121	3 399	3 685	3 949	4 215
40 周	2 723	2 959	3 203	3 482	3 767	4 030	4 294
41 周	2 784	3 021	3 266	3 545	3 830	4 092	4 355
42 周	2 839	3 077	3 323	3 602	3 887	4 148	4 410

〔引自:朱丽,张蓉,张淑莲,等. 中国不同胎龄新生儿出生体重曲线研制. 中华儿科杂志,2 015,53(2):97-103.〕

表 3-5　我国不同胎龄女新生儿出生体重百分位数参考值

胎龄	女新生儿出生体重百分位数参考值 /g						
	P3	P10	P25	P50	P75	P90	P97
24 周	304	359	425	513	622	740	809
25 周	395	466	550	662	796	939	1 105
26 周	488	575	677	811	968	1 132	1 319
27 周	582	686	806	960	1 138	1 321	1 525
28 周	680	799	936	1 109	1 306	1 504	1 723
29 周	781	917	1 070	1 261	1 474	1 686	1 916
30 周	890	1 042	1 212	1 419	1 648	1 872	2 112
31 周	1 012	1 181	1 367	1 592	1 835	2 071	2 319
32 周	1 152	1 338	1 541	1 782	2 039	2 285	2 541
33 周	1 314	1 518	1 737	1 993	2 264	2 519	2 781
34 周	1 503	1 722	1 955	2 225	2 506	2 768	3 036
35 周	1 719	1 951	2 193	2 472	2 760	3 028	3 298
36 周	1 960	2 197	2 445	2 727	3 018	3 286	3 556
37 周	2 204	2 439	2 685	2 964	3 251	3 515	3 782

续表

胎龄	女新生儿出生体重百分位数参考值 /g						
	P3	P10	P25	P50	P75	P90	P97
38 周	2 409	2 640	2 879	3 153	3 433	3 691	3 951
39 周	2 543	2 770	3 006	3 275	3 550	3 803	4 058
40 周	2 623	2 849	3 083	3 349	3 621	3 872	4 124
41 周	2 681	2 905	3 138	3 402	3 673	3 921	4 171
42 周	2 731	2 954	3 185	3 448	3 717	3 963	4 212

〔引自：朱丽，张蓉，张淑莲，等 . 中国不同胎龄新生儿出生体重曲线研制 . 中华儿科杂志,2015,53（2）:97-103.〕

最初 3 个月宝宝每周体重增长 180~200g，4~6 个月时每周增长 150~180g，6~9 个月时每周增长 90~120g，9~12 个月时每周增长 60~90g。按体重增长倍数来算，宝宝在 6 个月时体重是出生时的 2 倍，1 岁时大约是 3 倍，2 岁时大约是 4 倍，3 岁时大约是 4.6 倍。

体重按照以下公式计算：

1~6 个月体重（kg）= 出生体重（或 3kg）+ 月龄 × 0.6（kg）

7~12 个月体重（kg）= 出生体重（或 3kg）+ 月龄 × 0.5（kg）

2~10 岁体重（kg）= 年龄 × 2+7（或 8）

为了监测宝宝的体重增长是否在正常范围内，出生后的第 2、4、6、9、12 个月应各称一次体重；1~3 岁，每隔半年称 1 次；3~7 岁每年称 1 次。家长们可以参考表 3-6 判断宝宝的体重是否达标。

儿童肥胖症一般分为病理性肥胖和单纯性肥胖。病理性肥胖的宝宝需要求助于医生，而单纯性肥胖的宝宝可

表3-6　7岁以下儿童年龄的体重标准差

单位值/kg

年龄(月)	男童							女童						
	-3SD	-2SD	-1SD	中位数	1SD	2SD	3SD	-3SD	-2SD	-1SD	中位数	1SD	2SD	3SD
0	2.26	2.58	2.93	3.32	3.73	4.18	4.66	2.26	2.54	2.85	3.21	3.63	4.10	4.65
1	3.09	3.52	3.99	4.51	5.07	5.67	6.33	2.98	3.33	3.74	4.20	4.74	5.35	6.05
2	3.94	4.47	5.05	5.68	6.38	7.14	7.97	3.72	4.15	4.65	5.21	5.86	6.60	7.46
3	4.69	5.29	5.97	6.70	7.51	8.40	9.37	4.40	4.90	5.47	6.13	6.87	7.73	8.71
4	5.25	5.91	6.64	7.45	8.34	9.32	10.39	4.93	5.48	6.11	6.83	7.65	8.59	9.66
5	5.66	6.36	7.14	8.00	8.95	9.99	11.15	5.33	5.92	6.59	7.36	8.23	9.23	10.38
6	5.97	6.70	7.51	8.41	9.41	10.50	11.72	5.64	6.26	6.96	7.77	8.68	9.73	10.93
7	6.24	6.99	7.83	8.76	9.79	10.93	12.20	5.90	6.55	7.28	8.11	9.06	10.15	11.40
8	6.46	7.23	8.09	9.05	10.11	11.29	12.60	6.13	6.79	7.55	8.41	9.39	10.51	11.80
9	6.67	7.46	8.35	9.33	10.42	11.64	12.99	6.34	7.03	7.81	8.69	9.70	10.86	12.18
10	6.86	7.67	8.58	9.58	10.71	11.95	13.34	6.53	7.23	8.03	8.94	9.98	11.16	12.52
11	7.04	7.87	8.80	9.83	10.98	12.26	13.68	6.71	7.43	8.25	9.18	10.24	11.46	12.85
12	7.21	8.06	9.00	10.05	11.23	12.54	14.00	6.87	7.61	8.45	9.40	10.48	11.73	13.15
15	7.68	8.57	9.57	10.68	11.93	13.32	14.88	7.34	8.12	9.01	10.02	11.18	12.50	14.02

续表

年龄(月)	男童							女童						
	-3SD	-2SD	-1SD	中位数	1SD	2SD	3SD	-3SD	-2SD	-1SD	中位数	1SD	2SD	3SD
18	8.13	9.07	10.12	11.29	12.61	14.09	15.75	7.79	8.63	9.57	10.65	11.88	13.29	14.90
21	8.61	9.59	10.69	11.93	13.33	14.90	16.66	8.26	9.15	10.15	11.30	12.61	14.12	15.85
24	9.06	10.09	11.24	12.54	14.01	15.67	17.54	8.70	9.64	10.70	11.92	13.31	14.92	16.77
30	9.86	10.97	12.22	13.64	15.24	17.06	19.13	9.48	10.52	11.70	13.05	14.60	16.39	18.47
36	10.61	11.79	13.13	14.65	16.39	18.37	20.64	10.23	11.36	12.65	14.13	15.83	17.81	20.10
42	11.31	12.57	14.00	15.63	17.50	19.65	22.13	10.95	12.16	13.55	15.16	17.01	19.17	21.69
48	12.01	13.35	14.88	16.64	18.67	21.01	23.73	11.62	12.93	14.44	16.17	18.19	20.54	23.30
54	12.74	14.18	15.84	17.75	19.98	22.57	25.61	12.30	13.71	15.33	17.22	19.42	22.00	25.04
60	13.50	15.06	16.87	18.98	21.46	24.38	27.85	12.93	14.44	16.20	18.26	20.66	23.50	26.87
66	14.18	15.87	17.85	20.18	22.94	26.24	30.22	13.54	15.18	17.09	19.33	21.98	25.12	28.89
72	14.74	16.56	18.71	21.26	24.32	28.03	32.57	14.11	15.87	17.94	20.37	23.27	26.74	30.94
78	15.30	17.27	19.62	22.45	25.89	30.13	35.41	14.66	16.55	18.78	21.44	24.61	28.46	33.14

(引自:卫生部妇幼保健与社区卫生司.中国7岁以下儿童生长发育参照实用标准.2009年9月.)

以在饮食上进行控制,包括减少高热量食物及碳水化合物的摄入,增强体育运动,但强度不要过大,以循序渐进的方式减重。

偏瘦的宝宝需注意饮食喂养的科学性。根据月龄合理添加辅食,小婴儿仍以奶为主,并搭配辅食。随着宝宝年龄的增长,可适当增加辅食量,并逐步减少奶量。1岁以内的宝宝,每天仍需要300~600ml的奶量。

🧑 妈妈问

一直在家里自己给宝宝称体重,家里只有成人的体重秤,先是由大人抱着宝宝称重,然后再把宝宝放下后大人再称重一次,两次体重相减就是宝宝的体重了,这样的做法正确吗?

👨 医生答

这种方法只能初步估计宝宝的重量,不是很准确,最好使用专门的婴儿体重秤进行称量。给宝宝称量体重时,要先排空宝宝的大小便,再用小被单将宝宝兜住,使用婴儿体重秤进行称重,然后减去小被单及包括尿布在内的一切衣物重量,即为婴儿体重。在1岁以内应该每月称量一次体重,每次测得的体重都应做记录,在注意体重是否达标的同时,还应注意体重增长速度的情况。

(朱　丽)

第三节　宝宝的身长达标了吗

【导读】

小宝宝11个月大了,正在蹒跚学步,妈妈看着小宝宝可爱的模样满心欢喜。可是小宝宝的外婆却说："楼上的毛毛和宝宝一般大,但看起来感觉比宝宝要高一些。"妈妈不禁担忧起来,自己和宝宝爸爸的身高确实偏矮,那么宝宝是不是也会偏矮呢? 于是第二天妈妈就请假带着宝宝去看医生,医生在了解情况后,给宝宝测量了身高,并告诉妈妈说:"宝宝的身高目前在正常范围内,请不用担心,但是还是需要定期复测身高,如果出现矮小的情况,在排除了遗传因素之外,还要考虑疾病的情况。"妈妈听了医生的解答后放心多了,决定定期带宝宝来测量身高,希望通过后天的努力,能让宝宝长大后超过爸爸妈妈的身高。那么怎样判断宝宝的身高是否达标?

家长们都很关心宝宝的身高问题,宝宝的身高通常是与父母的身高遗传相关,尤其是在青少年时期应该更加关注。其实身高的生长有两个黄金期,即0~3岁和青春期。足月儿出生后身长一般在50cm左右,差别不大。而0~3岁是长得最快的时候,主要的影响因素在于是否有充足的营养,受遗传因素的影响最少。第1年可增长25cm,1周岁一般在75cm的标准;第2年增长12~13cm,2周岁一般在87cm的标准;第3年增长10cm,3周岁一般在97cm的标准;而3周岁以后增长就相对缓慢了,3周岁到青春期发育之前1年增长5~7cm。因此,2~12岁以后的小儿身长(cm)= 年龄 × 5 + 75(cm)。由于每个人的生长模式不同,所以也会有所差异。

根据宝宝年龄选用合适的身高测量方法,3岁以下小儿测量卧位长时,要脱去鞋袜,仅穿单裤(或不穿)。仰卧于量床的底板中线上,由助手固定小儿头部使其接触头板,小儿面部朝上,两耳在一水平线上。测量者位于小儿右侧,左手握住其双膝,使两下肢互相接触并贴紧底板,右手移足板,使其接触两侧足跟。双侧有刻度的量床要注意两侧读数一致。3 岁以上的小儿和青少年测量身高时,被测者需脱去鞋袜、帽子和衣服,立于平板台上,取立正姿势,双眼视线向前,胸部稍挺起,腹部微后收,两臂自然下垂,手指并拢,足跟靠拢。足尖分开约 60°,足跟、臀部和两肩胛角间几个点同时接触立柱。测量者手扶滑测板使之轻轻向下移动,直到板底与颅顶点恰好相接触,注意测量者的眼睛要与滑测板在一个水平面上。

家长可以定期测量儿童身高,测量结果与表 3-7 的全国儿童身长标准进行对比,以帮助家长们判断是否正常发育。

影响宝宝身长发育的因素主要是营养因素。营养不良或过度肥胖都不利于身高的发育。因此,要注意营养物质的摄入,尽量少吃垃圾食品,可以多喝奶制品,多吃蔬菜、水果、豆类食物等。宝宝在熟睡状态下,垂体分泌的生长激素会明显增多,身体生长速度也会比其他时间段加快很多,所以充足的睡眠对宝宝身体的生长非常重要。另外,经常外出进行体育运动,晒太阳促进钙质吸收,也能够刺激骨骼的生长,对于宝宝的身高增长很有帮助。虽然遗传因素对宝宝的身高影响很大,但通过后天的"努力"也能得到改善。

🧑 妈妈问

宝宝在 1 岁体检时发现身高偏矮,是不是有什么问题?

表3-7 7岁以下儿童年龄的身长/身高标准差

单位值/cm

年龄(月)	男童							女童						
	-3SD	-2SD	-1SD	中位数	1SD	2SD	3SD	-3SD	-2SD	-1SD	中位数	1SD	2SD	3SD
0	45.2	46.9	48.6	50.4	52.2	54.0	55.8	44.7	46.4	48.0	49.7	51.4	53.2	55.0
1	48.7	50.7	52.7	54.8	56.9	59.0	61.2	47.9	49.8	51.7	53.7	55.7	57.8	59.9
2	52.2	54.3	56.5	58.7	61.0	63.3	65.7	51.1	53.2	55.3	57.4	59.6	61.8	64.1
3	55.3	57.5	59.7	62.0	64.3	66.6	69.0	54.2	56.3	58.4	60.6	62.8	65.1	67.5
4	57.9	60.1	62.3	64.6	66.9	69.3	71.7	56.7	58.8	61.0	63.1	65.4	67.7	70.0
5	59.9	62.1	64.4	66.7	69.1	71.5	73.9	58.6	60.8	62.9	65.2	67.4	69.8	72.1
6	61.4	63.7	66.0	68.4	70.8	73.3	75.8	60.1	62.3	64.5	66.8	69.1	71.5	74.0
7	62.7	65.0	67.4	69.8	72.3	74.8	77.4	61.3	63.6	65.9	68.2	70.6	73.1	75.6
8	63.9	66.3	68.7	71.2	73.7	76.3	78.9	62.5	64.8	67.2	69.6	72.1	74.7	77.3
9	65.2	67.6	70.1	72.6	75.2	77.8	80.5	63.7	66.1	68.5	71.0	73.6	76.2	78.9
10	66.4	68.9	71.4	74.0	76.6	79.3	82.1	64.9	67.3	69.8	72.4	75.0	77.7	80.5
11	67.5	70.1	72.7	75.3	78.0	80.8	83.6	66.1	68.6	71.1	73.7	76.4	79.2	82.0
12	68.6	71.2	73.8	76.5	79.3	82.1	85.0	67.2	69.7	72.3	75.0	77.7	80.5	83.4
15	71.2	74.0	76.9	79.8	82.8	85.8	88.9	70.2	72.9	75.6	78.5	81.4	84.3	87.4

续表

年龄	男童							女童						
(月)	-3SD	-2SD	-1SD	中位数	1SD	2SD	3SD	-3SD	-2SD	-1SD	中位数	1SD	2SD	3SD
18	73.6	76.6	79.6	82.7	85.8	89.1	92.4	72.8	75.6	78.5	81.5	84.6	87.7	91.0
21	76.0	79.1	82.3	85.6	89.0	92.4	95.9	75.1	78.1	81.2	84.4	87.7	91.1	94.5
24	78.3	81.6	85.1	88.5	92.1	95.8	99.5	77.3	80.5	83.8	87.2	90.7	94.3	98.0
30	82.4	85.9	89.6	93.3	97.1	101.0	105.0	81.4	84.8	88.4	92.1	95.9	99.8	103.8
36	85.6	89.3	93.0	96.8	100.7	104.6	108.7	84.7	88.2	91.8	95.6	99.4	103.4	107.4
42	89.3	93.0	96.7	100.6	104.5	108.6	112.7	88.4	91.9	95.6	99.4	103.3	107.2	111.3
48	92.5	96.3	100.2	104.1	108.2	112.3	116.5	91.7	95.4	99.2	103.1	107.0	111.1	115.3
54	95.6	99.5	103.6	107.7	111.9	116.2	120.6	94.8	98.7	102.7	106.7	110.9	115.2	119.5
60	98.7	102.8	107.0	111.3	115.7	120.1	124.7	97.8	101.8	106.0	110.2	114.5	118.9	123.4
66	101.6	105.9	110.2	114.7	119.2	123.8	128.6	100.7	104.9	109.2	113.5	118.0	122.6	127.2
72	104.1	108.6	113.1	117.7	122.4	127.2	132.1	103.2	107.6	112.0	116.6	121.2	126.0	130.8
78	106.5	111.1	115.8	120.7	125.6	130.5	135.6	105.5	110.1	114.7	119.4	124.3	129.2	134.2

注：3岁之前测卧位身长，3岁之后（包含3岁）测立位身高。

（引自：卫生部妇幼保健与社区卫生司.中国7岁以下儿童生长发育参照实用标准.2009年9月.）

医生答

　　宝宝的一次身高测量并不能判断是否发育落后,需要定期随访,测量并记录下来,描记出身长曲线,并与标准曲线进行比较,才能判断身高发育的趋势。如果一直沿着自己的曲线生长,是可以接受的,但如果出现曲线下移,则需要考虑是否出现问题,最好就医进一步评估,必要时还需做辅助检查来帮助医生判断宝宝有无疾病状态。

(朱　丽)

第四节　"大头"宝宝就聪明吗

【导读】

　　宝宝6个月了,已经会独自坐一会儿了,但是不一会儿就歪倒在一边,爸爸开玩笑问:"是不是脑袋太大了重心不稳啊?",奶奶连忙说:"脑袋大才聪明呢,看宝宝多聪明啊"。妈妈看着摇摇晃晃的宝宝,心中嘀咕:"这脑袋看起来是有点儿大,但从侧面看又还行,到底算不算正常呢?"突然间妈妈想起了在做产检B超时提到了宝宝脑袋偏大的事,不过当时医生也没说什么,会不会真的有问题呢?于是妈妈决定带宝宝去医院检查。到了医院,妈妈把自己的担心告诉了医生,医生拿出尺子在宝宝的头上量了一圈,再在表格上对比后说:"宝宝的头围属于正常偏大,但还是在正常范围以内的,不用太担心,以后定期过来测量,如果有头围异常增加的话是需要进一步检查的。"原来脑袋大小也是体格生长的指标之一,还是很重要的,所以宝宝以后还是要来测一测头围。

　　头围可以反映脑的发育及脑容量的大小，也是体格发育中的一项重要指标。俗话说"头大聪明，头小精"，实际上头过大或过小都是不正常的现象，可能是疾病状态。头围的大小也像体重、身高一样有一个正常的范围，并不像有些人认为的那样，头大肯定大脑发达，小孩更聪明，这是不正确的。当宝宝的头围长得过快或过慢，都是不正常的现象，家长应及时带宝宝去医院做进一步检查。

　　新生儿的大脑实质重量只有 350g，是成人脑重量的 1/4。1 岁时脑重量达到 950g 左右，是出生时的 2.5 倍。随着脑组织的发育，神经细胞的数量和长度也在不断增加。3~5 岁时，大脑细胞的数量不再增加，但细胞却在继续增大和分化，分支也不断加长加深，使各神经细胞之间的联系更加广泛，所以儿童对外界刺激反应迅速、灵活、准确。5~6 岁时大脑里各种与学习、记忆有关的物质代谢非常活跃，是人一生中智力进展的重要阶段。7~8 岁时脑重量已增加至 1 400g 左右，接近成人的脑重量。因此，宝宝出生后大脑处于不断地快速发育过程中，如何判断大脑发育是否正常，监测头围是一种简单、方便的有效方法。

　　婴儿出生后头 2 年大脑的发育迅速，头围增长也很快。出生时头围平均为 34cm，满月时头围平均为 37cm，此后每月头围平均增加 1.5cm。出生后第 1 年增长 12~13cm，2 岁以后增长速度逐渐减慢，第 2 年头围增长 2cm 左右，第 3 年增长 1cm。

测量头围时选用一软尺,用左手拇指将软尺零点固定在左侧眉毛的上缘,然后紧贴皮肤经过枕骨结节最高点绕头围一圈回至零点,读取的数值即是头围。跟身高一样,宝宝头围的大小其实也是因人而异的。定期测量头围可帮助判断神经系统发育情况,具体标准参照表3-8。

当头围测量异常时,尤其在表3-8中两个标准差之外的数值,需警惕脑发育问题和疾病状态。小头畸形可由一系列的遗传因素或环境因素造成,然而大多数小头畸形婴儿的原因是未知的。一些婴儿可能是由于基因或者染色体异常而引起小头症。有些为脑实质发育异常合并智力低下还可能发生癫痫、视力障碍、听力障碍等并发症。有一些属于颅骨发育异常的情况可以通过早期手术进行纠正,而有一些小头症可能只是一种孤立症状,意味着他们仅仅是头围较小,而没有其他出生缺陷,随着年龄的增长可发育正常。因此,头围轻度偏小的婴儿,除了头围偏小之外,可能不会遇到任何其他问题,最终发育正常。头围偏大的疾病常见有脑积水、脑部肿瘤和佝偻病,这些疾病都需要尽早发现和治疗。

综上所述,对于头围发育异常的婴儿,需尽快至医院进行进一步的检查和评估,尽可能查明病因,并持续监测头围和神经系统的发育情况,如视力障碍、智力障碍、癫痫发作、运动智力发育迟缓等。早期诊断,早期干预,可以最大限度地改善运动和智力能力。

妈妈问

我家宝宝出生的时候,医生就说宝宝头大,不知道该怎么办,会不会有什么问题?

表 3-8　7 岁以下儿童年龄的头围标准差

单位值 /cm

年龄 (月)	男童							女童						
	-3SD	-2SD	-1SD	中位数	1SD	2SD	3SD	-3SD	-2SD	-1SD	中位数	1SD	2SD	3SD
0	30.9	32.1	33.3	34.5	35.7	36.8	37.9	30.4	31.6	32.8	34.0	35.2	36.4	37.5
1	33.3	34.5	35.7	36.9	38.2	39.4	40.7	32.6	33.8	35.0	36.2	37.4	38.6	39.9
2	35.2	36.4	37.6	38.9	40.2	41.5	42.9	34.5	35.6	36.8	38.0	39.3	40.5	41.8
3	36.7	37.9	39.2	40.5	41.8	43.2	44.6	36.0	37.1	38.3	39.5	40.8	42.1	43.4
4	38.0	39.2	40.4	41.7	43.1	44.5	45.9	37.2	38.3	39.5	40.7	41.9	43.3	44.6
5	39.0	40.2	41.5	42.7	44.1	45.5	46.9	38.1	39.2	40.4	41.6	42.9	44.3	45.7
6	39.8	41.0	42.3	43.6	44.9	46.3	47.7	38.9	40.0	41.2	42.4	43.7	45.1	46.5
7	40.4	41.7	42.9	44.2	45.5	46.9	48.4	39.5	40.7	41.8	43.1	44.4	45.7	47.2
8	41.0	42.2	43.5	44.8	46.1	47.5	48.9	40.1	41.2	42.4	43.6	44.9	46.3	47.7
9	41.5	42.7	44.0	45.3	46.6	48.0	49.4	40.5	41.7	42.9	44.1	45.4	46.8	48.2
10	41.9	43.1	44.4	45.7	47.0	48.4	49.8	40.9	42.1	43.3	44.5	45.8	47.2	48.6
11	42.3	43.5	44.8	46.1	47.4	48.8	50.2	41.3	42.4	43.6	44.9	46.2	47.5	49.0
12	42.6	43.8	45.1	46.4	47.7	49.1	50.5	41.5	42.7	43.9	45.1	46.5	47.8	49.3
15	43.2	44.5	45.7	47.0	48.4	49.7	51.1	42.2	43.4	44.6	45.8	47.2	48.5	50.0

续表

年龄	男童							女童						
(月)	-3SD	-2SD	-1SD	中位数	1SD	2SD	3SD	-3SD	-2SD	-1SD	中位数	1SD	2SD	3SD
18	43.7	45.0	46.3	47.6	48.9	50.2	51.6	42.8	43.9	45.1	46.4	47.7	49.1	50.5
21	44.2	45.5	46.7	48.0	49.4	50.7	52.1	43.2	44.4	45.6	46.9	48.2	49.6	51.0
24	44.6	45.9	47.1	48.4	49.8	51.1	52.5	43.6	44.8	46.0	47.3	48.6	50.0	51.4
30	45.3	46.5	47.8	49.1	50.4	51.7	53.1	44.3	45.5	46.7	48.0	49.3	50.7	52.1
36	45.7	47.0	48.3	49.6	50.9	52.2	53.5	44.8	46.0	47.3	48.5	49.8	51.2	52.6
42	46.2	47.4	48.7	49.9	51.3	52.6	53.9	45.3	46.5	47.7	49.0	50.3	51.6	53.0
48	46.5	47.8	49.0	50.3	51.6	52.9	54.2	45.7	46.9	48.1	49.4	50.6	52.0	53.3
54	46.9	48.1	49.4	50.6	51.9	53.2	54.6	46.0	47.2	48.4	49.7	51.0	52.3	53.7
60	47.2	48.4	49.7	51.0	52.2	53.6	54.9	46.3	47.5	48.7	50.0	51.3	52.6	53.9
66	47.5	48.7	50.0	51.3	52.5	53.8	55.2	46.6	47.8	49.0	50.3	51.5	52.8	54.2
72	47.8	49.0	50.2	51.5	52.8	54.1	55.4	46.8	48.0	49.2	50.5	51.8	53.1	54.4

（引自：卫生部妇幼保健与社区卫生司．中国7岁以下儿童生长发育参照实用标准．2009年9月．）

医生答

宝宝头围的生长也是有规律的,需要定期监测。出生时医生常规会测量头围,如果确实有异常偏大,或在随后生长过程中出现了头围的异常偏大,都需要进一步地检查,如头颅 B 超和磁共振影像检查等,并且需要评估神经发育的情况。

（朱　丽）

第五节　如何看生长发育曲线? 百分位是什么

【导读】

宝宝半岁了,妈妈带着宝宝去打预防针和检查身体,医生问:"宝宝怎么好久没来打预防针?",妈妈回答说:"和宝宝一起去了外地的外婆家里住了 3 个月,在外婆家附近的医院打预防针了",医生询问有没有带来之前的体检记录,妈妈不解地问:"为什么还要带其他医院的记录呢? 现在重新测量一下体重和身高不就可以吗?"医生解释说:"每个宝宝都需要定期检查体格发育,包括头围、身长和体重,动态监测并记录在生长曲线表上,这样就可以看出来宝宝有没有正常生长,以及趋势如何,如有一段时间没有测量或数据缺失,发育曲线就不准确了。"听了医生的解释后,妈妈恍然大悟,原来每个宝宝都有自己的发育曲线,定期数据监测就可以画出宝宝的发育曲线了。

宝宝出生后,妈妈就无时无刻不在关注宝宝的生长发育,总担心太瘦或太矮,总觉得没长好。很多时候我们只注重宝宝某一时刻的生长情况,并没有从整体趋势去观察测量。因受基因、营养、环境、疾病等多方面的影响,宝宝的生长过程是连续动态变化的。因此,我们不能仅凭借某个时间的测量数据,就判断宝宝长得好或者不好,而是应观察宝宝整体的生长趋势,从而判断生长发育是否正常。

　　儿童之间虽然存在个体差异,但是在区域和全球大规模人群之间,平均生长显著相似。因此,WHO 和我国都根据不同的年龄和性别制订了生长曲线供家长和医务人员参考。用生长曲线检测宝宝身高、体重的发育是最科学评估发育程度的方式。由于生长标准曲线是汇总了正常宝宝的发育情况,因此,通过和同龄宝宝之间的比较,就可以判断宝宝目前处于什么样的水平。更重要的是,还可以进行动态对照,从而判断这段时间的发育情况,及时发现可能存在的问题。

　　判断宝宝生长发育是否正常的方法有两种:一种是百分位法,另一种是 Z 评分法,目前常用是百分位法。一般儿童生长指标在上下曲线之间(10%~90%)都属正常,接近中间曲线 50% 则为中等水平。可以看到图 3-1 中有 5 条线,从上到下分别是 97%、90%、50%、10%、3%。这代表了宝宝的发育情况分为 5 个等级,等级不表明好坏,只表明目前所处水平。当宝宝的生长曲线处于 90%~10% 百分线,并与某一条曲线平行,则代表生长发育是正常的。如果体重增长特别快,超出了曲线 97% 百分线,属于肥胖范围;或者特别低,低于 3% 百分线,为发育不良,那么就需要引起重视了,有可能存在疾病等问题。

　　用生长曲线来判断是否超重,不能光看体重图,还要结合身高图来看。如果体重高了,比如位于第 90 百分位,或者超过了第 97 百分位,但身高也高,头围也在同样的位置就没问题。如果体重超过了第 97 百分位,但身高在中等水平,如第 50 百分位,那就偏胖了。图 3-1 为新生儿生长发育曲线,可供参考。

不要只从某个时刻上判断儿童的生长情况,而应该动态观察其发育水平,数据要有连续性。生长曲线图底部的直线代表儿童的年龄(周),每一小格表示一周。旁边的竖条代表宝宝的体重、头围和身长。在底部找年龄,在旁边的竖条找体重、头围和身长,然后在交叉处分别画一小圆点。连续测量几次后,在曲线上进行动态标记,将这些点连接起来的曲线就是生长曲线图。如果宝宝生长曲线一直在正常值范围内(10%~90%)匀速顺时增长就是正常的。如果宝宝的曲线在正常走势时落在 10% 以外就说明宝宝有一些问题了,或者突然升高或降低都需要引起家长和医生的注意,家长最好带宝宝到医院进行相关检查。

需要看的是儿童动态的生长曲线,如果这条线在正常范围内,且与参考曲线呈大约平行的状态,那么宝宝的发育就是比较正常的。如果生长曲线走势向上发展,就有体重超重的趋势。体重过重会影响宝宝的身心发育,需进行饮食控制或去医院进行相关的检查。如果生长曲线走势向下,说明宝宝瘦了,首先要考虑在喂养上有没有什么问题,否则就要考虑是不是有疾病的问题。

虽然妈妈都希望自己的宝宝沿着最高的生长曲线发育,但每个宝宝遗传背景和营养状况不同,身高、体重、头围总是不一样的,有偏壮实、高大的,也有偏瘦小的,但只要宝宝沿着自己的轨迹平稳生长,妈妈们就无需担心了。

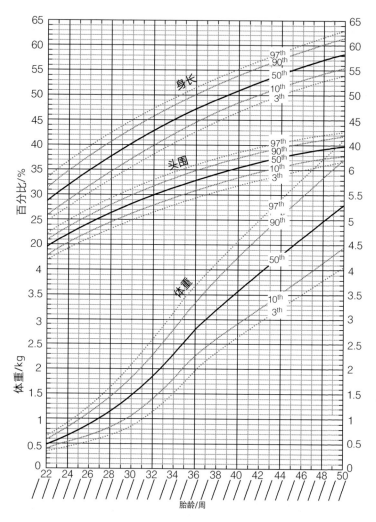

图 3-1 新生儿生长发育曲线

（引自：Fenton TR，Kim JH. A systematic review and meta-analysis to revise the Fenton growth chart for preterm infants. BMC Pediatrics，2013，13：59.）

妈妈问

我家宝宝今天去检查身体了,测了体重医生说是第25百分位,邻居的宝宝也一起去检查了,医生说他是第75百分位,是不是我家宝宝没有邻居宝宝长得好啊?

医生答

生长曲线中第25百分位和第75百分位都是正常范围之内的,某一个时间点的测量值不能说明发育情况,需要定期监测,动态标记发育曲线,帮助判断是否有发育异常情况。每个宝宝的曲线不一样,体格会有差异,只要沿着自己的曲线正常生长就可以了。

（朱　丽）

第六节　如何判断早产宝宝生长发育达标? 什么是纠正胎龄

【导读】

宝宝早产3个月出生,出生后就送进了新生儿室抢救治疗,在医院住了2个月总算顺利出院了。妈妈也是小心翼翼地呵护着宝宝,现在宝宝已经5个月了,比3个月前刚出院的时候长大不少。妈妈每天都会推着宝宝在小区里散步,晒晒太阳。这天楼上的阿婆也趁着好天气出来散步,看见小推车里的宝宝,觉得非常可爱,问宝宝多大了,妈妈说5个月了,阿婆露出不可思议的表情说:"5个月怎么这么小? 是不是有什么问题? 要赶紧带到医院看看。"妈妈笑着解释说:"宝宝是提早了3个月出生,现在纠正胎龄才2个月,所以相当于足月儿的2个月大小。"阿婆恍然大悟地说原来如此,称赞宝宝努力生长。其实早产儿的发育标准是不同于足月儿标准的,如果用足月儿的方法来判断早产儿的发育是不合适的。

早产儿的定义为妊娠 37 周以下出生的宝宝,全球每年约 1 500 万早产儿出生,占出生婴儿的 10%~11%。神经发育从胎儿时期就开始了,比起足月出生的宝宝,早产儿错过了妊娠晚期 3 个月在子宫内大脑呈指数增长的关键时期。早产儿可能面临出生后大脑发育不甚成熟,容易导致出生后一系列神经发育问题。因此,早产宝宝的妈妈尤为担心早产宝宝的发育情况。

很多早产宝宝出生后因为疾病原因需要住院治疗,面临各种各样的疾病状况,都会影响早产儿的正常发育,所以早产儿的发育标准是不同于妊娠 40 周分娩的足月儿。提前出生的早产儿还没有达到妊娠 40 周足月儿的发育水平。因此,我们在评估早产儿的发育水平时,应该把这一段提前出生的时间考虑进去。使用纠正胎龄来评估早产儿,目的是将处于相同发育阶段的新生儿放在同一起跑线上来进行比较。例如,一个 3 个月大出生 28 周(提前了 3 个月)的早产儿,他如果不是早产而是足月出生的话,现在就是刚出生而已。要让他会抬头,达到足月出生宝宝 3 个月的发育水平,显然是不现实的。因此,我们需要纠正胎龄来帮助判断。

纠正胎龄计算方法:纠正胎龄(周)= 实际胎龄(周)+出生后日龄(周)。比如 28 周出生的早产儿,为出生后 16 周,那么纠正胎龄为 44 周,所有的发育标准将按照正常足月儿出生后 4 周水平进行比较。2 岁半以后,因为多数早产儿在这个时期已经追赶上了足月儿的发育水平,故可不再使用纠正胎龄来判断宝宝的发育水平。医生可能会对个别 28 周以前的超早产儿放宽年龄至 3 岁。大多数早产宝宝 2~3 岁的时候会在发育方面"赶上"同龄的宝宝。在这之后,任何身高或发育方面的不同,都很可能是个体差异的结果,而不是因为宝宝是早产儿,但是有些出生时很小的宝宝,需要更长的时间才能赶上同龄的宝宝。

早产儿本身由于身体状况,出生后的生长规律有别于足月儿,尤其在住院过程中,容易出现各系统疾病,影响喂养和营养,在成长过程中发生营养不良。因此,早产儿需要与同样群体的早产儿进行比较。早产儿的生长发育直接影响早产儿的预后,需要更加精确地测量和记录,及时发现和解决问题。

在早产儿生长发育过程中会遇到一系列影响生长的阻碍,而一旦这些阻碍生长的因素被去除,宝宝将以超过相应年龄正常的速度加速生长,以便重新回到原有的生长轨道上,这便是"追赶生长",是早产儿的特殊发育的现象,大多数的早产儿追赶生长都发生在 2 岁之内。合理的"追赶生长"对宝宝体格和智力发育均非常有益,"追赶生长"中脑的快速发育可弥补早产宝宝认知发育延迟、学习能力差缺陷。但是万万不能盲目追求早产儿体重快速增长,试图让宝宝快点"追赶生长",以至于宝宝出现"追赶性肥胖"。很多研究发现,"追赶生长"过快与一些成年期疾病如肥胖、2 型糖尿病、心血管疾病及代谢综合征等密切相关。

早产儿需要定期在门诊随访生长发育情况,评估营养指标和神经系统发育情况。因此,无论在住院期间还是出院以后,医生需要根据纠正胎龄来标记生长曲线,并与参考曲线进行比对,及时调整早产儿喂养方式以满足早产儿最佳生长。

妈妈问

我家宝宝是早产儿,住院时间很长,现在总算能顺利出院了,我怎么样判断宝宝到底长得好还是不好?

医生答

早产儿出院以后要到早产儿门诊长期随访至 2 岁。在早产儿随访门诊中医生会询问宝宝出院以后居家照顾情况、喂养情况,并测量宝宝的体重、身高和头围进行标记,利用早产儿体格发育曲线判断宝宝发育是否达标。刚出院时需要 2 周至 1 个月进行随访,随访数次后宝宝生长发育达标并维持正常水平,可以间隔至 2~3 个月。如果处于发育落后的情况,医生会进行评估检查和喂养指导,随访间隔时间仍需要 2 周至 1 个月时间。早产儿随访不仅包括体格生长,也包括神经系统发育评估,早期发现问题,能得到及时纠正。

(朱　丽)

第七节　如何帮助早产儿追赶发育

【导读】

宝宝要出院了,妈妈既开心又担心。宝宝是一名 28 周的早产儿,住院时间 1 个多月,在住院期间宝宝历经了千难万险,逐步渡过了呼吸、心血管和喂养关卡,正在慢慢成长,现在体重已经 2kg 了,吃奶也不错,医生告诉妈妈可以准备出院了。但妈妈心里很纠结，一方面很想接宝宝出院，早日和宝宝在一起；另一方面觉得宝宝现在体重这么小，生长偏慢，回去不知道能不能喂得好，不知道如何继续喂养宝宝。负责床位的医生安慰妈妈说，早产宝宝会有追赶生长情况，需要定期去早产儿门诊随访生长发育。医生对喂养进行指导，只要按照医生嘱咐的方法合理喂养，宝宝会长得很好，要相信自己和宝宝。妈妈听完医生的话，有了信心接宝宝出院，并答应定期带宝宝回来复查。其实所有早产儿家长非常担心早产宝宝的生长发育，其实无论住院期间还是出院后早产儿都是营养及体格生长异常的高危人群。在住院期间处于医护人员监测及指导下，有很多问题可被及时发现并干预。出院后则需要定期随访，在医生的指导下观察生长情况，以保证后续正常生长。

早产宝宝本身因为胎龄/体重较小，出生后又有早期疾病严重并影响喂养和营养，确实在住院期间早产宝宝生长较慢。数据显示，我国早产儿出院后的宫外生长发育迟缓（extra-uterine growth restriction，EUGR）的发生率为49.7%~60.0%，远高于国外情况。妈妈们担心宝宝生长慢会影响神经系统的发育，影响他们的远期神经系统预后和健康。早产宝宝渡过疾病状态，除去影响生长因素后均会快速生长，称为追赶生长。当追赶生长启动时，他们的生长要快于正常的速度。追赶生长主要关注的是体重、身长和头围。当婴儿开始追赶生长时，最早追赶的是头围。因为人类的身体优先保证大脑的生长需要，其次是体重，然后是身长，所以早产宝宝在追赶生长的某个阶段，体形可能有别于足月宝宝。大约 85% 的早产儿会出现追赶生长，在 2 年内达到正常范围。出生后第 1 年是追赶生长的"黄金时代"，定期监测和评估，针对性的喂养指导和干预，能够有效帮助大多数早产儿达到理想的生长状态，避免发生 EUGR，改善其预后。

合理的追赶生长最重要的是避免早期体重异常下降，合理有效地早期营养支持减轻出生后早期体重降低，有助于以后的生长发育。对于早产儿营养来说，应尽早开展肠道内营养，需要特别强调的是，只要肠道有功能且无喂养禁忌证，就要积极开始肠内营养。首选母乳喂养，母乳不仅能够促进早产儿神经系统、免疫系统、肠道系统的发育，而早产儿母亲分泌的母乳，其成分也发生了相应地改变，以适应早产宝宝。早期母乳中蛋白质含量相对于后期较高，因此，应积极采用早产儿母乳喂养。但母乳中的营养素尚不能满足早产儿较高的营养需求，故推荐使用母乳强化剂（human milk fortifier，HMF）。在母乳量不足时，根据体格生长状况及趋势可选择高能量密度的配方奶，包括早产儿配方奶及早产儿出院后配方奶（postdischarge formulas，PDF）。对于出生体重 <1 800g 者，可使用母乳全强化或早产儿配方奶喂养，对于出生体重 >1 800g 者，可考虑使用母乳半量强化或 PDF。对于合并支气管肺发育不良或动脉导管开放等需要限制液体入量的早产儿，需要采用相对高能量密度的喂养方式，包括使用母乳强化剂和 / 或使用特殊配方奶。定期对早产儿进行营养评估，按照营养风险分为低危、中危、高危，利于有针对性地关注、认识营养风险高危儿。

出院后营养也是早产儿追赶生长的重要环节，定期评估体格生长状况,进行恰当地营养干预。追赶生长的目标为达到相应的年龄、性别发育的第25~50百分位。在体格生长评估中,除了体重外,同样需关注身长和头围的发育,最佳营养结局是身长、体重、头围处于相同水平。生长指标达到生长曲线图的第25~50百分位(用校正年龄),方可逐步降阶梯喂养。对于体格生长指标持续低于第25百分位,甚至持续低于第10百分位者,需延长营养强化的时间,可以持续到矫正年龄9~12个月。如果本身有宫内发育受限导致发育迟缓者,通常对营养强化效果不好,体格生长指标仍会处于较低水平,但只要恢复出生时水平并继续沿原有百分位数水平增长,亦可视为有效并需适当降低营养强化程度。

　　早产儿生长追赶很重要,早产儿父母通常都很焦虑,担心宝宝长得不好,总是过分"追赶",而过分追赶生长会导致宝宝相对"肥胖",有可能导致成年期糖尿病、高血压、高血脂、肥胖等问题。因此,早产宝宝需要在医生的指导下,长期随访,合理喂养,以达到最佳生长目的。

妈妈问

　　1. 我家宝宝最近长得挺好的,抱着明显感觉体重长了,是不是不需要母乳强化了,直接母乳喂养可以吗?

医生答

　　早产儿喂养方式的更改需要在医生的指导下进行,医生会根据宝宝的纠正胎龄来判断体格发育是否达标,如果宝宝生长符合要求,会逐渐降阶梯强化喂养。因此,一定要在医生的指导下进行喂养的更改,家长们千万不要根据自己的经验进行更改,虽然短期可能看不出影响,但可能长期不良营养就出现了。

妈妈问

2. 我家早产宝宝感觉最近长得慢,小脸蛋也没长肉,母乳也不多了,能不能在奶粉里加母乳强化剂呢?

医生答

早产宝宝的生长一定要在医生的监测下,如果确实生长缓慢,医生会建议加强强化喂养,但是不能在奶粉里加母乳强化剂。有母乳就母乳强化,没有母乳就选择早产儿配方奶粉。如果觉得宝宝长得偏慢,要及时看医生,不光是喂养本身可能出现问题,也可能是其他疾病造成的生长缓慢,需要及时咨询医生。

（朱　丽）

第四章
新生婴儿视力发育的特点

第一节　如何让宝宝拥有一双明亮的眼睛

【导读】

眼睛是心灵的窗口，妈妈在怀孕后就特别注意胎儿眼睛的发育。妈妈很想知道自己吃点什么才能让宝宝拥有一双明亮的眼睛，哪些方面会影响胎儿视力的发育过程？

胎儿视力发育的关键时期是妊娠 3 周至 1 个月，导致胎儿眼睛发育异常的因素很多，比如宫内感染、化学物质、药物、弓形虫感染及环境异常放射线等，在孕期以上所有导致胎儿眼睛异常发育的因素都应避免。因此，孕期妈妈要养成良好的生活习惯，保证充足的营养与睡眠，增强抵抗力，避免如流行性感冒等病毒的感染，不要接触使用化学物质，服药前需咨询医生，不养宠物。

视觉是各个感觉系统中发育最晚的，胎儿的眼睛在孕 27 周前是紧闭的，之后才可以观察到睁眼与眨眼的动作。孕 33 周后，胎儿的瞳孔开始具有放大和缩小的功能，隐约可以辨认出物体的形状了。

妈妈问

1. 哪些营养品可以帮助胎儿的眼睛发育？

医生答

有研究显示，维生素 A、维生素 E 及 DHA 是眼睛发育的重要物质，如果缺乏将导致视力或眼睛结构异常。小角膜等先天异常，大多与母亲维生素 A 严重缺乏有关。

妈妈问

2. 准妈妈营养与宝宝眼睛发育有关系吗？

医生答

是有关系的。怀孕期间如果妈妈营养不良的话，会影响胎儿的眼部发育。代谢异常多见于母亲患糖尿病，是胎儿发生先天性白内障的原因之一。

（杨　凡）

第二节　宝宝的视力能看多远

【导读】

宝宝出生了，眼睛乌黑乌黑的，妈妈可高兴了，说明自己怀孕时关注眼睛发育的付出是有回报的。可是当妈妈用手在宝宝眼前移动时，宝宝根本都不看，这是不是说明宝宝视力有问题？

婴儿的视觉功能在出生后至 1 岁间的发展极为迅速，特别是在出生后的头 4 个月尤为重要。视觉发育的里程碑和各阶段的保健措施如下。

出生后头 1 个月的婴儿眼睛对光感应不是很敏感，新生儿的光感阈值(感知光线存在的光的强度)是成人的50倍,如果光线太强太亮,他们会把头转向另一侧。出生1个月左右的宝宝,他们的世界是黑白色的,视线也是很模糊的,他们眼睛的焦距在20~25cm,不太能分清人脸,看父母时都是有点儿模糊的黑白色影像。新生儿出生时多数是轻微远视,在出生后1周,新生儿可以看见红、橙、黄和绿色。因为人类视网膜的蓝光受体数目较少,蓝光波长较短,所以婴儿需要更长的时间识别蓝色。研究显示,在出生后的几天,新生儿也已经表现出了在妈妈和陌生人的脸之间更喜欢看妈妈的脸。

2~3月龄时,宝宝的视觉发育有了很大的进步,有更清晰的视觉敏度,双眼能够更协调地运动,能跟随运动的物体,从一个物体转移到另一个物体而不需要移动头。此时,新生儿对光线的敏感较前有所增强,光感阈值下降至成人的10倍。

大约5月龄时,双眼的运动进一步协调,这样视物有了一定的立体感,能够感知深度。视敏度也从出生时的大约20/400增至6月龄时的20/25,色觉也发展至接近成人的水平。在6个月时,宝宝能够看得更清楚,能够更快、更准确地移动眼睛跟随运动的物体。4~6月龄时,婴儿有了更进一步的手眼协调运动,这让他们可以很快地定位物体并抓取,比如他们能够很准确地抓起奶瓶塞进嘴里。

7~12月龄时,婴儿大运动功能有了很大的进步,他们能够匍匐和爬行;同时对自己的身体有了进一步的认识,能够协调视觉和身体的运动,眼睛对远近的判断更加准确,这让他们能抓住物体并把它扔出去。

满1岁时,拥有了大致相当于成人1.0的视力。2岁时,眼 - 手协调功能及深度视觉已经发育良好,能够认识书中熟悉的物品和图片,并能用蜡笔或铅笔乱画。

妈妈问

1. 宝宝的眼睛外观正常,是不是就说明宝宝眼睛发育就一定正常?

医生答

不是的。宝宝眼睛虽然外观是正常的,但一些眼睛内部结构异常的疾病如视网膜病、先天性青光眼等,是需要用眼底镜检查才能发现内在问题的。

妈妈问

2. 家长要怎么观察才能早期发现宝宝的视觉异常?

医生答

家长们需要特别细心地观察宝宝对强光有无反应、目光能否追视、视物时是否有斜眼或歪头等现象,如果有异常现象存在,都需要带宝宝到医院做进一步的检查。

(杨 凡)

第三节 如何能让宝宝看得更清晰

【导读】

自从妈妈觉得宝宝眼睛不太灵活后,就开始产生一个想法:能否早期训练宝宝的视力?让宝宝的"耳聪目明"从新生儿期就开始培养?

眼睛是心灵的窗户,也是宝宝智力发育的重要器官。在个体的生长发育及生存过程中需要各种外界的信息,约

80% 以上是经视觉获得的。眼睛获取视觉,感知外界环境中物体的大小、颜色、明暗、远近和动静,这些信息传导至大脑,刺激神经做出相应的反应。

家长们要了解宝宝眼睛视力发育的过程,才能做出有针对性地引导。

1 月龄时,可以用鲜艳、明快的颜色装饰宝宝的房间,以帮助宝宝的视觉发育,还可以采用颜色、形状对比明显的物品或玩具等,并尽量选择多种颜色和不同形状。妈妈们要多微笑,多与宝宝互动。

2~3 月龄时,可以经常增加房间内的物品或变换原有物品的位置。当你在房间里走动时,可以与宝宝进行对话。在婴儿房间中开一盏夜灯,当他们醒来时有一定的视觉刺激效果。

4~6 月龄时,宝宝的手眼协调能力也在进步中,可以很快地定位物体并抓取。

7~12 月龄时,为了促进婴儿眼 - 手 - 身体的协调运动,可以多训练宝宝的爬行能力。在距离宝宝的一定位置放置一个能吸引他注意力的玩具,鼓励他爬着去拿玩具,也可以给宝宝提供一些能够拆装的玩具。

1~2 岁时,可以来回地扔球,让宝宝的眼睛跟随球运动。给宝宝积木或各种形状和大小的球,以提高宝宝精细运动技能和小肌肉的发育。阅读或讲故事来激发宝宝的想象力,为以后的学习和阅读技能奠定基础。

妈妈问

需要给宝宝做眼睛检查吗? 多大的时候做合适?

医生答

需要。6 月龄是婴儿视觉发展的重要里程碑,建议可以做第一次眼睛检查,包括评估视敏度、远视、近视、散光和双眼协调及双眼远近视的协调。尽管以上这些问题并不多见,但早期发现及早期干预效果会更好。

(杨 凡)

第四节 如何锻炼早产宝宝的视力

【导读】

宝宝是早产儿,在早产儿随访时医生反复强调,一定要去做眼睛检查,家长要注意宝宝的视觉发育情况。于是妈妈很担心,也很想通过自己的努力帮助宝宝,那么在家中有哪些措施可以锻炼早产宝宝的视力?

早产儿由于早产各个器官发育还不成熟,所以容易合并各种并发症,其中以早产儿视网膜病较为常见,并且也是严重的并发症之一。因此,如何才能早发现、早治疗宝宝的视力,让宝宝长大后拥有良好的视力呢?

首先,一定要遵医嘱定期到眼科医院进行随访。

其次,可以适当诱导宝宝进行视觉训练。新生儿在出生时睡眠时间多,可以在宝宝睡醒时,在距离宝宝眼睛20cm 远的地方,让宝宝看简单的图形,或用对比鲜明的图片及物品,比如黑白相间、轮廓清晰的图案。或者也可以使用颜色鲜艳如红色的玩具逗引宝宝,并在水平方向左右移动,让宝宝的视线随着玩具而移动。

最后,在日常生活中也要多注意观察宝宝的视力发育,如果发现宝宝有异常情况,比如,当听到声音或受光线刺激后并不会随之转动眼球或是转头,而且也不会主动去触摸物体等,就应尽早带宝宝去医院检查。及时规范的治疗是避免宝宝眼部疾病继续恶化,或变为低视力的最重要方法。

妈妈问

1. 早产儿视网膜筛查前要滴眼药水,这个眼药水有什么作用呢?

医生答

眼药水是散瞳药剂,目的是使瞳孔散大,可以更好地通过瞳孔看到视网膜结构。

妈妈问

2. 早产宝宝出院后仍然需要做眼底检查,请问眼底检查前后要注意些什么呢?

医生答

由于眼底检查会产生疼痛,并刺激部分神经,所以检查前不要喂奶,以免造成呕吐或反流,引起误吸。但也不能饥饿时间太长,以免出现低血糖。检查后可以给检查的眼睛涂抗生素眼药膏,防止检查后引起感染。

（杨　凡）

第五章
新生婴儿听力发育的特点

第一节　听力是如何发育的

【导读】

宝宝从医院回家已经有 2 周了,每天吃饱了睡,睡醒了吃,妈妈在宝宝吃奶和睡觉时,都会轻轻地和宝宝说话、唱歌、讲故事,可是宝宝好像反应不强烈,只是眨眨眼睛。于是妈妈开始有点儿担心,心里犯嘀咕:"出生时宝宝在医院已经做了听力筛查,结果是通过的,按理来说听力应该没有问题,可是为什么我说话他都没有回应呢,他能听清我在和他说话吗?"

以上的这些顾虑会经常出现在小月龄宝宝的家长身上,由于宝宝们对环境声音的回应不明显,尤其是早产儿,家长们就非常担心宝宝是否听得见,是否听得清楚。这就要从宝宝的听觉发育谈起,那么有哪些因素会影响宝宝的听力发育呢?

一、胎儿期的听力发育

在孕 4~5 周时胎儿的内耳就开始发育了,到第 18 周便开始可以对外界声音有所回应,这时他能听到妈妈"扑通扑通"的心跳声,心脏大血管血液泵出的"呼呼"声,以及正在消化的食物通过肠管的"咕噜"声,还能听到妈妈每次讲话时引起的腹腔共鸣声。对他来说,在妈妈的肚子里一点都不寂寞,随时都可以听音乐会,高兴的时候他还会随着音乐打起节奏,伸伸手,踢踢腿,让妈妈感受到胎动。见图 5-1。

　　随着胎龄的逐渐增加,胎儿听力发育就会越来越完善,对于外界声音的感受力也会越强烈。因此,准妈妈们应该多听一些节奏柔和舒缓的轻音乐,像一些节奏起伏比较大的交响乐,但是像摇滚乐、迪斯科舞曲等刺激性较强的音乐就不适合听了。见图 5-2。

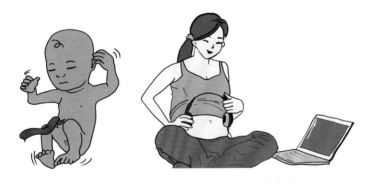

图 5-1　胎儿听力发育(1)　　　图 5-2　胎儿听力发育(2)

二、婴儿期的听力发育

　　1 月龄时,宝宝已经有了听觉,大部分宝宝在出生 24 小时后对听刺激 1~2 次就能有反应,对说话的声音也很敏感。此时的声音可以引起宝宝惊吓反射,眨眼或表现为啼哭。1周后,听力发育渐趋于成熟,他会密切注意人的声音,特别是父母的声音。如果此时对着宝宝说话,他会将头转向熟悉的声源。

2月龄时,宝宝能够辨别不同的声调和轻度的声音,并且对熟悉和陌生的声音会有不同的反应。此时的宝宝会对轻快、柔和、有优美旋律的声音表示出愉悦,对噪声表现出不快,或用哭闹表示拒绝。

3~4月龄时,宝宝会寻找声源方向,4个月的宝宝能辨别不同的音色,区分男声女声,听到妈妈的声音会很高兴。对语言中表达的情感很敏感,温柔好听的声音会引起宝宝微笑、手足晃动等积极的回应。

5~6月龄时,宝宝听到声音后会更迅速地寻找声源,若声源不在视平线内,宝宝会先水平转头后再根据声源方向抬头或低头,进一步锁定声源方向,并发出不同音调、声响、节奏的声音进行回应。若此时宝宝还不会寻找声源,提示可能存在听力损伤,需要及时进一步检查。

7~8月龄时,宝宝逐渐能把声音和与声音相关的内容建立联系,比如问妈妈在哪里就会转头寻找妈妈,问灯在哪里就会抬头看灯,问小脚丫在哪里就会低头看脚。还能通过视觉和听觉的整合来模仿人的动作和活动,比如听到再见时宝宝会摆摆手,听到抱抱时会张开双手。见图5-3。

9月龄时,宝宝已经能区分音的高低,如在玩耍时,宝宝会用玩具专门敲击高音或专门敲击低音。

10~12月龄时,宝宝的声音定位能力已发育良好,基本接近或达到成人的水平,也具备了辨别声音方向的能力,可以将头直接转向声源方向,并且还听懂几个字,对说话的注意力日渐增加。

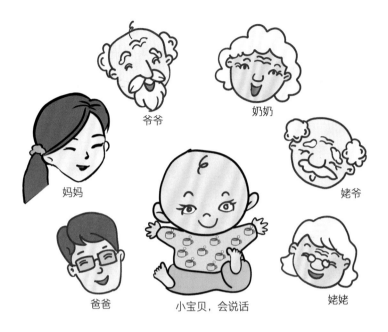

爷爷　奶奶　妈妈　姥爷　爸爸　小宝贝，会说话　姥姥

图 5-3　婴儿听力发育

综上所述，宝宝的听觉发育并非一出生就能达到成人的水平，而是逐渐进步和完善的。在这一段时间里，家长们应尽可能多地与宝宝说话，有助于增进理解能力，给宝宝听各种各样柔和的声音，比如轻音乐、自然界的声音来刺激他的听觉器官，为日后语言的发展打下基础。

🧑 妈妈问

1. 如何在家中判断宝宝是否能听得清楚，或者是存在听力受损？

🧑 医生答

如果宝宝有以下表现，则提示可能存在听力受损，家长们应及时带宝宝就医：在 3 个月以下时，对于突然而来的巨大声响丝毫没有反应；在 3~6 个月时，对出现的声音不会寻找声源;在 9~12 个月时,不会跟随大人的指示去做;在 12~15 个月时,不会叫"爸爸""妈妈"。

妈妈问

2. 宝宝得了中耳炎,会影响听力吗?

医生答

很多宝宝在感冒后会伴发中耳炎,严重者可导致听力下降。宝宝大多不会主动告诉家长自己听不清楚或者耳朵痛,仅表现为对父母的呼唤不理睬,注意力不集中,或看电视时要求过大的音量,这就需要家长们平日多注意观察宝宝,及早发现异常并及时就诊。

妈妈问

3. 耳垢是否会影响宝宝的听力? 需要清理吗?

医生答

如果耳垢分泌过多,形成了黄褐色的油状物,或在耳道内堵塞变硬,使宝宝感到不舒服,老是抓耳朵或者听力下降时,就需要清理了。但应该向医生求助,不可自己盲目行事,以免损伤宝宝的耳道。

(潘新年)

第二节 为什么要做听力筛查

【导读】

今天是宝宝出生后的第 3 天,妈妈正一脸幸福地依偎在床旁看着熟睡的小宝宝,这时医生拿着一个小耳机走了进来说:"您好,现在给您的宝宝做听力筛查"。妈妈觉得纳闷:"我们家宝宝听力没问题啊,昨晚我们小声地说悄悄话都把他吵醒了,听力不会有问题的,为什么还要做听力筛查?"。

国家卫生健康委员会颁布的《新生儿听力筛查技术规范》中规定,新生儿在出生后都应进行常规听力筛查。因为宝宝刚出生的时候听力还尚未发育完全,更不会主动表达是否能听见或者听得清楚,家长也无法通过日常观察去判断宝宝听力是否存在损失,而婴幼儿早期的听力损失势必会影响将来正常的语言习得和社会交往功能建立。因此,在新生儿出生后自然睡眠或安静的状态下进行的客观、快速和无创的新生儿听力筛查对发现新生儿早期听力异常就显得尤为重要了。

一、听力与语言的关系

人类的语言是一种复杂的交际工具,是社会生活必不可少的表达方式。语言并非天生就能获得,而是通过后天长期不断地学习、模仿才能掌握,这期间就需要听觉系统来接收外界的各种音频信息,再由大脑进行处理分析整合,最终通过发音器官(如喉、舌、唇)的协调配合发出有意义的语言。由此可知,没有听觉的输入,就没有语言的输出。

二、婴幼儿语言发育的特点

婴幼儿需要通过长期的模仿学习来构建自己的语言系统,高频度的语言刺激和良好的听力是其中的必备要素,而辨音能力的强弱就决定了其发音的准确度和清晰度。很多粗心的家长在宝宝语言能力已经落后得很明显或者发音越来越不准确时还认为是"贵人语迟",等一等就自然会说了,从而错过了宝宝 1~3 岁的语言发育关键期,殊不知是因为听力出现了问题。

三、什么样的宝宝容易出现听力损失

正常新生儿听力损失的发生概率为 1‰~3‰,这类发生听力损失的新生儿常有以下高危因素:早产儿、发生过严重脑损伤、高胆红素血症需要血液置换治疗、使用耳毒性药物(如链霉素、庆大霉素等)、阳性家族史、反复耳部感染和脑膜炎等。因此,有上述高危因素的宝宝家长,切记要关注宝宝的听力发育。

四、如何发现宝宝存在听力损失

目前我国主要通过听力筛查来判断宝宝是否存在听力损失,目的在于早期发现听力的异常并进行早期干预,防止更严重的听力损伤和语言功能受损。听力筛查方式主要有耳声发射(otoacoustic emissions,OAE)和自动听性脑干反应(automated auditory brainstem response,AABR)两种。见图 5-4 和图 5-5。

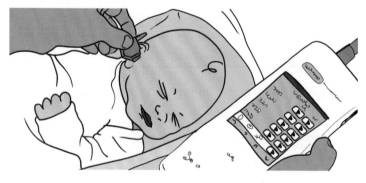

图 5-4　新生儿听力筛查(1)

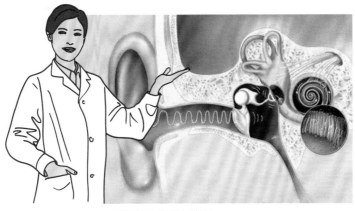

重视新生儿听力筛查，
及早发现听力障碍尽早干预，
如佩戴助听器或植入人工耳蜗尽早进行声音刺激，
能让孩子听力接近正常孩子

图 5-5　新生儿听力筛查(2)

五、哪些因素会影响听力筛查的结果

（1）新生儿期外耳道残留物（如羊水、胎脂、胎性残积物等）会使耳声发射的传入和传出反应信号减弱。因此，在行听力筛查前应适当用小棉棒清理外耳道的各种残留物。

（2）过早进行听力筛查，比如出生后 48 小时内进行听力筛查会导致假阳性结果的增高。

（3）非睡眠时进行听力筛查，比如新生儿不配合，烦躁、活动多时会出现假阳性结果。

（4）在疾病状态下进行听力筛查，比如有鼻塞、流涕、咳嗽或喉鸣等症状时可能会出现假阳性结果，应治愈后再行听力筛查。

（5）技术及操作等不规范，比如耳塞未完全插入外耳道;耳塞的插头与导线之间断线;测试环境不符合标准等。

妈妈问

1. 什么时候进行听力筛查?

医生答

在新生儿出生后 3~5 天住院期间进行初步听力筛查(初筛)。

妈妈问

2. 如何进行听力筛查?

医生答

在宝宝睡眠或安静状态下,将大小合适的探头置入宝宝的一侧耳道,开始进行测试,测完一侧再测另一侧。

妈妈问

3. 如果初步听力筛查(初筛)没有通过怎么办?

医生答

不管听力初筛时是单侧还是双侧未通过,均需要在出生后 42 天内进行双耳复筛。如果复筛仍未通过,应在 3月龄时接受听力的医学评估,确保 6 月龄内诊断是否存在先天性或永久性听力损失,以便及早实施干预。

妈妈问

4. 出生时听力筛查通过后,在何种情况下需要复查?

医生答

以下具有听力障碍高危因素的婴幼儿需要进行听力筛查复查:①在新生儿重症监护室监护 48 小时及以上者;②有高胆红素血症者;③有各种颅内感染者。

(潘新年)

第三节　听力发育与黄疸有关系吗

【导读】

　　宝宝刚出生后第 2 天开始全身发黄，尤其是额头、胸部特别明显，于是妈妈带着宝宝来到了医院。医生测定宝宝的胆红素偏高，建议住院治疗，可是宝宝的家人说："十个宝宝九个黄，回家自己处理下就退了。"于是一家人带着宝宝没有治疗就回家了。宝宝回到家后用"土方法"洗澡，过了几天好像皮肤没那么黄了，于是妈妈就没太在意，也没有回医院复查。宝宝之后也没发生什么事，顺顺利利地长到 1 岁多，可此时妈妈却有些坐不住了，她心中犯嘀咕："其他同龄的宝宝都能喊爸爸、妈妈了，可宝宝却还是'啊，啊'地叫，说不了一个字。"家里人都说是"贵人语迟"，可妈妈还是忍不住带着宝宝去医院检查，结果让她大吃一惊：宝宝左耳中度听力障碍，患有继发性语言发育迟缓。难道黄疸与听力有关系吗？

　　这样的宝宝在儿童保健科和耳鼻喉科是很常见的，由于新生儿时期家长对黄疸不重视，并没有及时给予积极地治疗，才导致了感觉性耳聋的发生，从而影响到了宝宝今后的学习和认知发育，其中最直接的表现就是宝宝不会说话或说不好话。

　　那么为什么黄疸会影响听力呢？

　　新生儿黄疸是因为胆红素在体内积聚引起的皮肤或其他器官黄染，由于儿童的血 - 脑屏障（大脑的保护膜）较为薄弱，血清中高浓度的未结合胆红素通过血－脑屏障引起胆红素脑病，损伤了脑神经细胞，从而影响到听觉神经系统，而且胆红素峰值越高，对听力损伤的程度也就越重。有些家长认为刚出生的宝宝都会出现黄疸，只要多喝葡萄糖水、多晒太阳就没事了。但实际上，早期胆红素增高所致的神经系统损害是暂时性和可逆性的，经过治疗后一般能恢复正常，但高浓度的黄疸如未能及时治疗，可发展为永久性神经系统损害，其中以听神经最先受累，表现为听力损伤，其次为舞蹈手足徐动症、智力落后等。因此，当宝宝出现黄疸时，家长必须带宝宝到医院及时诊疗，以避免发生胆红素脑病和听觉受损。

👩 妈妈问

1. 宝宝的皮肤不是很黄，这能否说明黄疸不严重不会影响听力呢？

👨 医生答

通过肉眼来判断黄疸的严重程度是十分不准确的，家长们应该带宝宝在医院做经皮胆红素测定或血清血胆红素测定，以此来判断黄疸是否严重。因此，肉眼观察皮肤不是很黄并不能说明黄疸不严重，听力不会受影响。

👩 妈妈问

2. 经常让宝宝玩声电类游戏机，是否会影响宝宝听力？

👨 医生答

经常给宝宝玩过大声响的电动玩具，可能会对宝宝的听力造成伤害。

👩 妈妈问

3. 妈妈孕期可以看电影吗？

医生答

妊娠前 3 个月和后 3 个月的孕妇最好不要去电影院看电影,这一时期会影响宝宝的听觉发育。即使想去看电影,也不要选择激烈的或有刺激性的影片,比如枪战片、惊悚片等。

(潘新年)

第四节　如何测试听力

【导读】

宝宝已经满月了,每天妈妈都给他唱儿歌、读古诗,小家伙也好像听得懂似的跟着眨眨眼、歪歪头,小手像打拍子似的晃来晃去,但有时候他也会不理睬妈妈,像没听见似的毫无回应,所以妈妈有些担心。由于宝宝年龄还小,尚不会表达,家长们也不具备专业的医学知识,那么如何才能知道宝宝听力是否发育正常?

一、新生儿听力筛查的方法

要想知道宝宝听力是否正常,这就需要将宝宝带到医院,让医生给宝宝做专业的听力测试,才能准确地了解宝宝是否听力正常。其实在每个宝宝出生的时候,医生就会给他们做新生儿听力筛查了。目前我国主要是运用耳声发射进行听力筛查,部分高危新生儿同时进行自动听性脑干反应检测。如果宝宝顺利通过了听力筛查,爸爸妈妈们则可以通过观察宝宝日常听觉行为、语言和情感的改变来判断宝宝听觉发育是否正常,一旦发现可疑情况,就应立即带宝宝到专科医院就诊。见图5-6。

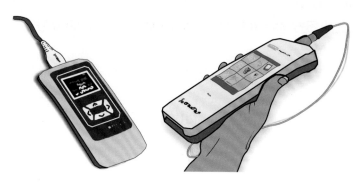

图 5-6 新生儿听力筛查的仪器

二、新生儿听力筛查的时间

给宝宝们进行筛查的时间是在出生后 48 小时至出院前完成初筛,未通过者及漏筛者应于 42 天内进行双耳复筛。如果复筛仍未通过的宝宝应当在出生后 3 月龄于省级听力障碍诊治机构接受进一步诊断。具有听力损失高危因素的新生儿,即使在出生时通过听力筛查仍应当在出生后头 3 年内每半年至少随访 1 次,在随访过程中怀疑有听力损失时,应当及时到听力障碍诊治机构就诊。

新生儿听力损失的高危因素有:①永久性听力障碍家族史;②巨细胞病毒、风疹病毒、疱疹病毒、梅毒或毒浆体原虫(弓形体)病等引起的宫内感染;③颅面形态畸形,包括耳廓和耳道畸形等;④出生体重低于 1 500g 的早产儿;⑤严重的高胆红素血症;⑥病毒性或细菌性脑膜炎;⑦新生儿重度窒息;⑧机械通气超过 48 小时,或使用体外膜肺氧合治疗;⑨母亲孕期曾使用过耳毒性药物或袢利尿剂,或滥用药物和酒精;⑩存在或怀疑有与听力障碍有关的先天性疾病或遗传病。

需要注意的是,在1月龄内因颅内感染、有换血指征的高胆红素血症或血培养阳性住院的婴儿,在出院前应复筛听力,及时发现迟发性听力损失的可能。

听力筛查的方法:让宝宝处于安静状态,最好是睡眠状态,然后清洁宝宝的外耳道,按技术操作要求,采用筛查型耳声发射仪或自动听性脑干反应仪进行测试。见图5-7。

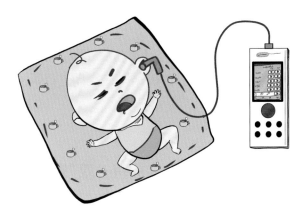

图 5-7　新生儿听力筛查

利用听性行为观察法,当发现以下异常时应及时就诊。

(1) 6月龄时还不会寻找声源。

(2) 12月龄时对近旁的呼唤无反应,或不能发单字词音,不会按照成人的指令指认物体或自己的身体部位。

(3) 24月龄时不能按照成人的指令完成相关动作,不能模仿成人说话(不看口型)或说话听不懂。

（4）36 月龄时吐字不清或不会说话，总要求别人重复讲话，经常用手势表示主观愿望。

妈妈问

1. 爸爸或妈妈一方有耳聋，宝宝的听觉是否会受到影响？

医生答

不一定。这要看父母的耳聋是先天性的还是后天性的，如果是先天性耳聋，建议进行耳聋基因检测。

妈妈问

2. 出生时宝宝听力筛查通过了，是不是以后就一定不会有听力的问题了？

医生答

不一定。很多因素如胆红素脑病、颅内感染、外伤、中耳炎等均可能引起听力损失，所以应定期进行听力筛查，做到早发现、早治疗。

（潘新年）

第五节　如何让宝宝拥有一双"顺风耳"

【导读】

"既然听力对宝宝的学习认知和语言发育有这么重要的影响，那我们可以通过什么样的方法来促进宝宝的听觉发育？"带着这样的问题，妈妈走进了医生的诊室。妈妈知道如何保护宝宝的视力，但是如何保护宝宝的听力，促进听觉发育，倒是了解得不多。因此，我们就结合宝宝各个年龄段的听觉发育特点，给爸爸妈妈们介绍一些通俗易懂,以及操作性强的家庭听觉发育促进训练方法。

一、根据月龄特点的听力行为观察与训练

　　1月龄的宝宝虽然通过了新生儿听力筛查,但仍要注意观察宝宝的听觉行为:比如有关门声或音乐声会让宝宝的双臂突然张开然后向内屈曲;如果睡觉时突然遇到较大声响会觉醒、睁开眼睛,这都是正常现象,医学上称为"觉醒反射"。如果没有上述表现,则需警惕听力受损,应及时就医。从本月龄开始,父母就可以多与宝宝轻声说话、哼唱,或者放一些节奏舒缓、旋律优美的音乐,不过时间上要适度,不宜过长。

　　2月龄时家长可以轻声和宝宝说话,或者放一些轻柔的音乐,在宝宝的不同方向发出声音,引导宝宝向声源处转动头部,这也是我们平时所说的追听训练。刚开始时,宝宝可能还不会立即转头寻找声源,但是部分宝宝听到声音后会安静下来,静止不动,仔细辨别声音方向后,才会慢慢转头寻找声源。刚开始时需要家长给予充分的耐心,多试几次,方可成功。

　　3~4月龄的训练方法同2月龄。但是需要注意的是,若新生儿期听力筛查未通过,应该在此时进行听力诊断性检查,及早发现问题所在并进行早期干预,因为出生后早期是大脑接收语言即听觉刺激最敏感、可塑性最强的时期,如果这一时期宝宝的听力出现问题,就会影响今后的语言、智力及心理发育。

　　5~6月龄时宝宝已经会自己发声,比如会发出一些"咿咿,啊啊,哒哒"的声音,或者是兴奋地大叫的声音,家

长可以将这些声音录下来,经常播放给宝宝听,以此达到刺激听觉发育的目的。

7~8月龄时可以录制各种外界的声音,比如汽车喇叭声、流水声、敲门声、动物叫声等,在播放声音的同时让宝宝观看相对应的图画,帮助宝宝认识不同物品发出不同的声音。还可引导宝宝随着节奏鲜明的音乐进行身体运动,培养宝宝的节奏感与身体协调性。

9月龄时宝宝喜欢敲敲打打,并且对不同玩具发出的声音有强烈的兴趣,乐于用不同的动作使各种不同的发声的玩具发出声响,不仅发展手的技巧,同时也增进了手、眼、耳的相互协调。此时家长们要有耐心,千万不要嫌弃吵闹而打断宝宝的这种探索行为,因为他们正在通过敲打去学习感受各种物体的重量、硬度、撞击后的不同声音,以及观察大人听到不同声音的表情变化和语气变化,从而达到刺激听觉发育的效果。见图5-8。

10~12月龄的宝宝已经能够理解很多的语言,因此尽可能多的与宝宝说话,在他面前给所有的动作进行配音,或者直接说出来,比如"开灯、吃饭、穿衣服"等,边做动作,

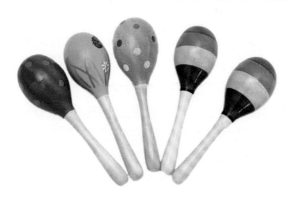

图5-8 家庭听力训练玩具之一:沙锤

边和宝宝说,帮助宝宝将语言和动作联系起来,需要注意的是用词应该简单而特别,密切结合生活场景,并且是可以经常重复的,这样有助于宝宝的记忆与再现。

　　除了在家进行上述训练,家长们还应注意婴儿的神经系统和听觉器官还远远没有发育成熟,任何外来的不良因素都可能使这种发展受到干扰甚至破坏,所以宝宝的听觉发育必须在保护中进行。

二、积极防病

　　诸如麻疹、流行性脑膜炎、乙型脑炎、中耳炎等,均会不同程度地损伤婴儿的听觉器官,进而造成听觉障碍。针对此类疾病,最主要也是最有效的预防措施是按照计划免疫程序打好防疫针。

三、尽量避开噪声

　　婴儿的听觉器官发育不完善,外耳道短而窄,加之耳膜薄,不能耐受过强的声音刺激。尖锐的噪声尤其会损伤婴儿柔嫩的听觉器官而削弱听觉,甚至引起噪声性耳聋。

四、谨慎处理耳垢

　　宝宝的耳垢是有一定生理作用的,如阻止尘埃、小虫的入侵,缓冲噪声,保护鼓膜等。另外,耳垢的油腻性还可阻止外界水分的侵入。但不少父母常常用挖耳勺掏挖宝宝的耳道,如稍有不慎,轻者易损伤皮肤导致感染,甚至疖肿;重者可捅破鼓膜,造成听力损失。所以建议家长们还是不要随意掏挖宝宝的耳道,在不能保证自己能处理的情况下建议及时到医院就诊,让专科医生来评估是否需要处理。

妈妈问

1. 在宝宝耳边大声地拍手,宝宝没有任何反应,或者是宝宝睡着时,不能被大声惊醒是否有问题呢?

医生答

即使是刚出生的宝宝,在听到拍手声时也会有所反应,比如眨眼睛、停止随意运动,在睡眠时也会被惊醒,若没有上述表现,提示可能存在听力受损或听觉发育异常,应及时就医。

妈妈问

2. 宝宝总是挠耳朵,甚至有时候会自己抓破皮肤出血,这样会影响听力吗?

医生答

应该找寻宝宝挠耳朵的原因,比如中耳炎、湿疹、小虫子爬入耳道、耳鸣,甚至是灌药时都会引起耳部不适,如不及时处理,势必会影响听力。

妈妈问

3. 宝宝两侧耳朵长得不对称,和听力发育有关系吗?

医生答

要排除是否存在耳廓畸形、外耳道和中耳畸形,部分宝宝可能合并有面神经和内耳的异常及颌面部的其他畸形,部分畸形会影响听力发育,需要至专科医院就诊。

(潘新年)

第六章
新生婴儿神经行为发育的特点

第一节　新生儿神经系统与大宝宝的区别

【导读】

　　宝宝出生了，睡觉的时间多，手脚也总是蜷曲在一起。新手妈妈很担心，宝宝每天睡多长时间算正常？多久该醒来吃奶？他能听得见、看得见吗？他的手脚怎么总是蜷曲在一起？带着这些问题，妈妈来到了新生宝宝科门诊进行咨询。

　　新生宝宝的睡眠时间较长，平均每天要睡 20 小时以上，比大宝宝和成人都要长很多，但是睡眠时间也分深睡眠和浅睡眠。深睡眠也称安静睡眠，这时候宝宝眼睛闭合，面部很放松，呼吸均匀，全身除了偶然的惊跳和极轻微的嘴动以外没有自然的活动，宝宝完全处在休息状态，但此时宝宝体内的生长激素也在分泌，特别是夜间，所以宝宝在休息的时候也是在生长。浅睡眠又称活动睡眠，这时候宝宝的眼睛通常也是闭合的，但是偶尔会短暂地睁开，眼睑有时会颤动，经常可以看到眼球在眼睑下快速地运动，可能还会微笑、皱眉和做出怪相，有时还会有吸吮和咀嚼运动。这时候宝宝的呼吸没有那么规则,比安静睡眠时稍快,手臂、腿和整个身体偶然会有些活动。从安静睡眠到活动睡眠是一个睡眠周期,一般持续 0.5~1 小时,新生宝宝每天有 18~20 个睡眠周期,每一个睡眠时段中会包含几个周期。新生宝宝活动睡眠和安静睡眠时间各占一半,通常宝宝醒来以前是活动睡眠状态。见图 6-1 和图 6-2。

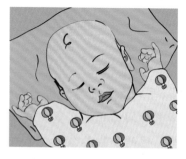 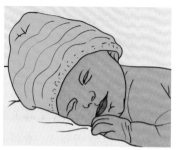

图 6-1　新生宝宝的安静睡眠　　图 6-2　新生宝宝的活动睡眠

　　健康的新生宝宝一出生就是有视力的,能够注视眼前的物体,特别是颜色鲜艳的物体。可以用一个红球,放在距离宝宝眼睛 20cm 的正中间位置,并轻轻地移动,当看到宝宝正在注视红球的时候,将红球向一侧慢慢移动,边移动边轻轻地转动红球,宝宝的眼睛会跟着转动,头部也会慢慢跟着转动。见图 6-3。

　　新生宝宝拥有同正常儿童和成人一样的听力,他们的听阈也和成人一样,正常为 25~30dB。宝宝可以随着声音转头或转动眼睛,表明宝宝对声源有很好的定向能力。新生宝宝出生后都要接受听力筛查,如果有异常,应到五官科门诊复查并随访。

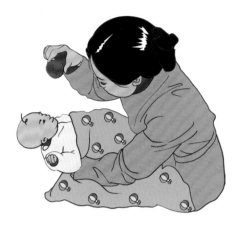

图 6-3　新生宝宝眼睛注视红球

新生宝宝还拥有良好的触觉,他们对不同的温度、湿度、物体的质地和疼痛有很好的感受能力,他们能感知物体的冷热,有很敏感的痛觉,喜欢接触质地柔软的物体。在爸爸妈妈的怀里宝宝会睡得很香甜!宝宝还有良好的味觉,他们可以分辨出食物的味道,对于咸的、酸的,或苦的液体有不愉快的表情。同时新生宝宝也有着惊人的嗅觉,可以辨识出自己妈妈的气味。

新生宝宝出生后就有自发运动,肘、髋、膝关节均能进行主动伸展、屈曲和交替性动作。上下肢均有主动和被动张力,屈肌张力较高。颈肌有一定张力,俯卧位能稍稍抬起。

其实,宝宝们除了吃、睡、哭,他们很多的本领家长是不易注意或意识到的。比如:

(1)反射:新生宝宝开始几天和几周的行为,很多都是不随意的反射,比如打呵欠、颤抖、打喷嚏、伸展和打嗝等。这些反应能够帮助确保新生宝宝的安全,其他反应则有利于新生宝宝适应环境。①抓握反射,触摸新生宝宝的手掌,宝宝会紧紧地将之抓握。此反射在出生后很快就消失。②打嗝,新生宝宝打嗝是常见的生理现象,无须顾虑。他们会自动停止打嗝,家长不必特别担心。③紧抱或"受惊"反射,当新生宝宝受惊动时,会伸出手足和伸直身体,然后蜷起,一般到第4个月时此反应不再明显,第6个月时此反射行为会消失。④觅食反射,轻抚新生宝宝的面颊或下唇,会使新生宝宝的头部转往该方向,并张开嘴。在哺乳宝宝时轻抚宝宝下唇可帮助其含接乳头,在其含接上乳头之后为避免宝宝混淆应避免再碰触宝宝的面颊。⑤直立和踏步反射,成人在帮助新生宝宝直立时,宝宝会站起,并模仿走路的姿势。这些反射通常在第2个月时消失。⑥吮吸,新生宝宝有着强烈的吮吸欲望,吮吸的需要不仅能够确保喂养,也是自我安抚的方法(非喂养的吮吸)。

(2)感觉:宝宝出生时的5种感官均能发挥功能,使新生宝宝能够在多方面回应环境。

妈妈问

1. 宝宝在睡觉时偶尔会扭来扭去,但是没睁眼,我要马上把他抱起来或者喂奶吗?

医生答

宝宝在睡眠中如果出现面部运动或者身体轻微的扭动,但没有醒来,没有哭出声音,这说明此时宝宝还在睡眠活动期,可能宝宝还在做梦,不用急着把宝宝抱起来或者喂奶,过一会儿宝宝又能够安静地睡眠了。

妈妈问

2. 宝宝喜欢看什么颜色和形状的物体?

医生答

宝宝喜欢轮廓鲜明和深浅颜色对比强烈的图形,可以给宝宝看颜色鲜艳的小球,比如红色的小球,或者黑白对比鲜明的图片,宝宝都会很感兴趣。研究表明,新生宝宝也很喜欢看人脸,所以爸爸妈妈要多和宝宝说话交流。

妈妈问

3. 新生宝宝喜欢听什么声音?

医生答

新生宝宝喜欢听人说话的声音,特别是自己妈妈说话的声音,可能是由于在子宫内就听习惯的缘故。新生宝宝还喜欢听高调的声音,所以可以从胎儿期、新生宝宝期就开始对宝宝进行音乐的熏陶了!

妈妈问

4. 宝宝为什么喜欢吃手?

医生答

有研究观察到,胎儿期宝宝就可以有吸吮拇指的动作,到宝宝新生期特别是几个月大的小婴儿,会表现得更加明显。因为嘴唇和手是宝宝触觉最灵敏的部位,宝宝通过这个动作来自我安慰、自我满足。见图6-4。

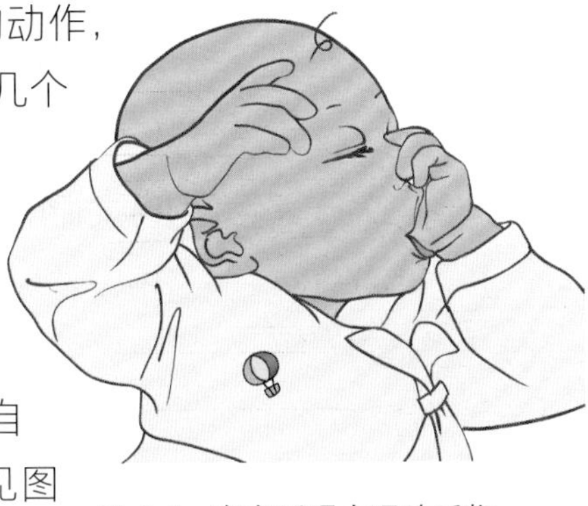

图 6-4　宝宝睡眠中吸吮手指

妈妈问

5. 宝宝为什么总是举着双手睡觉?

医生答

新生宝宝的屈肌张力较高,通常双臂是屈曲上举的,像个"W"形,双下肢也是屈曲的,像个"M"形。见图6-5。

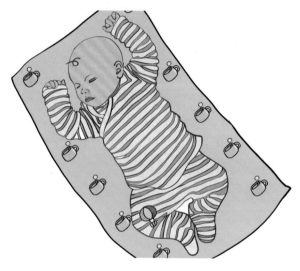

图 6-5　宝宝的睡姿

（易　彬）

第二节　宝宝的大脑是如何发育的

【导读】

莉莉怀孕了,全家人都很高兴。可莉莉怀孕头1个月由于受凉感冒了,家里人都很担心莉莉感冒会影响肚子里宝宝的大脑发育,那么胎儿大脑是怎样发育的?

宝宝大脑的正常发育过程如下。

大脑发育起源于外胚层,孕 3~4 周形成神经胚,至 8 周左右神经管形成,并逐渐分化出端脑、间脑、中脑等结构。第 12 周起进入神经细胞和胶质细胞的快速增殖期,原来的端脑脑泡形成最原始的两侧脑半球,同时间脑两侧向后、向上、向前折展。第 16 周起神经元开始移行。约 20 周左右出现了端脑外形,之后由于脑组织生长迅速,而颅骨发育相对较慢,脑表面开始形成沟回。至 28 周主要的脑沟回已存在,但脑回很宽,脑沟浅。第 28 周以后神经元的树突增多,轴突延长并髓鞘化,建立神经元间的突触联系。至 40 周足月分娩时,神经细胞数目已达成人水平,具备正常的脑沟回,但脑沟仍浅于成人。在出生时已有的神经突触并非一成不变,会发生一个"修剪"的过程。新生宝宝婴儿期以及之后,进一步完成脑的分化,形成复杂的神经功能网络,这一过程一直延续至 5~6 岁,轴突的髓鞘化可延续至出生后若干年甚至成人期。见图 6-6。

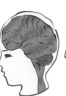
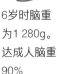

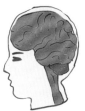
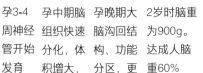

| 孕3-4周神经管开始发育 | 孕中期脑组织快速分化,体积增大,并建立联结 | 孕晚期大脑沟回结构、功能分区,更加完善 | 2岁时脑重为900g。达成人脑重60% | 6岁时脑重为1 280g。达成人脑重90% | 青春期为孩子大脑发育第二高峰期,将达到一生智力的顶峰 |

图 6-6　胎儿大脑的发育过程

由此可见,胎儿期不同阶段的高危因素对脑发育的影响不同:12 周以前主要引起脑结构畸形;12~20 周神经细胞的增殖与移行障碍使神经细胞、胶质细胞数目不足而造成脑皮质异常甚至脑容积减少;20 周以后则是更精细的脑结构与功能的异常,如少突胶质前体细胞发育受损,会导致髓鞘化障碍、白质容积减少,影响运动、学习及认知功能。

妈妈问

妈妈怀孕时补充什么有利于胎儿大脑发育?

医生答

补充叶酸与 DHA。

（易　彬）

第三节　家长如何判断宝宝神经系统发育是否正常

【导读】

宝宝一天天长大,满月后表情也越来越丰富,可是有时会突然大哭,宝宝妈妈很担心,这是宝宝长大发育的一个过程吗？还是神经系统发育出现了异常？

在宝宝成长过程中,家长如何简单地判断宝宝神经系统发育是否正常呢？只有了解正常新生宝宝及婴儿神经系统发育过程,才能帮助家长判断宝宝是否发育正常。若发现神经系统发育比正常宝宝迟缓,则需要到医院,让医生进行全面评估。

刚出生的宝宝似乎只会吃奶、睡觉、哭闹和排泄,但满月后婴儿每日清醒的时间就会变长,对于外界也有了更多的反应。这一阶段宝宝最擅长的动作就是将手送到嘴边,当大人把手指放进宝宝嘴里时,他会不假思索地吮吸;当轻抚他的面颊或者嘴唇时,他会将头转向你手的方向;当轻轻地抚弄婴儿手掌时,他会迅速地握住你的手指;当抚弄婴儿足底时,他会将足趾紧紧地蜷曲起来。

1~3 个月的宝宝较新出生宝宝会有翻天覆地的变化。有时宝宝会盯着自己的手,摆弄两手的动作,他会对周围的环境尤其对旁边的人开始感兴趣,他还会本能地发出一些"叽叽咕咕"的声音跟你"聊天"。听到你的声音时会笑,会开始模仿,或者会将头转向发出声音的方向,这几个月最重要的一个进步就是颈部力量的增强。3 个月后,可以从仰卧姿势过渡到翻身,俯卧时头部和胸部可以抬起,还可以用手臂撑起上半身。同时可以抬腿踢来踢去,双手可以张开,也可以握拳,或者可以将手放进嘴里,会用手摆弄悬挂在面前的物体,能抓住小玩具并摇晃。

4 个月后,宝宝已经掌握了足够的控制力来同时转动眼睛和头部,可以自如地将有趣的东西送进嘴里。随着宝宝身体协调能力的提高,还会开始探索以前没有意识到的身体部分。比如躺在床上时,可以抓着自己的脚和脚趾,并把它们塞到嘴里,还可以从正反两个方向翻身。先是用手,接着不用手撑着地也可以坐起。可以用腿支撑整个身体的重量,用一只手去抓东西,将物体从一只手换到另一只手,并逐渐开始俯卧支撑坐起。

在 6~12 个月这个阶段,宝宝躺在平面上时会不停地动。坐起时不再需要支持,并且能够爬行,然后逐渐不用协助就可以坐起或站起,不扶物体可以站立一会儿,甚至可以走 2~3 步。手的运动发育由笨拙地拿东西到可以准确地运用拇指和示指捏起东西。见图 6-7。

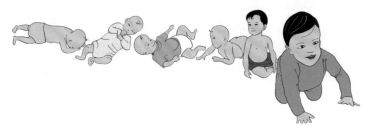

图 6-7　宝宝的运动发育过程

妈妈问

宝宝已经出生 3 个月了,但头还不能竖起来,该怎么办?

医生答

应该立即带宝宝到医院儿科就诊。

（易　彬）

第四节　医院用什么方法判断新生儿神经系统发育是否正常

【导读】

新生宝宝不会说话,不会准确地表达自己的情感,因此判断宝宝的发育情况对于各位爸爸妈妈来说是一件很困难的事,那么医院通常会采用什么方法对新生宝宝的神经系统发育进行评判?

　　新生宝宝神经行为的评估测定能够早期较全面地反映大脑的功能状态,通过评估测定可以发现因各种有害因素造成的轻微脑损伤,也可作为治疗效果和反映康复程度的敏感指标。

　　新生宝宝的 20 项行为神经测查方法(Neonatal Behavioral Neurological Assessment, NBNA) 可分为 5 个部分:行为能力(6 项),被动肌张力(4 项),主动肌张力(4 项),原始反射(3 项),一般估价(3 项)。每项评分为 3 个分度,即 0 分、1 分和 2 分,满分为 40 分,35 分以下为异常。

　　NBNA 方法只适用于足月新生宝宝,早产宝宝需要矫正胎龄满 40 周后测查,因为早产宝宝的肌张力较低, NBNA 评分低下不能反映其正常与否,但早产宝宝可有视听反应。足月窒息宝宝可以在出生后 3 天开始测查,如果评分低于 35 分,则 7 天后应重复测查,仍不正常者于 14~16 天行再次测查,因为该日龄测查具有判断预后的意义。

　　NBNA 评分测查条件:环境安静、温暖,光线半暗,在两次喂奶之间进行,全部测查 10 分钟内完成。

　　NBNA 评分测试时间:出生后第 3~7 天、14~16 天、26~28 天分别做 3 次。

　　NBNA 评分内容:行为能力 6 项,主动肌张力 4 项,被动肌张力 4 项,原始反射 3 项和一般状态 3 项。每项有 0 分、1 分、2 分共 3 个分度,未引出或显著不正常为 0 分,轻微不正常为 1 分,完全正常为 2 分,满分为 40 分。

　　NBNA 评分测试工具:手电筒,小红球(直径 5cm),长方形塑料盒(3cm×3cm×6cm,装有黄豆,能发出 80dB 的“咯咯”声)。

妈妈问

NBNA 评分一般要去医院的哪个科进行测试?

医生答

一般要到医院的儿童神经康复科或儿童保健科进行测试。

（易　彬）

第五节　早产儿神经行为能力训练

【导读】

妈妈怀孕时患有高血压,在怀孕 30 周时,宝宝早产出生了。在医院进行保温及监护治疗几周后,宝宝出院了。出院时医生交代,家长要特别注意早产宝宝神经系统发育是否正常,那么如何训练才能更有利于早产宝宝神经系统正常发育?

早产宝宝出生后的不同阶段均可以根据正常宝宝神经行为发育过程进行针对性地培养与训练。

出生后早期可以进行新生宝宝抚触。早期抚触可作为早期综合干预措施之一。原因是抚触有助于调节早产宝宝内分泌及免疫系统,增加胃泌素、胰岛素的分泌,减少焦虑情绪,增加睡眠时间。抚触时动作要轻柔,并及时安抚情绪并满足宝宝需求。

2 个月的早产宝宝鼓励其适度抗重力体位控制,如竖头、俯卧位在肘支撑下抬头;同时以面对面交流的方式,用鲜艳的物品或发声玩具进行视觉和听觉刺激。

3~5 个月的早产宝宝应引导其上肢在不同方向够取物品，双手抓握不同形状和质地的物品；练习翻身、支撑坐位；常与其说话、逗笑。

6~8 个月的早产宝宝练习双手传递、敲打和扔安全的物品或玩具；练习坐位平衡、翻滚、爬行；模仿动作，比如学习拍手；言语理解练习，比如叫其名字等。

9~12 个月的早产宝宝学习用拇指、示指捏取小物品；通过环境设计练习独站、扶站、躯体平衡和扶物走；学习指认家人、物品，增加模仿性游戏；给予丰富的语言刺激，用清晰的发音与其多说话，通过模仿和及时鼓励促进语言发育。

妈妈问

1. 早产宝宝是按照纠正胎龄还是实际月龄进行神经发育评估？

医生答

早产宝宝在早期一般按照纠正胎龄进行评估，如果矫正胎龄评估达到同期月龄水平后，再开始按照实际月龄进行评估。

妈妈问

2. 早产宝宝出生后月龄 6 个月，纠正胎龄 3 个月了，还不会翻身，该怎么办？

医生答

应带宝宝到儿童神经康复门诊，就诊后由医生评估是否需要进行系统的康复训练。

（易　彬）

第六节　如何选择有助于宝宝神经系统发育的玩具

【导读】

　　妈妈带宝宝出去散步，宝宝看到邻居家一个五颜六色的摩天轮玩具，立即被吸引住了。于是妈妈也想给宝宝买一些玩具，但是网上浏览了各式各样、琳琅满目的玩具后，却没了主意。那么妈妈们应该如何选择适合自己宝宝的玩具？

　　玩具是宝宝天生的伙伴，适合宝宝的好玩具有助于开发宝宝的智力，培养宝宝良好的行为习惯。面对市场上众多的玩具，很容易让人眼花缭乱，应该怎样为宝宝选择玩具呢？妈妈们需要根据宝宝的月龄从玩具的适合性和益智性方面来考虑。

　　适合1月龄宝宝的玩具：可以选择音乐盒、色彩鲜艳的悬挂玩具、小摇铃、儿童安全活动镜，以培养宝宝的追声及追光能力。

　　适合2月龄宝宝的玩具：沙锤，带有闪灯、音乐的吊挂玩具，以及可以踢琴键的婴儿训练架。当宝宝睡醒或兴奋时，可以利用玩具训练握持能力及踢脚等运动。

　　适合3~4月龄宝宝的玩具：可以捏响及颜色鲜艳的塑料镜子，拨浪鼓、小闹钟、八音盒等发声玩具，颜色鲜艳的小袜子、小丝巾、图画卡片、彩圈、软布球。可以将玩具捏响声音，引导宝宝看镜子认识自己，并伸手去碰触及抓握玩具。

适合 5~6 月龄宝宝的玩具：色彩鲜艳的翻滚摩天轮、洗澡玩具、不倒翁、绒毛娃娃、纸巾盒等不同质地的玩具。可以引导宝宝坐立，并去触碰或张开手指去抓握物品。

适合 7~9 月龄宝宝的玩具：可以激励宝宝爬行、堆叠的玩具，比如积木、布书、填充动物，或者套塔、套碗等套叠玩具，以及有盖子的小盒、小瓶等玩具。引导宝宝爬行，用手抓取物体，利用家具拉自己站起来。

适合 10~12 月龄宝宝的玩具：拖拉玩具，成套的类似餐具的小玩具，套塔、套碗等套叠玩具，有盖子的小盒、小瓶，踏行车，健步车（宝宝用手推的车，不推荐那种半坐车内的学步车），积木等。户外玩具比如滑梯、秋千，小火车、小汽车等交通工具模型，适合搂抱的动物玩具或洋娃娃，激发语言的发声学习电话。引导宝宝玩"躲猫猫"游戏，寻找弄掉的东西，以及站立起来扶着家具四处走动，会模仿动作等。

妈妈问

1. 宝宝学走路时，可以用半坐的、带轮子的学步车吗？

医生答

不可以。带轮子的学步车不安全，如遇到下坡，使车子速度加快，宝宝控制不住，易导致意外事故的发生。

妈妈问

2. 宝宝长大了，容易厌倦买来的玩具，反而喜欢生活中的瓶瓶罐罐如盒子之类的，可以让他玩吗？

医生答

可以的。随着宝宝年龄的增长，他的好奇心也会增加,对生活中新鲜的物品充满好奇,所以在保证安全、无毒性的前提下,家长可以将生活中的物品当作玩具给宝宝玩耍。

（易　彬）

第七节　什么样的游戏有助于宝宝神经系统的发育

【导读】

邻居家的明宝特别聪明开朗,妈妈特别羡慕,于是向明宝妈妈请教。明宝妈妈说:"培养小宝宝最好的方法就是寓教于玩,通过游戏诱导小宝宝的协调运动,以及与人交往的潜能。"

新生宝宝降生之后,感觉很多宝宝妈妈忙于护理宝宝等原因而懈怠了宝宝的智力发育问题。其实宝宝的智力在婴幼儿时期是发育十分迅速的,这一时期对宝宝进行一些智力开发的游戏,才促进宝宝的认知发育。接下来和大家分享能让新生宝宝更聪明的几个小游戏。不同时期的宝宝也有不同的早教游戏。

（一）1~3 个月的游戏训练

1. 眼睛找红球　当宝宝觉醒时,取红球置于距离宝宝视线约 50cm 处,并左右移动,让宝宝眼睛追踪红球。

2. 婴儿训练架　训练架有玩具,红球,能发出声音,可以对宝宝进行视觉、听觉训练。还可以鼓励宝宝伸手抓握玩具,进行触觉抓物训练。

（二）4~6 个月的游戏训练

1. 毛巾秋千　准备一条大毛巾,让宝宝仰卧在大毛巾内,爸爸妈妈各拉毛巾的两个角,抬起毛巾,爸爸妈妈一边喊口令"向左""向右",一边摆动毛巾,让宝宝在毛巾内荡秋千,宝宝会非常开心,也可将口令改编为随节拍的歌谣。这个游戏适合 4 个月的宝宝,5 个月以上的宝宝可能会翻身到毛巾的边缘造成危险,而已经学会 180°翻身的宝宝就不宜再做这个游戏了。

2. 侧翻身练习　用玩具在宝宝左右两侧逗引,使宝宝熟练地向左右随意侧翻。出生后 90 天之前,婴儿先学会向一侧翻身,以后婴儿会熟练且主动地向习惯的一侧翻身,有时不用逗引也会自己将身体翻过去变换体位。这时妈妈要有意识地在宝宝不熟练的一侧逗引,让宝宝练习翻身,练习侧翻身可为 180°翻身做准备。

3. 翻身训练　宝宝学会俯卧翻到仰卧后,让宝宝将左右翻身的方法联合起来,加上玩具诱导,学习翻身达180°。经常练习翻身,可使宝宝的视觉、听觉、触觉等知觉与运动结合,为继续翻滚以至 360°翻转打基础。

4. 手足戏球　宝宝仰卧时,会将自己的双脚举起,并用手去抓。此时,可以用一个大球或一个吹鼓了的塑料口袋放在宝宝的脚上,让宝宝用手、足去抓去踢,或将塑料袋吹满气,用小绳子扎紧,吊在宝宝手脚都能触碰到的地方,这样宝宝双腿上举的能力会越来越好。

5. "躲猫猫"　妈妈用毛巾蒙住脸同宝宝玩"躲猫猫"游戏,妈妈的脸时隐时现,逗引宝宝。之后,可把毛巾蒙在宝宝的脸上,让宝宝自己把毛巾拉下来,或把一些衣服和帽子等物品放在宝宝能够触碰到的地方,宝宝会把衣服或帽子蒙在脸上再拉开,和妈妈玩"躲猫猫"游戏。

6. 坐位训练 在相对较硬的床垫或座椅上将宝宝摆放成坐位姿势,周围放置软性的坐垫、靠枕保持稳定,让宝宝稳坐一小会儿。随着宝宝慢慢腰背肌肉力量增强,逐步减少周围支撑物,直到宝宝无支撑也能坐稳。脱离支撑坐稳后,可以尝试在宝宝周围摆放感兴趣的玩具,妈妈在身后一侧叫宝宝并用玩具逗引,使宝宝转身向妈妈并抓取玩具;爸爸在另一侧再逗宝宝让她/他转向对侧抓取玩具。如此可以强化腰背部肌肉力量的训练。

(三) 7~9 个月宝宝的游戏训练

1. 认识第一个身体部位 教宝宝与人握手,告诉宝宝"伸手",并引导宝宝伸出手来同人相握。如果宝宝懂得在妈妈说"手"时伸手,就认识了身体的第一个部位。多温习几天,让宝宝认识身体的第一个部位——手。

2. 连续翻滚 让宝宝躺在柔软、平整的垫子上玩,妈妈把小球或小车从宝宝身边推出一小段距离,让宝宝去够取,宝宝会将身体翻过去但仍够不着,妈妈指着小球或小车说:"滚过来",宝宝就会再翻360°去够取。熟练练习后,宝宝将会十分灵便地连续翻滚。宝宝用连续翻滚的办法来移动身体,够取远处的玩具,不必依靠妈妈帮忙,会感到兴奋和自豪,连续翻滚可使宝宝动作灵敏,全身活动协调,又能为匍行及爬行做准备。

3. 递物品 妈妈拿着一件宝宝最喜欢的玩具,然后告诉宝宝"把你手中的苹果给妈妈,妈妈把玩具给你",这样宝宝会很乐意用苹果换回自己喜欢的玩具。或全家人围在一起,把小车推过去,让宝宝递给爸爸;把小球滚过去,让宝宝传给妈妈;把布娃娃扔过去,让宝宝丢给奶奶,依此类推。如果宝宝做对了，就抱起来亲亲，奖励一块小点心。让宝宝练习把东西递给指定的人。同时让他知道，把自己的东西递给别人，自己还会得到另一样新东西，从而建立起交换的概念，因而愿意帮人传递，与人分享。

4. 爬行　打扫家里的卫生，空出较大的活动空间，供宝宝学习爬行。爬行时先出右手和左膝，再出左手和右膝，有条不紊地以保证身体平衡；锻炼平衡和耐力，宝宝学爬行时之所以手足左右轮换，是要保证身体平衡，平衡由前庭和小脑来维持，所以学爬能促使前庭和小脑发育，左右扭动促使腰部的肌肉发育，也促使脊柱延长促进身体长高。四肢轮流负重使骨肌强健，为以后锻炼耐力打下基础。

5. 敲打手鼓　妈妈用手指敲打手鼓或者用棍子敲打空罐头盒发出响亮的声音，会引起宝宝的兴趣，并学着用手或用棍子去敲打。这些声音是宝宝喜欢听的，用不同的动作使不同的玩具发出声音，如果在玩小鼓时配上音乐，宝宝可以按节拍同妈妈一起敲打。宝宝要用手或小棍敲中鼓面才能发出声音，通过敲敲打打可锻炼手的力量。宝宝通过听音乐可以改进自己打鼓的技巧，使手、眼、耳互相协调从而使技能进步。

（四）10~12 个月宝宝的游戏训练

1. 认识五官　经过一段时间的练习，这时的宝宝应该可以认识自己身上的各个器官了，如手、脚、嘴巴、眼睛、肚子、屁股等，尤其是洗澡的时候可以不断重复认识。训练宝宝的记忆能力，宝宝最先认识眼、耳、口、鼻、手、脚等，然后会认脖子、肩膀、膝盖等。

2. 照料娃娃　为宝宝选择可脱卸衣物的玩具娃娃，

使宝宝在学习照料娃娃时,能同时学习穿脱衣服。要让宝宝感到玩具同人一样,也要妈妈照顾。用盒子给娃娃做一个小床,拿一块毛巾当被子,同宝宝一起哄娃娃睡觉,喂它吃奶、喂它吃饭,让宝宝给娃娃把大小便,尽量使宝宝模仿妈妈照顾自己的方法去照顾娃娃,也可给娃娃洗澡、换衣。当宝宝生气虐待娃娃时,妈妈要及时制止并告诉宝宝:"娃娃会痛的,不能用脚踢娃娃","娃娃摔坏了,让妈妈看看"。尽量按照自己照顾宝宝的正面态度去影响宝宝对娃娃的态度,使宝宝学会照顾他人。让宝宝学会照料别人,重视别人,养成替别人着想的习惯。

3. 盖瓶盖　拿几个大小不同的空瓶子或空盒子,把盖打开,让宝宝试着把盖盖上或拧上。通过不断地尝试,锻炼宝宝手眼协调能力。

4. 搭积木　可以促进宝宝视觉、触觉、想象力、创造力的发展。同时,也可使得宝宝手部的肌肉、手指的灵敏度、准确度得到锻炼和提高,发展眼、手、脑协调并用功能。妈妈可以先从简单搭2~3块或3~4块开始,让宝宝模仿,然后鼓励宝宝自己往高搭,并每搭高一块都用语言鼓励、激励宝宝,让她/他爱上搭积木游戏,并不断变换翻新搭积木的形状。这样,宝宝在成功中体验到了快乐,良好的情绪可以刺激他往更高的求知欲发展,满足获得成功的需要。

5. 行走推小车　这是让宝宝练习独立行走的一项训练方法,爸爸妈妈可以引导着宝宝推着学步车缓慢向前走,等走得较熟练稳健后,还可以推车练习转弯走。爸爸妈妈还可以选择扶圈带着宝宝像推车走的动作一样慢慢向前独立行走。宝宝推车走得稳健后,还可以更进一步尝试定向独立行走训练。定向走是要爸爸妈妈站在一定距离外,用宝宝平时感兴趣和喜爱的玩具,逗引宝宝独立走过去拿玩具并把玩具交到爸爸妈妈手中。这种过程要循序渐进,逐渐拉长距离练习。

妈妈问

宝宝长大了,一定要玩专门的游戏吗?

医生答

不是刻意要执行专门的游戏,而是要顺应宝宝兴趣和发育需要,有意识地在日常玩耍中促进宝宝的能力发展。不拘泥于某种形式,但一定是适宜发育需要的游戏。

(易 彬)

第七章
高危新生婴儿的保健

第一节　新生儿体重低于正常该怎么办

【导读】

宝宝出生体重才 2 000g,医生说是低出生体重儿,该怎么办? 什么是低出生体重儿? 为什么会出现这种情况? 低出生体重的宝宝容易出现哪些情况? 又该如何进行家庭护理?

正常新生儿的体重在 2 500~4 000g,低出生体重儿是指出生体重≥1 500g 且 <2 500g 的新生儿。造成低出生体重的原因多为早产、多胎、胎盘异常、新生儿患先天性疾病及母亲营养状况不佳、不良生活习惯、身材矮小、患有慢性疾病如慢性高血压、妊娠高血压疾病等。

低出生体重儿的身体各器官发育不成熟,生活能力低下,适应性与抵抗力差。皮下脂肪少,保温能力差,易出现低体温;吸吮、吞咽功能不完善,胃容量小,消化酶不足,吸收、消化能力差,易发生喂养困难,呛奶、吐奶;体内糖原储备少,而又处于高代谢状态,较正常新生儿更易出现低血糖、体重不增;抵抗力低下,易患感染性疾病。低体重儿出生后可能会发育迟缓,其智力发展也可能会受一定的影响。

　　大部分的低出生体重儿,在出生后需要到新生儿科经过医护人员的治疗,当宝宝在正常室温中体温稳定,心率、呼吸正常,能够自己吸吮进乳,且每日体重稳定增加10~30g,体重达 2 000g 以上,没有其他需要治疗的情况,就可以出院回到妈妈身边。

　　在家庭护理中,喂养是最重要的环节。最好的喂养方式就是母乳喂养,喂养的次数可以灵活掌握,不强调按时,只要宝宝哭了想吃就可以喂奶。吸吮力差的宝宝可以适当缩短喂奶的间隔时间,每 2 小时 1 次,少量而多次喂奶。如果宝宝出生体重在 1 500g 以下,需要在母乳中添加母乳强化剂,若母乳不足,可添加低出生体重奶粉。宝宝最佳的体重增长速度为每日 15~30g,如果宝宝体重增长不理想,可评估喂养奶量是否充足。奶量不足者,可适当增加哺喂次数,奶量已经充足但体重增加不理想者,需要进行专业咨询,并调整喂养方案。

　　家庭护理的环境:室温要保持在 24~26℃,相对湿度在 40%~60%,要求体温保持在 36.5~37℃。为宝宝营造安静、舒适的良好环境,尽量减少声、光、粗暴操作的刺激,合理摆放舒适的体位,每日两次油浴、抚触,同时用轻柔快乐的语调与宝宝进行交流,促进宝宝的神经系统发育。

🧑‍🦰 妈妈问

　　1. 出院后的低出生体重儿如何添加母乳强化剂?

👨‍⚕️ 医生答

　　母乳是宝宝最好的天然食物,只要没有母乳喂养禁忌证,均建议进行母乳喂养。母乳强化剂是主要针对早产儿母乳的一种营养强化,除了强化蛋白质,也强化了矿物质和维生素。出生体重在 1 500g 以下的宝宝,为了满足其快速生长发育的营养需求,建议每日喂养量超过 100ml 后可在母乳中添加母乳强化剂,出院后达到半量强化(每 50ml 母乳中加入 1 袋母乳强化剂)即可。注意添加时应尽量使用新挤出的母乳,如用储存母乳则需先将母乳水浴加热至 38~40℃,再将相应比例的母乳强化剂加入母乳中,轻轻摇匀后立即哺喂,剩余加入强化剂的母乳则不能存放。

🧑 妈妈问

2. 宝宝的体重每天增长多少是正常的? 体重不增或者增长过慢怎么办?

👨 医生答

最佳的体重增长速度为每日 15~30g,如果体重不增或者增长过慢,则需要进行以下评估:是否给予宝宝充足的奶量? 每次喂养后是否能安睡 2~3 小时? 宝宝的小便每天是否 8 次以上且尿色清亮? 宝宝的皮肤是否滋润有光泽且弹性好? 如果有奶量不够充足的情况,可适当增加喂养量;如果奶量已经比较充足,体重增长不足,则要排除其他疾病的原因,并评估喂养方法是否合适,必要时可调整喂养方案。

🧑 妈妈问

3. 宝宝体温低了或者高了怎么办?

👨 医生答

适于低出生体重宝宝的室温要在 24~26℃,相对湿度在 40%~60%。正常的体温应保持在 36.5~37℃,如果出现体温过低,要考虑是否存在保暖不当,应予以增加衣物,或贴身抱在妈妈怀里进行保暖;如果保暖措施得当,仍反复出现低体温,且嗜睡、奶量减少,需要到医院就诊;如果出现体温增高,评估是否存在过度保暖、室温过高、哭闹等情况,可以适当松解包被,复测体温正常可以继续观察;如果除外可导致体温增高的环境因素,宝宝反复体温增高,则需要到医院就诊。

(徐发林)

第二节　新生儿体重超重会出现哪些问题

【导读】

自古以来,民间就有"大胖小子"的说法,并以新生儿的"胖"来表达健康,因此在母亲孕期往往也不注意控制营养的摄入。近年来,随着经济的快速发展,人们的物质生活水平也随之提高,导致新生儿出生平均体重逐渐开始增长,使巨大儿的出生率也在不断攀升。那么"胖"是否就等于健康呢?答案显然不是!

新生宝宝如果体重超标就会成为"巨大儿",那么怎样才算体重超标呢?4 000g是一个新生儿正常体重的上限,当宝宝的出生体重≥4 000g时,就属于"巨大儿"了。那么新生儿体重超标对宝宝和妈妈会有什么影响呢?为什么会发生这种情况呢?应该如何早期发现及预防呢?现分述如下。

新生儿出生体重过大，会增加母亲生产的难度，从而导致难产的可能性增大，有出现产道裂伤、产后出血的可能。宝宝则易发生头颅血肿；未预测出的巨大儿，产时易发生肩难产，新生儿出现产伤如锁骨骨折、臂丛神经损伤、窒息的概率增加。新生儿出生后早期可能出现低血糖、低血钙的情况，可引起惊厥；严重及持续时间长的低血糖可导致低血糖脑病，影响智力发育。巨大儿出生后还会出现红细胞增多症，表现为表情淡漠、嗜睡、肌张力低，活动后皮肤呈红紫色，有时气急、青紫，甚至呼吸暂停。此外，巨大儿更易合并先天性心脏病、肾脏发育异常、白内障等发育畸形，所以巨大儿出生后要注意血糖、血钙、胆红素的监测，以及行心脏彩超检查，必要时可行头颅磁共振等检查。

导致巨大儿的因素主要有：① 孕妇体内营养过剩；② 孕母患有妊娠糖尿病，导致胎儿体重增长比正常体重孕母所生的胎儿快，到足月分娩时就长成了巨大儿；③ 遗传因素，比如父母身材都比较高大，新生儿则可能也会发育比较茁壮；④ 其他先天性疾病如 Rh 溶血病及严重的先天性心脏病等。

如何早期判断宝宝是否为巨大儿呢？母孕期根据宫高、腹围及先露高低可计算出胎儿体重，当胎儿体重 ≥4 000g 时有可能为巨大儿。胎儿超声测定胎儿双顶径、腹径、股骨长度等预测胎儿体重，当测得胎儿双顶径 >10cm，腹径或股骨长度 >1.385 时，也有可能是巨大儿。此时，宝宝妈妈就应当注意饮食的热量摄入，并适当增加运动量。

👤 妈妈问

1. 如何避免宝宝出生时体重过大而成为"巨大儿"？

医生答

妊娠期间许多孕妇们认为必须要增加营养,唯恐腹中的宝宝营养不够影响其生长发育。因此,"为了宝宝使劲吃"也成为许多准妈妈的信条。但是随着社会的进步,以及经济的快速发展,人们面临的问题已不是吃喝果腹,而是营养不均衡和营养过剩。如果孕妇缺乏对孕期合理营养知识的了解,摄入营养过多,可导致孕期体重增长过快,以及胎儿出生体重超重。随之而来的还有妊娠期糖代谢紊乱,妊娠糖尿病的增加,尤其对于孕前有肥胖、糖尿病家族史的孕妇影响更为明显。因此,要想避免宝宝出生时体重过大,孕期要进行适当的运动;注意合理膳食,营养均衡,减少高热量、高脂肪、高糖分食品的摄入,保持自身体重的匀速增长。同时也要密切关注胎儿的生长发育进程,当发现胎儿增长过快时,应该及早去医院做糖耐量检查和营养咨询,合理调整饮食,避免隐性糖尿病的发生。同时,进行规范的围产保健检查,对先天性疾病进行筛查。

妈妈问

2. 宝宝出生时体重过大,应该如何进行喂养?喂养时是否需要限制奶量?

医生答

新生宝宝喂养需首先遵从优先母乳喂养、按需喂养的原则。相比而言,人工喂养的胖宝宝要多一些。母乳中含有一些可调节生理代谢的激素,能够帮助宝宝控制体重,避免发生肥胖。此外,母乳中的多不饱和脂肪酸含量丰富,使宝宝容易产生饱腹感,也能避免多吃。如果妈妈的母乳实在不够,最好让宝宝先吃完母乳,仍不饱的情况下再补充配方奶粉。同时,妈妈们在哺乳期间要特别注意自己的饮食,少吃脂肪含量过高的食物,避免过量脂肪通过乳汁传递给宝宝。

家长不能因为想要给宝宝"减肥"而减少喂养量,这样会影响到宝宝的生长发育。巨大儿由于体重和个头都比普通宝宝要大,因此胃口也会大一些,妈妈们一定要根据宝宝的需要进行喂养。巨大儿的喂养量应该以宝宝体重与正常儿体重的折中数计算,比如正常新生儿平均出生体重为 3kg,该宝宝的体重为 5kg,则按 4kg 的体重喂养量给予喂养。同时应该根据宝宝的实际情况确定具体的喂养方案。如果宝宝吃得多,身高与体重同步增长,身体匀称,就应该给予足够喂养量,以满足宝宝的生长发育所需。如果宝宝只增长体重,身高未见增长,且肌肉松弛,可能存在喂养不当。

🧑 妈妈问

3. 生一个"大胖宝宝"有什么危险?

👨 医生答

许多人都认为应生一个"大胖宝宝"才好,但胎儿过大势必会给分娩带来困难。如果是经阴道分娩,大的胎儿往往产程长容易发生难产,即使胎头娩出了,有时也会因为胎儿过大,导致胎肩娩出时很困难。对于母亲来说,生育的宝宝过大,容易发生产道损伤及产后出血,由于产程长,也容易发生感染等问题。那么剖宫产术是否就可以避免上述问题了呢?显然剖宫产术也会有麻醉带来的危险,以及手术本身出血、损伤、感染的危险,而且对再次妊娠也会有影响。同时经剖宫产术分娩的新生儿容易出现呼吸问题,严重时甚至可危及生命。此外,出生时为巨大儿,以后宝宝的脂肪细胞数目多,长大后这些宝宝中发生肥胖的机会也增多,而肥胖与成年期心脑血管疾病等又密切相关。

妈妈问

4. 如何避免宝宝出现低血糖?

医生答

不管产妇是否有糖尿病,只要是巨大儿在出生后20分钟即要查血糖,并注意新生儿发生低血糖的情况。在宝宝出生后,尽早开乳,按需哺乳,并根据情况监测末梢血糖。如果出现严重的低血糖,且经喂养不能纠正,则需要及时到新生儿科就诊。

(徐发林)

第三节　双胞胎宝宝需要注意哪些问题

【导读】

一提到双胞胎,相信大多数人都是又美慕又嫉妒的,当然,拥有一对双胞胎固然可爱,但是家长也将面临着巨大的人生挑战,因为一个迅速膨胀的小家庭将会有双倍的奶粉要买,双倍的尿布要换,双倍的婴儿啼哭声要承受,以及双倍的人力去照顾。这些你都准备好了吗?

其实如果我们掌握了双胞胎宝宝喂养及护理的主要关键点,相信这些问题自然就会迎刃而解了。

一、坚持母乳喂养

双胞胎宝宝体内贮糖量不足,产后应尽早开乳,否则有发生低血糖的风险,重者可影响小儿大脑发育,甚至有生命危险。对于双胞胎宝宝来说,母乳喂养的难度系数较高。不过,母乳是宝宝最佳的营养食品,为了宝宝能够健康发育,并且能够及早赶上正常的宝宝,只要条件允许,最好坚持母乳喂养。可是问题来了,双胞胎妈妈同时母乳喂养能够做得到吗? 具体选择什么样的姿势喂哺呢? 那么我们就介绍一下母乳喂哺的技巧。

1. 对称性侧抱法　母亲采取抱足球的姿势,将两个宝宝置于侧方,母亲可以坐在床上、沙发上,甚至地板上,用足够的枕头或毛毯支撑两个宝宝。见图 7-1。

2. 交叉摇篮法　这个姿势其实和搂抱式差不多,只是托着宝宝时手臂姿势是和搂抱式相反的。如果宝宝是头右侧躺在妈妈的怀中,就用左手托着宝宝的臀部,反之亦然。母亲用手臂支撑着宝宝的背部,以手掌托着宝宝的头部,这样的姿势比较适合早产儿,方便妈妈控制宝宝的小脑袋。见图 7-2。

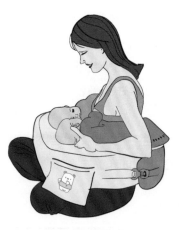 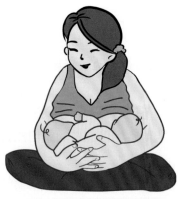

图 7-1　双胞胎母乳喂养方法: 对称侧抱法

图 7-2　双胞胎母乳喂养方法:交叉摇篮法

不管采取哪种方法进行喂养,最好能够两侧乳房交替喂哺,尤其是当一个婴儿较大,吸吮力较强,而另一个较小,吸吮力较弱时更应如此。

二、如果母乳不足,应适当添加奶粉

双胞胎宝宝的母乳需要量是很大的,单纯依靠母乳一般是不够的。如果母乳不够,可采取混合喂养的方式同时给两个宝宝喂母乳和牛奶,也可先只给小一点的婴儿喂母乳,而大一点的婴儿采取人工喂养,待小的婴儿体重赶上来后,再同时给予混合喂养。

三、按时添加辅食

由于孕妇在孕期要孕育两个胎儿,营养素摄入往往不足,导致双胞胎宝宝体内各种营养储备较少,因此,要尽早给双胞胎宝宝添加营养素。同时双胞胎宝宝更要注重营养的补充,可以比正常宝宝早添加辅食。为了预防双胞胎宝宝患佝偻病,可以从出生第 2 周起补给浓鱼肝油,每日 1 次,每次 1 滴(400IU)。出生 1 个月后,可以带双胞胎宝宝外出晒太阳,以增加其自身维生素 D 的合成。

四、加强护理工作

双胞胎宝宝抵抗力差,发生感染的概率也较大,因此,平时使用的奶嘴、奶瓶、汤匙等要保持清洁,每次使用前要清洗,用后要及时消毒,同时也要尽量减少与他人的接触,以防止感染性疾病的发生。

五、妈妈的休息同样重要

很多妈妈会说："喂养双胞胎宝宝太累了,哺乳就占用了大部分时间,根本空不出时间来休息"。其实,妈妈们可以提前找好保姆或由家人帮忙照顾,分担一些琐碎的事情,比如换尿布、清洗奶瓶、宝宝哭闹时给予安抚等。另外,可以采取合理安排双胞胎宝宝的睡眠时间,尽量让两个宝宝在同一时间睡眠,并保持室内安静,睡前洗温水浴,讲催眠故事或轻声和宝宝说话,以及抱起宝宝或抚触后背等方式,以帮助宝宝尽快入睡。其实只要合理地安排时间,双胞胎妈妈们完全可以得到充分地休息。

妈妈问

1. 喂养需要定时定量吗?

医生答

一般提倡按需喂养。应尽可能地同时哺喂两个宝宝,不过两个宝宝常常会步调不一致,所以妈妈们可以选择由更容易饥饿的宝宝决定每次喂奶的时间最合适,也可以选择在白天按需喂养,而在夜间定时喂养。

妈妈问

2. 同时哺喂两个宝宝是否更容易造成乳头皲裂?

医生答

不会。因为造成乳头疼痛的主要原因是乳头含接错误或位置不当,而不是哺喂的次数。

妈妈问

3. 如何判断宝宝吃饱了?

医生答

①当妈妈哺喂时,宝宝平均每分钟吸吮 2~3 次,此时

能听到吞咽的声音,如果声音连续约 15 分钟就可以说明宝宝吃饱了。②观察宝宝吃奶后有无满足感。如果吃饱了,便不哭了,或马上安静入睡了,也可以说明宝宝吃饱了。③注意观察大小便的次数。正常母乳喂养的新生儿每日排尿 6~8 次,排便 4~5 次,大便呈金黄色稠便;而人工喂养的新生儿大便为淡黄色稠便,干燥,每日排便 3~4 次,说明宝宝吃饱了。④观察宝宝的体重增长情况。宝宝出生第 1 个月体重约每天增长 25g,即第 1 个月体重增加 720~750g,而第 2 个月大约增加 600g,则表明喂养得当,宝宝吃饱了。

妈妈问

4. 人工喂养是否比母乳喂养更省事?

医生答

人工喂养两个宝宝所花费的时间和母乳喂养需要的时间是相同的。但人工喂养还要花费额外的时间去完成清洗和消毒奶瓶、配制奶液及加温或冷却奶液等步骤,实际上更费事,而母乳喂养则更为经济、卫生、省时。

(徐发林)

第四节　母亲患糖尿病对新生儿有哪些不良影响

【导读】

近年来,随着人们经济水平的提高,妊娠期合并糖尿病的发病率也呈现出逐年上升的趋势,加上有些孕妇吃得过多、运动过少,使得新生宝宝的营养越来越好。但是麻烦也随之而来,怎么宝宝刚出生不到一天,就因为血糖太低住院了呢? 家里人还在念叨着:"医生,我们没毛病,我们胖着呢。"那么事实果真如此吗?

母亲患有糖尿病对胎儿和新生儿来说都是一个极大的危险因素,可以直接影响胎儿发育和新生儿的健康,其中近期影响包括:巨大儿、产伤、低血糖、呼吸窘迫、低钙血症、红细胞增多;远期影响包括:肥胖、2型糖尿病、神经精神系统发育异常等。究其原因是什么呢?

首先,孕妇血糖升高的同时,多余的糖分也会很容易透过胎盘到达胎儿体内,使胎儿过度发育,导致巨大儿或畸形的发生,母亲在经产道分娩时造成产伤,如锁骨骨折、臂丛神经损伤等,增加了难产、新生儿窒息等疾病的发生率,且胎儿体重过大使剖宫产术分娩的机会也大大增加。

其次,患有妊娠糖尿病的母亲会导致高胰岛素血症,从而拮抗糖皮质激素,促进肺泡Ⅱ型细胞表面活性物质合成及释放的作用,使胎儿肺成熟延迟,出生后易发生呼吸窘迫综合征,严重者可危及生命。

新生儿离开母体的高血糖环境后,高胰岛素血症仍存在,若不及时补充糖分,容易发生新生儿低血糖,多见于巨大儿。临床上大多表现为安静、嗜睡状、呼吸暂停、呼吸急促、呼吸窘迫、休克、发绀、抽搐等,且有症状的婴儿可能比无症状婴儿更易出现神经系统后遗症。

胎儿慢性缺氧可使红细胞生成素增加,刺激胎儿骨髓外造血,导致胎儿红细胞增多症,新生儿时期此种改变依然存在。由于大量红细胞被破坏,胆红素产生增加,形成新生儿高胆红素血症,使生理性黄疸消退延长。

同时,低钙血症、低镁血症的发生率也明显增加,主要与甲状旁腺功能减退有关。糖尿病母亲肾小管镁吸收较差,易发生低镁血症,导致胎儿出现低镁。由于孕妇妊娠早期血糖就过高,可以直接影响胚胎的发育,尤其是受孕6周内,是胎儿器官的形成期,先天性畸形的发生率比正常新生儿要高很多,主要是先天性心脏病和中枢神经系统异常。

母亲孕期糖尿病还可造成胎儿脑发育的成熟障碍,由于胎儿和新生儿的高胰岛素水平,在新生儿出生后,常常发生严重的反复低血糖,可引起低血糖脑病、新生儿颅内出血、缺氧缺血性脑病、早产儿脑白质损伤等疾病。

母亲血糖高不仅对胎儿和新生儿不利,还会对宝宝今后的体格、智能和行为发育造成深远的影响。由于胎儿代谢环境的改变,以及高出生体重,与日后儿童期肥胖的发生有一定关系。

因此,加强对孕母的产前监测,尽早发现孕妇糖代谢异常,孕期给予合理饮食,严格控制血糖,对减少新生儿疾病及改善预后极为重要。新生儿出生后,严密监测其呼吸、血糖、胆红素等情况,一旦发生病情变化及时对症处理,以免延误治疗。

妈妈问

1. 糖尿病母亲的新生儿出生后应监护哪些内容?

医生答

此类新生儿出生后早期需按照高危儿的监护与处理,如果有条件最好在监护病房进行观察,同时监测其心率、呼吸、血氧饱和度、血糖等指标,一旦发现问题需及时处理。

妈妈问

2. 如何做到合理有效地喂养?

医生答

糖尿病母亲的新生儿应比正常新生儿更早喂养,可在出生后立即吸吮母乳,尽早开始母乳喂养。

妈妈问

3. 糖尿病母亲在母乳喂养时应注意哪些问题?

医生答

由于糖尿病患者抵抗力低下,容易感染,特别是在哺乳时期,如出现乳房发胀、乳管阻塞应及时排空,以免引发乳腺炎。同时注意休息,给予乳房热敷,如有需要可口服抗生素治疗。此外,由于糖尿病患者阴道分泌物的葡萄糖含量较高,也易引发念珠菌的感染,所以应保持乳头干燥以防引起乳头的真菌感染。当出现感染时,母亲与婴儿应同时用药。

妈妈问

4. 糖尿病会不会通过乳汁传给婴儿?

医生答

不会。因为胰岛素分子过大不会进入乳汁,反而通过母乳喂养后可帮助妈妈缓解因糖尿病所引起的症状。

(徐发林)

第五节　什么是健康与疾病的发育起源理论

【导读】

宝宝妈妈为了学习更多的育儿知识,在媒体上看到一个词——多哈[健康与疾病的发育起源(Developmental Origins of Health and Disease,DOHaD),音译"多哈"]。那么什么是多哈?

医学上所说的多哈,指的是 20 世纪 90 年代 David Barker 教授提出的多哈理论学说,即"健康与疾病的发展起源学说"。多哈理论认为:"除了遗传和环境因素,如果生命在发育过程的早期(包括胎儿和婴幼儿时期)经历不利因素,如营养不良或环境恶劣等,将会增加其成年后罹患肥胖、糖尿病、心血管疾病等慢性疾病的概率,这种影响甚至会持续好几代人。"于是多哈理论一经公布,便在国际医学界引起了巨大的震动和反响。

妈妈问

1. 低出生体重的宝宝成年后容易患哪些疾病?

医生答

大规模的流行病学调查和动物实验研究显示,低出生体重与成年期疾病如冠心病、高血压、脑卒中、肥胖、骨质疏松和 2 型糖尿病之间有着显著的相关性。

妈妈问

2. 为什么会发生多哈现象?

医生答

具体机制还尚不清楚。目前的研究还仅仅停留在各种假说层面,比如程序化假说、节俭表型假说、预适应假说等,但无论用哪种假说来解释,都存在一个共同的关键时间窗口,即胎儿期和婴儿期。在生命早期,这个关键的窗口期内个体对不利的刺激(包括环境、疾病和营养等)高度敏感,可对某些器官的结构或功能产生长期或永久性的影响。

妈妈问

3. 我的宝宝出生时是 36 周的早产儿,但出生体重 >2 500g,这样的宝宝成年后也容易罹患某些疾病吗?

医生答

研究表明,相对于早产儿,胚胎时期和 1 岁以前的营养状况对宝宝的一生有着更深远的影响。出生时体重过低和 1 岁之前营养不良的宝宝(不包括早产儿),在成年以后患冠心病、糖尿病、肥胖的危险性比同时期体重和营养正常的宝宝高 7 倍以上,而早产并不是其独立的危险因素。

妈妈问

4. 我和我爱人都比较胖,我家的宝宝出生时体重也偏高,医生说是巨大儿,像这样的 "胖宝宝" 成年后是不是就不容易罹患某些疾病?

医生答

胎儿的营养来自母亲,与母亲的疾病和营养状态密切相关。研究显示,宫内营养不良和营养过剩都会对胎儿的生长发育及其今后的健康状况造成不良的影响。肥胖的母亲,尤其是糖尿病母亲所生的巨大儿发生成年代谢性疾病的风险明显高于正常的新生儿,至 11 岁时两者的累计风险率相差 3.6 倍。因此,并不是说宝宝越胖越好,所谓的 "大胖小子" 并不一定就是健康哦!

妈妈问

5. 为了宝宝的健康和未来,准备要宝宝的妈妈们应该在哪些方面多加注意?

医生答

妈妈们应保持最佳的营养和健康,避免出现胎儿营养不良和营养过剩；及时治疗早孕反应和胎盘功能不全；及时治疗妊娠糖尿病。此外，研究还表明母乳喂养可以明显降低儿童期肥胖的风险。因此，需鼓励母乳喂养，减少使用母乳代用品。

（徐发林）

第六节　某些成年疾病真的来源于胎儿或新生儿吗

【导读】

何谓成年疾病胎儿起源学说？简单地说就是在人类发育早期，包括胎儿、婴儿、儿童时期经历的不利因素，将会影响成年后糖尿病、心血管疾病、哮喘、肿瘤、骨质疏松、神经精神疾病的发生。专家表示，如果在胚胎期发育不良，就可能触发与疾病相关的关键基因，埋下"定时炸弹"，几十年后这颗慢性疾病的"炸弹"就会被引爆，再良好的生活习惯也无法改变这一进程。

今年12周岁的朵朵，身高1.41m，体重却只有32kg。像她这样的年龄，标准身高应是1.52m，标准体重是40~45kg。然而朵朵的身材却非常瘦弱，不过身体上没有大毛病，只是在今年体检的时候，发现血糖过高。于是家长就带她到省妇幼保健院分泌科进行检查，诊断为2型糖尿病。朵朵是足月出生儿，出生体重只有2 200g，明显低于3 200g的平均体重，属于宫内生长发育迟缓的宝宝。内分泌科专家说，在朵朵还是胎儿的时候，因为宫内营养不良,为了满足自己的能量需求,就拼命地摄取营养,形成了符合当时营养情况的代谢水平。朵朵出生后,因为是低体重儿,父母在喂养她的时候,都会尽力帮她弥补营养。虽然父母提供的营养已经能够完全满足她的生长需要了,但是,朵朵在胎儿期就形成的代谢水平,在出生后仍旧保持不变。通俗地说,她的吸收能力过强,会吸收远远超出身体需求的营养。同时,因为宫内营养不良等因素,导致朵朵体内的胰岛发育不够好,并且伴有胰岛抵抗,这使得她在过度吸收营养的同时,在糖类代谢上出现了障碍,最终导致朵朵患上 2 型糖尿病。

一、疾病的发生与胎儿期真的有关联吗

新生儿疾病的发生除了与出生后的生活方式和饮食习惯有关系,其中胎儿期的影响也是一个重要因素。宝宝在胎儿期的营养和内分泌方面失衡,就会导致器官结构、体质和代谢的永久性改变。当宝宝成年后,更容易出现心血管、代谢系统和内分泌方面的疾病。这种蝴蝶效应也表示胎儿在敏感关键的发育期受化学损害会产生长远的影响。如果胎儿期和出生后的环境都不健康,对宝宝就更是双重的打击,患上疾病的可能性也会大大提高。

二、胎儿期的不健康因素都会导致哪些疾病的发生

对于胎儿来说,健康的子宫就是健康的保证。所以孕妈妈的健康将会对胎儿身体的各个系统造成影响。如果孕妈妈在孕期合并心血管疾病如高血压、心脏病等,宝宝的血管弹性就会下降,将来也有可能患上心血管疾病。如果合并内分泌疾病如高血糖、糖尿病,那么宝宝自身的血

糖调节就会启动,造成胰岛素水平不稳定,影响血糖代谢,使宝宝出生后更容易患上高血糖、糖尿病。

如果宝宝在胎儿时期就开始缺乏钙、维生素 D 等营养元素,可使骨骼中的矿物质含量减少,从而直接导致骨密度降低,使出生后宝宝患上骨质疏松、骨质软化、佝偻病的概率大大增加。如果孕妈妈合并有消化系统疾病,以及肝、肾代谢异常时,当毒素累积到有害水平,出生后宝宝患上肝代谢疾病的风险也将会升高。

宝宝在胎儿时期的免疫系统发育得并不完善,如果接触过多的化学物质,不成熟的免疫系统不会辨别出哪些是无害的,哪些是有害的,免疫系统会一直处于高度紧张的状态,变得超级敏感。宝宝出生后,免疫系统难以判断哪些食物和化学物质是好是坏,甚至可能会攻击自身组织,宝宝也将会非常容易患上过敏症和各种炎症疾病。

🙍 妈妈问

1. 胎儿期的疾病是怎么产生的?

👨‍⚕️ 医生答

首先,遗传基因对于宝宝的胎儿期健康是非常重要的。每个宝宝的基因都带着家族的印记,这种印记是无法改变的。孕妈妈的生活方式、饮食习惯及心态是调整这一印记加深或者变浅的主要因素。胎儿期的细胞生长比其他任何时候都要快,这也就意味着快速生长的细胞将会比成熟细胞更容易受孕妈妈的影响。其次,孕妈妈的营养、胎盘功能、羊水量、宫腔环境等因素也会影响宝宝的健康水平。研究显示当新生儿体重在 3.0~3.5kg 时,患病的可能性较小,而体重过低或过高时都可能会影响代谢水平。

妈妈问

2. 孕妈妈在孕期可以做什么？

医生答

保证孕期的饮食均衡，睡眠充足，心情愉快，不受环境污染，定期产检等都可以让孕妈妈享受一个更为舒服的孕期，以及正常分娩出更聪明健康的宝宝，为宝宝成年后的健康打下坚实的基础。

妈妈问

3. 新生儿期如何降低成人慢性疾病的发病率？

医生答

建议所有母亲进行母乳喂养，掌握科学的喂养姿势，增加产乳量，以降低低体重儿和肥胖儿的发生率。研究发现，进行母乳喂养可以预防过敏性疾病，如哮喘、过敏性湿疹等；还可以预防肥胖、高血压、糖尿病等慢性疾病；促进婴儿脑细胞、智力和认知功能的发育；同时对婴儿语言能力的发展也有促进作用。另外，对小婴儿定期进行儿童保健，可以保持良好的身长、体重和神经系统发育，对预防成年后慢性疾病的发生具有积极的意义。

总之，为了降低成年疾病的发病率，应从注重孕期营养、保健及新生儿期科学喂养几方面做起，做好母婴保健工作。

（徐发林）

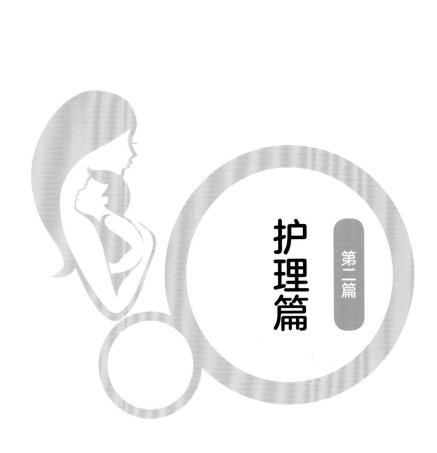

护理篇

第二篇

第八章
新生婴儿的基础保健

第一节 第一次拥抱是妈妈送给宝宝的见面礼

【导读】

随着一声响亮的哭声，年轻妈妈的第二个宝宝出生了。与两年前的第一次分娩体验有所不同，这一次宝宝出生后助产士立即擦干宝宝全身，放在妈妈的腹部进行母婴皮肤接触，并盖上毛巾、戴上小帽子进行保暖。妈妈也深切感受到了这次分娩的温馨和舒适，她说："第一次分娩时，宝宝一出生就被助产士抱走了，看不见、摸不着，对宝宝没有什么感受。这次宝宝一出生就给我抱来了，这么近距离地看着宝宝的模样，我觉得特别激动，特别温暖，觉得所有的辛苦都是值得的。"第一次拥抱是妈妈送给宝宝的见面礼，那么为什么要提倡出生后的"第一次拥抱"？

目前我国医疗机构普遍采取的分娩操作中，新生儿出生后会立即剪断脐带，由助产士抱到分娩床旁的辐射保暖台上进行擦干、保暖、称体重、量身长、戴手环/脚环、按脚印、注射疫苗等一系列操作。过早进行这些常规操作处理,导致产妇不能在第一时间与宝宝进行亲密接触,宝宝也不能在第一时间吃到母乳。第二个宝宝所经历的出生后立即母婴皮肤接触,也可以形象地称为"第一次拥抱",是世界卫生组织自 2014 年以来在全球推广的"新生儿早期基本保健"新技术,它以母婴的健康需求为中心,积极倡导自然分娩,改善分娩体验,重视宝宝出生后的四大主要需求,即正常呼吸、保暖、母乳喂养和被保护的体验。

"第一次拥抱"是如何实现的?

首先,在分娩准备阶段,助产士除了准备常规的分娩设施、设备和药品之外,需要在产妇裸露的腹部放置一块清洁的干毛巾,在方便取到的地方(如产妇肩上)放置另外一块清洁的干毛巾和小帽子。

宝宝娩出后,助产士大声报告宝宝出生时间(精确到秒)和宝宝的性别。然后立即将宝宝放置于预先铺好干毛巾的妈妈腹部,在 5 秒内开始彻底擦干新生儿(彻底擦干需要 20~30 秒)。擦干顺序为眼睛、面部、头、躯干、四肢及背部。

擦干的第一个作用就是给宝宝保暖。因为宝宝由子宫内到子宫外,经历了大约 10℃的温差。寒冷的房间中存在空气对流、宝宝全身羊水的蒸发散热、宝宝身体触摸到冷的物体表面的接触散热以及身体暴露在空气中的辐射散热,都可能造成宝宝的体温下降。体温过低能引起新生儿感染、凝血障碍、酸中毒、呼吸窘迫综合征和脑出血等疾病,所以很危险。

擦干的第二个作用就是刺激宝宝的自主呼吸。擦干时应该是摩擦而不是轻拍或沾干,同时观察和评估宝宝的呼吸状况。彻底擦干刺激之后,若宝宝有呼吸或哭声,则撤除湿毛巾，将宝宝腹部向下，头偏向一侧，与妈妈开始皮肤接触。取另一清洁已预热的干毛巾覆盖宝宝，给宝宝戴上帽子保暖。少数宝宝经过彻底擦干刺激后，仍没有自主呼吸或呼吸不好，则需要医护人员进行进一步的复苏救治。

　　若宝宝和妈妈一般情况均良好，这种出生后立即的"第一次拥抱"最好持续 90 分钟，见图 8-1。推迟常规操作，如测量体重和身长、常规查体、注射疫苗等，可以等到宝宝完成第一次母乳喂养后再进行上述操作。皮肤接触的同时，妈妈可以观察宝宝，当宝宝出现觅乳征象（如流口水、张大嘴、舔舌/嘴唇、寻找/爬行动作、咬手指）时，才开始进行母乳喂养。

　　当然，在母婴皮肤接触的过程中，不要单独将妈妈和宝宝留下，医护人员应每隔 15~20 分钟监测新生儿的呼吸和体温，也可以鼓励爸爸或其他家属陪伴分娩，一起观

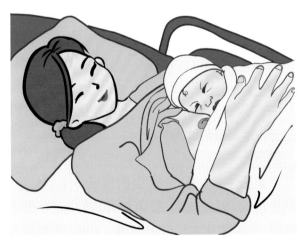

图 8-1　第一次拥抱

察宝宝的情况。若宝宝出现疾病症状或不表现出觅乳需求,则需给宝宝进行检查并及时进一步处理。

妈妈问

1. 为什么要提倡出生后的"第一次拥抱"?

医生答

第一次拥抱除了可以培养亲子关系,还有助于给宝宝传递温暖、输送胎盘血和益生菌,给宝宝喂初乳,初乳含有必要的营养素、抗体和免疫细胞,可以预防感染,使宝宝们可以更好地适应子宫外的生活。

妈妈问

2. 把宝宝带离妈妈去做常规检查,然后再带回来,这样做对宝宝有好处吗?

医生答

离开妈妈会导致宝宝出现焦虑、低体温,同时设备表面的危险细菌会暴露给宝宝。产后的即时处理措施如果顺序不正确,通常会导致第一次喂奶延后。常规的护理如注射维生素 K、眼部护理预防感染用药、预防接种、体格检查和称重应该延迟到完成第一次母乳喂养以后,洗澡应该推迟至出生 24 小时以后。

妈妈问

3. 许多人认为,分娩后要立即给宝宝洗澡和喂糖水,这些措施对宝宝有帮助吗?

医生答

①宝宝出生后立即洗澡,会增加低体温的危险,也会导致发生感染、凝血缺陷、酸中毒、延迟胎儿至新生儿的循环调节、透明膜疾病和脑出血等。此外,出生后立即洗澡不仅去除了胎脂和预防宝宝感染的有益细菌,同时还

可能使宝宝的爬行反射消失。②无论胎龄或体重如何，宝宝都可以从纯母乳喂养中获益。因此，过早地给宝宝喂糖水会增加健康风险，并降低宝宝成功进行母乳喂养的可能性。

（徐　韬）

第二节　延迟断脐 1 分钟的好处多

【导读】

　　一般宝宝娩出之后，医生和护士都会立刻帮助宝宝切断脐带。但是，最近有位分娩后的妈妈发现宝宝出生后医生和护士并没有立即断脐，而是观察了 60~90 秒后再切断脐带。那么宝宝出生后应该什么时间剪断脐带？延迟断脐对宝宝和妈妈有什么好处？

　　脐带是什么？脐带(图 8-2)是连接胎儿与胎盘的条索状组织，内有 1 条脐静脉，2 条脐动脉，胎儿可以借助于这条脐带悬浮于羊水中。脐带的一端附着于胎儿腹壁的脐轮，另一端附着于胎盘的中央或偏于一侧。脐带内有一条管腔较大、管壁较薄的血管，称为脐静脉。它会把来自妈妈体内富含氧气和营养物质的新鲜血液输送给宝宝，供其生长发育需要。脐带内还有 2 条血管旋绕在脐静脉周围，它的管腔较小、管壁较厚，称为脐动脉。它担负着将宝宝全身代谢的废物交给妈妈排出的任务。

　　关于宝宝出生后什么时间剪断脐带，目前有两种主张和做法：一种是出生后 20~30 秒立即断脐，另一种是出生

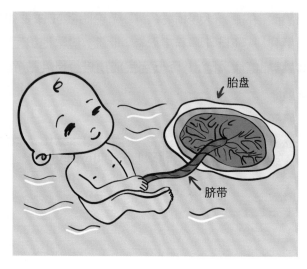

图 8-2 脐带——连接母亲与宝宝的纽带

后延迟 1~3 分钟等脐带停止搏动后再断脐。世界卫生组织综合分析了国内外众多研究结果,推荐延迟断脐的做法,并认为延迟断脐能给新生宝宝带来更多的益处。世界卫生组织 2014 年发布的《延迟脐带结扎:改善母婴健康和营养结局》一文中指出,延迟脐带结扎对早产宝宝和足月宝宝的近期和远期都有很好的健康促进作用,对妈妈也没有不良影响。

对早产／低出生体重宝宝来说,延迟断脐可以减少脑室内出血的发生。脑室内出血是早产儿常见疾病,是导致早产儿死亡和伤残的重要原因,所以胎龄越小,发病率也就越高。延迟断脐还可以减少坏死性小肠结肠炎和败血症等严重感染的发生。对宝宝来说,延迟断脐最明显的好处是能增加血容量和减少输血量。研究表明,新生儿出生 1 分钟后由胎盘转移到新生儿的血液约 80ml,3 分钟后达到 100ml。这说明延迟断脐可以增加宝宝的铁储备，减少日后发生贫血的概率。

延迟断脐对妈妈也不会产生不良影响。有研究表明，延迟断脐不会增加妈妈产后出血的概率，也不会延长第三产程（即胎盘的娩出速度）。

当然，也有人担心延迟断脐可能会导致新生儿黄疸的发病率增加。因为延迟断脐会使宝宝从母体获得更多的血液及红细胞，可以造成红细胞破坏增加，使胆红素生成增多，从而导致黄疸加重。不过综合目前的国内外研究发现，在新生儿 Apgar 评分、脐带血 pH 值、红细胞增多症及其所导致的呼吸窘迫方面，立即脐带结扎和延迟脐带结扎并无显著差异。

延迟断脐应该如何操作？

宝宝出生后，应立即彻底擦干保暖，进行母婴皮肤接触。若此时宝宝和妈妈的一般情况均良好，可以在妈妈的腹部进行延迟断脐。操作时应确保接触或处理脐带的手套是无菌的。助产士用戴好无菌手套的手触摸宝宝一端的脐带根部，等待脐带搏动停止后（一般为 1~3 分钟），在距脐带根部 2cm 的位置夹闭第一把止血钳，在距离脐带根部 5cm 的位置夹闭第二把止血钳，用剪刀在第一把止血钳的位置剪断脐带，并进行结扎。保持脐带断端开放、清洁和干燥，有利于缩短脐带脱落的时间。

有学者担心，把宝宝放在妈妈腹部等待断脐，会不会因为位置高于胎盘而出现向胎盘回输血液的情况。美国妇产科医师学会（American College of Obstetriciansand Gynecologists，ACOG）2017 年的专家共识指出：将婴儿置于母亲腹部不会导致向胎盘回输血液，因为在脐带搏动消失之前,胎盘会持续向宝宝方向输送血液。因此,新生儿出生后立即进行母婴皮肤接触,并在妈妈腹部进行脐带结扎是可行的。ACOG 还建议在剖宫产中进行延迟脐带结扎,因为这时妈妈腹部在进行无菌手术,可以将宝宝放置在妈妈的腿部的铺巾上,或者由另一位助产士将宝宝抱在与胎盘水平的位置等待脐带停止搏动后再断脐。

妈妈问

1. 什么情况下不适合进行延迟断脐?

医生答

若在分娩前的体检中已经发现妈妈或者胎儿有需要紧急处理的医学指征,或者宝宝出生后经过彻底擦干刺激仍没有自主呼吸,此时不要再延迟断脐,需要立即断脐,并对宝宝和 / 或妈妈进行相应的医疗救治。

妈妈问

2. 宝宝出生后应该如何护理脐带?

医生答

宝宝出生后应延迟 1~3 分钟结扎脐带,并保持脐带断端开放、清洁和干燥,不必包裹纱布或涂抹药物。可在新生儿沐浴后护理脐带,用消毒干棉签沾干脐窝里的水,正常情况下不需常规进行脐部消毒。若发现脐轮周围皮肤有红肿或脐部有异常分泌物,可用 75% 的消毒棉签消毒脐窝及脐带残端;如分泌物多,应消毒至涂擦脐窝的棉签干净为止。脐部护理后,给宝宝穿好尿布,将靠近脐部的尿布反折,以避免因尿布摩擦脐带残端引起不适及尿布上的尿液浸湿脐带造成污染。

妈妈问

3. 宝宝脐带出现哪些问题时应该进行医学处理?

医生答

宝宝脐带脱落的时间一般为出生后 5~15 天。在脐带残端脱落之前,应每天检查脐部情况。观察脐轮周围皮肤有无红肿、脐部有无异常分泌物、分泌物是否有臭味、出血及脐带脱落等情况。若脐带断端出现上述情况,或者脐带脱落时间过长,需要及时告知医生,并根据医嘱处理。

(徐　韬)

第三节　早吸吮和早开乳有益于宝宝一生的健康

【导读】

宝宝从呱呱落地那天起就成为全家人的焦点,吃、喝、拉、撒、睡无一不被当成是家中的头等大事,所以唯一能给宝宝提供口粮的新妈妈们自然也责任重大。新妈妈总担心自己没有足够的母乳,不能满足宝宝的需要,因此急于要给宝宝加奶粉。那么,宝宝出生后应该尽早补充奶粉吗? 妈妈们应该如何保持泌乳? 母乳喂养有什么好处呢? 早产儿也可以进行母乳喂养吗?

母乳喂养是确保儿童健康和生存的最有效措施之一。纯母乳喂养是婴儿出生后 6 个月内最理想的喂养方式。世界卫生组织定义纯母乳喂养为:不喂给婴儿除母乳之外的任何食物或饮料,甚至不喂水,但婴儿能够摄入口服补液盐、滴液和糖浆(维生素、矿物质和药物)。

世界卫生组织建议,新生儿在出生后 1 小时内完成首次母乳喂养,并将新生儿在出生后 1 小时内进行首次母乳喂养定义为早开乳。早吸吮和早开乳对宝宝和妈妈都有很多的益处。

首先,宝宝及早地吮吸妈妈的乳房,有利于妈妈的乳汁分泌,为出院后的纯母乳喂养提供良好的开端。很多新妈妈都有一种错误的认识,即宝宝刚出生时自己是没有母乳的,即使有也很少,不能满足宝宝的需要,因此急于要给宝宝加奶粉。其实,出生宝宝的胃容量是很小的,只有相当于直径约 1cm 的小橄榄那么大,妈妈此时分泌的初乳完全能满足宝宝的需要。

其次,宝宝刚出生后的第一次吸吮,虽然乳汁很少,但这一刺激可以促使母亲脑下垂体促性腺激素分泌增多,能促进乳腺分泌。研究表明,宝宝及早吸吮产妇乳头,可以机械地按摩乳头,有效疏通乳腺管,预防乳胀的发生,从而使血液循环较好,更好地进行后续的母乳喂养。早开乳还可以帮助产妇加速进入母亲的角色,提高母婴之间的紧密度和熟悉度,为新生儿提供充足的母乳喂养做准备。

目前世界各国关于早开乳的现状不容乐观。据联合国儿童基金会估计,全球约 7 700 万名新生儿未能在出生后 1 小时内实现母乳喂养,约占新生儿总数的 1/2。2014年全球新生儿中的平均早开乳率为 44%,我国约为 70%,各国间存在着较大的差异。见图 8-3。

我国的爱婴医院管理规定中要求,新生儿在出生后 1小时内要进行母乳喂养。但是国内传统的分娩过程是在新生儿出生后立即进行口鼻吸引,二次断脐后进行脐带消毒和皮肤的擦干,确认性别后交至台下进行身高、体重的测量等操作后包裹好放在辐射暖台上。这种操作流程造

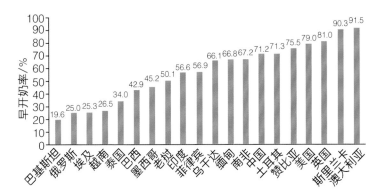

图 8-3　世界各国早开乳率

（数据来源：UNICEF. Infant and Young Child Feeding. 2021.）

成了母婴早期皮肤接触的缺乏，使新生儿缺乏早期吸吮的条件，不利于其早开乳。

　　我国自 2014 年开始引入实施世界卫生组织制订的"新生儿早期基本保健"新技术。宝宝出生后，医务人员立即给予宝宝彻底擦干全身和保暖，与母亲进行"胸贴胸、腹贴腹"的皮肤接触，并维持这种不间断的皮肤接触至少 90 分钟。在皮肤接触的时候将宝宝放在妈妈的两乳之间，等待宝宝在妈妈身上完成第一次母乳喂养后，再进行测量体重和身长、常规查体、注射疫苗等操作。

　　需要注意的是，不是每一个宝宝出生后立即就能准备好吃母乳。一般来说，宝宝可能想休息 20~30 分钟或者更长的时间。因此，不要急于让宝宝和妈妈开始母乳喂养，需要等到宝宝出现流口水、张大嘴、舔舌 / 嘴唇、寻找 / 爬行动作、咬手指等表现时，才说明宝宝准备好要吃奶了。

　　母乳喂养是母亲和宝宝都要学习的过程，宝宝将经过多次尝试才能成功完成母乳喂养。因此，医护人员可以及时地给予指导,确保正确的哺乳姿势和含接方法,但应避免过多地干扰。

妈妈问

1. 新妈妈总担心自己没有足够的母乳怎么办?

医生答

在非常贫困的国家开展的研究显示,所有的母亲(她们中很多患有严重的营养不良)在生理上都能够进行母乳喂养。新生儿的胃容量很小,你可能感知不到宝宝已经摄入了足够的母乳。你可以按需哺乳,24小时母乳喂养的次数在8~12次都是正常的。宝宝吮吸乳汁可刺激母亲乳房,给母亲大脑传递信息,最终返回到乳房产生更多的乳汁。因此,如果母亲的乳房通过频繁地哺乳刺激的话,母乳量会逐渐上升。

妈妈问

2. 良好喂养姿势的表现是什么?

医生答

应使宝宝的头部和身体在一条直线上,确保颈部没有弯曲或扭曲。让宝宝面对乳房,鼻子对着乳头,使宝宝的身体靠近自己,并支撑着宝宝的整个身体(不只是颈部和肩膀)。

妈妈问

3. 良好乳头含接的表现是什么?

医生答

乳头含接时,使宝宝嘴上方的乳晕多于下方;让宝宝张大嘴巴,使下嘴唇向外翻,下颌部接触乳房;吮吸频率慢且深,偶尔有停顿。同时还需要了解无效乳头含接的表现是宝宝面颊内陷,嘴唇发出声音,或者妈妈的乳头感到疼痛。

妈妈问

4. 怎样能够改善乳头含接？

医生答

可以用乳头碰触宝宝的嘴唇，待宝宝嘴张大时，将宝宝快速移向乳房，使宝宝嘴唇含接住大部分的乳晕。同时，通过尝试不同的姿势使自己感到舒适，比如坐位或侧卧位。

妈妈问

5. 我的宝宝是早产儿，也可以进行母乳喂养吗？

医生答

母乳对于早产儿和满月的宝宝都是至关重要的，甚至能够挽救生命。大约 85% 的早产儿胎龄超过 32 周时，就有良好的吸吮和吞咽反射。因此，他们可以进行母乳喂养。当宝宝疲劳或者吸吮无力时，可以挤出母乳，使用杯子或者勺子喂给宝宝。胎龄太小的宝宝可能需要在医务人员的帮助下，采用鼻饲管喂母乳。

（徐　韬）

第九章
新生婴儿的体温调节与保暖

第一节　宝宝头出汗、手足冷，
　　　　这是冷还是热呢

【导读】

　　新手爸爸妈妈们通常会有一个疑问,如何判断宝宝是冷还是热? 一旦发现宝宝头出汗,但是手足冷时,爸爸妈妈就很担心,不知道是冷还是热。

　　新生儿体温调节中枢发育尚未成熟,皮下脂肪薄,体表面积较大,易散热,而棕色脂肪又较少,产热低,靠自身很难维持正常体温。一直以来,家长们很重视新生儿的保暖问题,但是仍存有一些误区,认为穿得越多越安全,手足冷就是保暖不够。却不知,保暖过度会使宝宝出汗增多,一旦受风,即会"着凉"感冒,甚至出现新生儿捂热综合征。发热可以是保暖过度,也可能是感染导致产热增加所致。新生儿低体温可以是保暖不足,亦可能是严重感染、脑损伤、缺氧或低血糖等的临床表现之一。因此,如果宝宝头出汗、手足冷时,应当观察宝宝的面色、吃奶情况,进行粗略评估,最准确的方式就是监测体温情况,以便选择正确的处理方案。

对于新生儿来说,既不能保暖过度,又不能保暖不足。过度保暖可以引发体温升高,如未及时补充水分,会导致血液浓缩、高钠血症、脱水、缺氧、抽搐,甚至出现呼吸、循环衰竭。保暖不足可致机体用较多的热量来维持体温,从而影响宝宝体重与身高的增长。长时间处于低温环境中可引发寒冷损伤,使机体出现代谢紊乱、皮下硬肿,重者会引发休克、心力衰竭、肾衰竭及肺出血等多器官功能衰竭。

妈妈问

1. 宝宝穿 / 盖多少衣物适当?

医生答

宝宝应穿着适于室温的衣物,比成人多 1~2 层即可,且衣物不能过紧。

妈妈问

2. 什么样的环境是适合新生婴儿的?

医生答

阳光充足、空气流畅的朝南区域,室温维持在 22~24℃,相对湿度在 55%~65%。

妈妈问

3. 宝宝发热时如何降温?

医生答

应采用物理降温方式,比如解开衣物,头部枕凉水枕,禁用酒精擦浴。

妈妈问

4. 出现发热时,何时去医院治疗?

医生答

发热若经过初步处理,肛温仍持续高于 38℃或低于

36℃时,建议及时至医院就诊。

(石文静)

第二节　如何合理穿衣才能保暖

【导读】

　　可爱的新生宝宝从妈妈子宫里出来后,周围的环境变化很大,其中重要的一个因素就是环境温度。即使在炎热的夏天,从产房抱出来的宝宝也是用薄薄的小棉被包裹着,很多老人的经验也是一定要穿得多,因为新生宝宝"怕冷",这是为什么呢? 因为新生儿体温调节中枢尚未发育成熟,皮下脂肪薄,体表面积大,容易散热,且棕色脂肪少,产热低,靠自身调节难以维持正常。因此,保暖对于新生儿是非常重要的。

　　那么是不是穿得越多越好呢? 在急诊室我们有时会遇到这样的情况:家长急匆匆地带着刚出生 3~4 天的新生儿就诊,说宝宝发热,在家测体温 38℃。医生一看,发现炎热的夏天,宝宝穿着长衣、长裤,外面还裹了厚厚的一层棉被,宝宝的脸有些发红,皮肤发热,有些哭闹。医生赶快把厚厚的包被解开,同时询问一般情况:"棉被一直裹得这么厚吗? 宝宝吃奶怎么样? 反应怎么样? 大小便怎么样? 哭声响不响? "经过一番询问,新手爸爸说家里开着空调,怕宝宝穿得太少,于是裹了厚棉被,但是别的情况都好。经过解开包被散热后,宝宝没刚才那么哭闹了,再测体温也降到了正常。家长充满疑问:"宝宝发热是为什么呢? "医生告知家长是因穿衣不当所致,但是回家合理穿衣之后也要多监测体温,如果仍出现发热,或是宝宝出现吃奶减少、不哭、睡得多等情况,也要及时就诊。

　　冬天我们有时会遇到另一种情况:家长带着刚出生没几天的宝宝来就诊说:"我们家宝宝感觉不对劲。"医生检查后发现宝宝全身皮肤凉,哭声低,肤色暗红,听诊心率、呼吸加快,体温低于35℃,立即保暖并进行紧急抢救治疗。经过详细询问家长后发现,宝宝的家中冬天寒冷潮湿,没有暖气,宝宝所穿衣物也不多,刚开始还能正常吃奶,渐渐出现不吃奶、反应低、皮肤凉等表现。医生告知家长此为保暖不当引起的新生儿寒冷损伤及其他并发症,家长自责不已,没想到穿衣保暖不当竟能引起如此严重的后果。

　　新生儿主要的散热途径有对流、蒸发、辐射和传导,由于新生儿体表面积相对较大,容易向周围环境散热,并且皮下脂肪薄,因此新生儿容易出现低体温。合理的穿衣保暖、舒适的床上环境、适宜的温度及湿度等,对于宝宝的睡眠及保暖十分重要,应选择柔软的棉质衣物及棉被,床上不宜堆积过多衣物及玩具,以免压到宝宝,熟睡时勿捂盖面部口、鼻。既不能保暖过度,也不能保暖不足。过度保暖会出现体温升高,若水分补充不及时可能会出现脱水、呼吸暂停等症状;而保暖不足又会出现寒冷损伤,严重者可引起休克、多器官衰竭等。

🧑 妈妈问

　　1. 冬天害怕宝宝会冷,可以开空调或者使用热水袋吗?

🧑‍⚕️ 医生答

　　可以开空调,维持适宜的温度及湿度,但宝宝不能睡在出风口处,严禁贴身使用热水袋及暖宝宝等产品。

妈妈问

2. 宝宝的衣物到底怎样穿才合适?

医生答

新生宝宝应穿着适于室温的衣物和包被,比成人多1~2层衣物即可,注意要宽松,不要过紧,选择柔软透气的棉质衣物,衣物要保持干净、整洁。宝宝的床上最好不要堆放衣物及玩具,以免压住口鼻,引起窒息。如果外出时,可以穿戴帽子及袜子以加强保暖。

妈妈问

3. 如何判断宝宝的保暖是否合适?

医生答

一般可以通过观察宝宝的面色、吃奶情况、皮肤冷暖来粗略估计。不需要时刻监测体温,如果宝宝面色正常、四肢温暖且无汗则不需要增加保暖了。如果宝宝有哭闹、烦躁、皮肤发热且有汗,则说明可能体温升高了;如果宝宝手足发凉,体温降低,那么就需要监测体温了。

妈妈问

4. 如果在家中给宝宝洗澡,有哪些注意事项?

医生答

可以在家中给宝宝洗澡,但是洗澡、穿脱衣物时会增加散热,需要动作迅速,洗后及时擦干,并适当提高室内温度,且周围不要有空气对流。

妈妈问

5. 如果在家发现宝宝体温异常,该如何处理?

医生答

在家中监测宝宝体温时,如果体温升高,可以通过解开包被、温水擦浴等物理方法进行降温散热处置;如果体温降低,此时要进行保暖,比如戴手套、穿袜子,或者增加1条棉被等,待 1~2 小时后再进行体温监测。若是经过这些简单处理后,宝宝体温仍不正常,且有反应差、吃奶少、睡眠多等情况,应及时到医院就诊。

(石文静)

第三节　发热应如何处理

【导读】

　　新生宝宝是一个娇嫩的小生命,就像是刚刚破土而出的小苗,需要得到细心地呵护才能保证小宝宝健康成长。小宝宝在成长过程中会出现很多问题,其中发热就是一个重要的问题。年轻的爸爸、妈妈们对新出生宝宝出现发热时总是非常担心,那么引起新生儿发热的原因到底是什么? 出现发热后应该怎样处理?

　　首先,我们要明确:什么是发热? 正常新生儿体温是肛温在 36.5~37.5℃,腋下温度在 36~37℃,如果肛温 >37.5℃,腋温 >37℃,即为发热。

　　其次,发热是婴儿最常见的症状之一,也是机体对各种有害刺激的防御反应,对免疫系统有重要的作用。

　　引起新生儿发热的原因如下:

　　1. 周围环境太热　比如室温过高、保暖过度、暖箱过热等,此时新生儿除发热外,其他一切正常。宝宝由于过度保暖可致体温升高,如未及时补充水分可致脱水。

　　2. 新生儿脱水热　新生儿皮下脂肪少,皮肤面积相对较大,散热快,易脱水,尤其是在炎热的夏天,刚出生的宝宝由于大汗、进乳少等因素,很容易发生脱水,随之体温升高。由于水分摄入不足或牛奶浓度过高也可引起发热,这种发热常在出生后 3~4 天出现,体温可突然升至 39~40℃以上,新生儿可有烦躁不安、啼哭、面色发红、呼吸加快,严重者可出现口唇干燥、尿量减少或无尿等。

3. 新生儿感染引起的发热 新生儿发热也有一些是因某些疾病所致,特别是各种病原体引起的感染性疾病,包括肺炎、脐炎、败血症、化脓性脑膜炎及病毒感染性疾病。这种由于感染性疾病所致的发热,通常还有其他异常表现,家长应仔细观察,如新生儿出现精神不好、烦躁不安,吃奶减少或拒乳,以及呼吸急促、呼吸不规则,体温高而四肢发凉,皮肤发花,甚至出现皮肤青紫、呼吸暂停、惊厥等严重症状,应及时去医院就诊,以免延误病情。

当宝宝出现发热时,爸爸、妈妈们先不要惊慌,应先明确发热的原因,比如因环境温度引起的发热,应首先去除原因,包括降低室温、松散包裹等;如发热由脱水引起,应尽快补充水分;如发热由感染引起,应查明感染源,积极控制感染。

那么宝宝出现发热后,爸爸、妈妈们应该如何处理呢?

新生儿发热的处理以物理降温为主,常用凉水袋置于新生儿枕部,比如体温过高时可洗温水澡或温水擦浴,水温在 33~36℃,擦浴部位为前额、枕部、颈部、四肢、腋下、腹股沟等。新生儿忌用酒精擦浴,慎用退热药,以防出现新生儿期的药物毒副作用及体温骤降现象。见图 9-1。

温馨提示:如果经上述处理后,发热不退或热退后又

降温

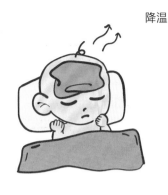
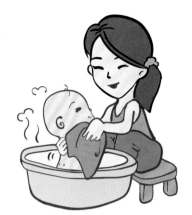

在提高环境温度前提下，用温热毛巾敷身体
洗温水澡等可致皮肤血管扩张，利于体内热量散出

图 9-1　为宝宝进行物理降温的方法

上升，尤其伴有其他异常表现时，应立即送往医院，以进一步寻找原因，并采取有效的治疗措施。

妈妈问

1. 日常照顾宝宝时，如何判断宝宝发热了？

医生答

家长们在日常照顾小宝宝时，可以经常摸摸宝宝的小手或颈后，即可判断出宝宝的体温是否正常，更重要的是还可以了解宝宝的衣着是否合适，一旦发热就能马上"摸出"。如果用手大致能感觉出宝宝的体温异常，可以使用体温计进行进一步的测温，通常使用肛温表。但新生儿测量直肠温度有一定的危险性，可以使用耳温仪。

妈妈问

2. 新生宝宝发热时，什么情况下需要去医院治疗？

医生答

如果新生儿出现发热，且经物理降温效果不明显，或出现吃奶不好、拒乳、嗜睡等情况,则必须及时去医院进行全面检查。

(石文静)

第四节　早产儿从暖箱出院回家后该如何保暖

【导读】

照看一名新出生的宝宝保暖是不可忽视的,维持正常的体温,对于维持新生儿正常的生理代谢非常重要。高危儿尤其是早产的宝宝,在医院可以通过暖箱、远红外辐射台等设备来进行保暖。当早产宝宝体重达到2 000g,体温在室温下能维持稳定,自己吸吮好的情况,可以从暖箱出院回家交给爸爸妈妈照顾。而在家庭护理时,就需要爸爸妈妈在不同的环境温度下,适当地增减衣物、调整包裹厚薄来进行保暖(图9-2)。

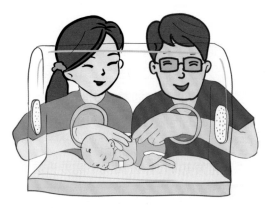

图9-2　等待宝宝从保温箱出院回家的爸爸妈妈

在家庭护理中,保暖的措施有很多,一般情况下,应尽量让宝宝待在室内。将早产宝宝生长环境的温度控制在24~28℃,宝宝居室需注意空气流通,不能关闭过严。环境湿度对于保暖也很重要,湿度越低,空气中热传导也就越慢,不利于保暖;而湿度过高,则过于闷热,通常适宜的环境湿度在55%~65%(图9-3)。

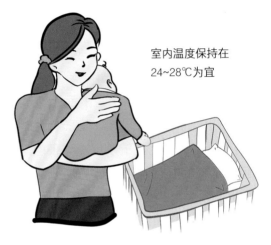

室内温度保持在
24~28℃为宜

图 9-3　适宜宝宝的室内温度

当然,宝宝在日常护理时也应该注意以下几点:

洗澡时,穿脱衣物亦会加快散热,故需要注意动作要快,及时擦干,适当提高室内温度,且周围不要有空气对流。衣物要保持清洁干燥,通常选择柔软透气的棉质衣物,穿戴应松紧适宜,根据实际情况增减衣物及调整包被厚度。熟睡时勿捂盖过严过多,以及捂盖头部。如果必须外出时,可戴帽子、穿袜子以加强保暖与保护,天冷时需加穿厚衣物,必要时可使用毯子包裹好宝宝,尽量减少暴露在冷空气中的皮肤面积,但必须注意不要蒙住鼻孔,以免引发窒息。

　　需要和爸爸妈妈强调的是,既不能保暖过度,又不能保暖不足。

　　过度保暖可致体温升高,而当体温升高又未及时补充水分时,可导致血液浓缩、高钠血症、脱水,还可引起呼吸暂停、惊厥发作。

　　保暖不足可致机体动用较多的热量来维持体温,从而影响体重与身高的增长。长时间环境温度低可引起寒冷损伤,机体出现体温降低、代谢紊乱、皮下硬肿,重者可引发休克、心力衰竭等多器官功能衰竭。

　　细心的家长可以通过观察宝宝的面色、吃奶情况、触摸皮肤来粗略估计保暖是否足够。在家中无需时刻监测体温,家长可以通过触摸宝宝的手足冷暖来粗略估计。如果宝宝面色正常、四肢温暖且全身无汗,则说明不需另外再采取保暖措施了;如果热而出汗,且有不安、烦躁等异常现象,说明体温可能升高;如果手足发凉、体温降低,这时就需要测体温了。

　　总之,宝宝发热可能是保暖过度,也可能是感染致产热增加所致;新生儿低体温可能是保暖不足,亦可能是严重感染、脑损害、缺氧或低血糖等的一种临床表现。因此,若经初步处理后,肛温持续高于 38℃或低于 36℃,建议及时至医院就诊。

👩 妈妈问

　　1. 早产宝宝在家中护理时,体温多少是正常的?

👨 医生答

　　新生儿体温测量经腋下测温的正常值为 36~37℃;直肠肛温的正常范围为 36.5~37.5℃;耳温的正常范围为

36.4~38℃。

妈妈问

2. 宝宝出现体温低时该怎么办?

医生答

可以戴上毛织帽子及手套,穿上袜子,同时多加 1 条包被,多数宝宝在 1~2 小时后体温可上升 0.5~0.6℃。温水浴也是在家中可以做到的简便有效的升温措施,注意水温无需太高,40℃左右即可,温水不但可以解除血管痉挛,疏通微循环,还能最大限度地将热量带入体内。

（石文静）

第十章
新生婴儿的皮肤护理

第一节 如何进行脐部护理

【导读】

宝宝在断脐后,脐带残端有一个开放性创面,待脐带自然脱落和切口愈合的这段时间,创口伴有一些胶质分泌物,极易导致以厌氧菌为主的病原菌滋生,造成脐部感染。如果处理不当,轻者可致局部感染和出血,严重者可危及生命。那么,应该怎么做好脐部护理呢?下面来听一听专家的建议。

首先,我们先来了解宝宝出生后哪些情况可能增加脐部感染?

(1)断脐后是选择纱布包扎,还是自然干燥法呢?纱布包扎与自然干燥法相比,明显增加了脐部感染的机会;而自然干燥法,增加了空气流通,减少了厌氧菌繁殖的机会。

(2)很多家长会用爽身粉,认为涂到局部可以保持皮肤干燥,而事实恰恰相反。爽身粉遇到汗液、尿液及其他分泌物后,会变成糊状,减缓了液体的蒸发,反而增加了皮肤感染的机会。

（3）在日常生活中，有些新妈妈采取了一些不正确的护理方法。如把婴儿内衣置于纸尿片里面，这样内衣被尿液浸透，脐部就处于潮湿的环境中；给男宝宝换尿片时未把阴茎向下按，尿液向上冲，浸湿了脐部；还有些新妈妈把纸尿片外面向里面卷进，由于纸尿片外层不透气，故不利于脐部干燥。

（4）没有做好照顾人员的手卫生，环境脏乱，空气不流通。

以上这些做法都是导致局部细菌繁殖引起感染的潜在因素。

接下来，大家肯定想知道，什么样的护理方法是正确的呢？

（1）保证居住环境清洁，定期开窗通风，护理宝宝前先洗手。

（2）给宝宝洗完澡后，观察脐轮有无红肿、脐部有无异常分泌物、出血及脐带是否已脱落。

（3）护理过程中尤其要注意新生儿脐部皮肤干燥，及时清除分泌物，并予以日常消毒。

（4）新生儿脐部护理有两种：一种是包扎法，即断脐后，经沐浴、消毒，采用无菌纱布或脐带卷覆盖并包裹；另一种是暴露法，即自然干燥法，新生儿每日沐浴后，不用包扎，暴露脐部，保持其干燥清洁，直至脐残端自然脱落。暴露法是世界卫生组织提倡的新生儿断脐方法。

临床研究表明自然干燥法对新生儿脐部愈合是安全的，且方便、经济，采用自然干燥法方式，结合优质护理，可减少脐部感染。

妈妈问

妈妈们对宝宝进行脐部护理时应当注意什么？

医生答

脐带观察与护理应该每日1次，直至脐带脱落，脐带未脱落前勿强行剥离。脐部残端脱落后最初几天，仍需观察脐部有无异常分泌物、有无肉芽组织增生等异常情况，并做出对应处理。如果出现脐部异常分泌物局部消毒无效，有异味，局部红肿、渗液等，应及时至医院就诊。

（李晓莺）

第二节　尿布疹如何处理

【导读】

尿布疹（又称红臀）是宝宝相对较为常见的疾病，也被称为新生儿尿布皮炎。它属于多发性皮肤损害性疾病的一种，是由于宝宝的皮肤在长时间内受到大小便的刺激、尿布的更换不够及时或者是包裹的一次性纸尿布透气性不够好等原因导致的。

新生儿尿布疹都有哪些临床表现呢？一般会表现为臀瓣发红、有红疹，情况严重者会化脓，同时宝宝的情绪也会变得焦虑不安，不能安稳睡眠等。有些宝宝只要与尿布接触的地方，皮肤就会呈现红色，有不适感，这说明宝宝患上了尿布皮疹；而有些宝宝可能还伴随有灼烧感、四周肌肤略微肿胀。情况稍微严重时，还会出现触碰疼痛，且可向腹部、腿部延及。

根据病情的程度,尿布疹可以分为 3 个阶段:①轻度,此阶段的症状比较轻,大多表现在肛门、臀瓣、两腿外侧,可以看到血管充血、皮肤发红的现象。②中度,若情况没有得到控制,会出现红色的小疹子及水疱,甚至有液体流出。③重度,如果还没有被重视,病情就会发展至严重阶段,此时的疹子范围会扩大,蔓延至两腿内侧、腹部,还有破溃、糜烂、溃疡可能,以及出现表皮脱落时可继发细菌或真菌感染,甚至引发败血症。

接下来,我们就重点了解如何治疗新生儿尿布疹。

(1) 勤换尿布,每次使用清水清洗干净,让宝宝的小屁股时刻保持干爽。

(2) 轻度红臀时,臀部皮肤较干燥,可尽量改用棉质尿布,勤清洗、勤换尿布,局部涂鞣酸软膏或氧化锌软膏。同时注意手卫生,防止交叉感染,也可多在 26~28℃的室温下给予暴露,2~3 次 /d,30 分钟 / 次。

(3) 中度红臀时,若皮肤出现斑丘疹或水疱,可局部涂抹红霉素软膏,以避免发生感染;也可采用光照法保持皮肤干燥,比如 40~60W 的鹅顶灯照射 10~15 分钟。

(4) 重度红臀时,需及时到医院就诊,并在医生指导下进行治疗。

那么如何预防宝宝发生尿布皮炎呢?

首先,要注意宝宝小屁股的日常护理,经常给宝宝更换尿布,保持洁净和干爽。洗完后,要记得把宝宝皮肤上的水分沾干,千万不要来回摩擦。当宝宝出现尿布疹后,家长应立刻采取措施,先清洗,然后涂一些紫草油或鞣酸软膏在患处。如果局部皮肤已经出现糜烂现象,则应立即就医。给宝宝洗臀部时,要使用温水,不要用肥皂,以减少对局部皮肤的刺激。为了防止尿布浸湿被褥,可在尿布下垫以小棉垫或小布垫。每次换尿布时,应使用一些可以起到隔离作用的软膏,它会在宝宝的皮肤上形成一种保护层,使宝宝已经不舒服的肌肤不再受粪便和尿液的侵蚀。

其次,应让宝宝的臀部多在空气中暴露一段时间,有利于皮疹的消退。在炎热的夏季或室温较高时,可将宝宝的臀部完全裸露,并经常保持干燥状态。当宝宝出现疹子时,应该考虑让宝宝光着小屁股睡觉,并在床单下垫一块塑料布,就可以保护床垫不被尿湿。注意避免使用爽身粉,因为粉剂吸水后容易起硬结,不但无法保持局部干燥,还会刺激宝宝的皮肤。同时应尽量长时间地选择母乳喂养,母乳喂养可增强宝宝全面抗感染的能力,尽量减少抗生素的使用(抗生素有可能会诱发尿布疹)。

最后,选择适合宝宝的尿布,最好给婴儿使用棉尿布。因为棉尿布舒适、透气,而且可以重复使用。千万不可使用化纤布做成的尿布,因为化纤面料会刺激婴儿的皮肤,吸水性也不好。而且不要选择用久的棉布,因为这种棉布表面有很多细小的毛刺,长期使用会摩擦宝宝娇嫩的屁股,可能会引发尿布疹。

🧑 妈妈问

1. 哪些情况会导致新生儿尿布疹的发生?

👨‍⚕️ 医生答

常见的病因包括如下几点,①潮湿闷热。当残余的尿液结合了排泄物中的细菌,就会产生伤害皮肤的氨。当尿布弄脏后如果没有勤换,就会起尿布疹。而且,如果宝宝是敏感性体质的话,即便换洗频繁,也很容易起疹。②接触摩擦或者过敏。与尿布的接触和过度磨蹭也有可能导致起疹。除此以外,家长还要留意购买的日常生活用品是否适合自家宝宝。③新食物。不管是哪种新食品,都会使大便中的物质成分发生变化,而且喝母乳的宝宝甚至还会因妈妈所吃的食品而患此病。④细菌感染。当尿布的环境符合细菌生存条件时,就非常有可能被细菌感染而起疹,尤其是在皮肤不光滑的部位,比如褶皱处。⑤其他。鹅口疮等真菌感染也可引发尿布疹。

妈妈问

2. 如何选择护臀膏?

医生答

日常护理时使用清水清洗宝宝的小屁股是最好的方法。如果没有发现任何皮疹的迹象,可先进行观察,暂不用药。如果宝宝的皮肤比较敏感,建议选用紫草油、紫草软膏或鞣酸软膏等加强护理。如果已经有红肿、破溃现象,建议及时到医院就诊,并听从医生的建议给予治疗。

(李晓莺)

第三节 预防接种部位的皮肤如何护理

【导读】

预防接种是提高宝宝免疫力,预防小儿传染病的重要措施。作为生物制品的疫苗,对人体来说是异性物质。当儿童接种后,可能会出现接种反应,家长对此类反应要正确掌握,妥善处理,从而保证疫苗产生最佳的免疫效果。

预防接种后的皮肤护理主要有以下几点。

在接种卡介苗 2~3 周后,局部可逐渐出现红肿、脓疱或溃疡,3 周后结痂,形成小瘢痕。如果反应较重,可形成脓肿,避免用手挤压,应迅速去医院处理,但禁忌切开排脓,否则切口不易愈合。

注射疫苗后的 2~3 天内应避免洗澡,洗澡时要避免注射部位被污染,以防止继发感染;防止受凉和剧烈活动,以及汗液浸湿穿刺部位皮肤。要注意阻止宝宝抓挠皮肤,防止因抓挠出现感染;局部反应可能出现发红、疼痛,可采取局部热敷,一般观察 2~3 天可消除。

叮嘱家长随时观察接种后的反应,如发热和皮疹。如果疫苗接种后引起发热,一般在 24~48 小时内可自行退热,不伴有其他症状;若高热不退或有其他异常反应,应及时送医院诊治。皮疹主要有荨麻疹和麻疹、猩红热样皮疹,一般在接种后数小时至数日内发生。新生宝宝发生这些反应时应及时送医院诊治。

🧑‍⚕️ 妈妈问

1. 接种疫苗后皮肤局部出现红肿,可以用药物处理吗?

👨‍⚕️ 医生答

不要自己随便用药物处理,如出现红肿应当避免宝宝抓挠,并及时到医院就诊。

🧑‍⚕️ 妈妈问

2. 接种疫苗后宝宝的饮食有什么特殊要求吗?

👨‍⚕️ 医生答

新生宝宝可以继续正常喂养,如果喂母乳的话,妈妈要注意避免进食辛辣、刺激、油腻的食物。

(李晓莺)

第四节 外生殖器皮肤如何护理

【导读】

女宝宝的性器官有两部分:外部性器官和内部性器官。外生殖器需要日常护理,而内生殖器则由卵巢和子宫等组成。外生殖器分为大阴唇、小阴唇、阴核、会阴、阴道口部分。小阴唇和大阴唇覆盖尿道口和阴道口,能防止细菌的侵入。

在日常生活中,应保持外生殖器皮肤的干燥,下面将介绍一些清洁方法。

(1) 排便后用湿毛巾采用从前往后的方式进行擦拭,也可以先用装有温水的喷雾器从前往后进行冲洗,之后再用湿毛巾擦拭干净,这样更为方便。

(2) 用湿毛巾慢慢地将小阴唇周围的脏东西擦掉,即使是小便后也要擦干净。

(3) 大腿根部的夹缝里也很容易粘有污垢,妈妈们可以用一只手将夹缝拨开,然后用另一只手轻轻地擦拭,待小屁股完全晾干后再穿好尿布。

总之,干净、清爽、透气的环境是阴部最理想的环境。所以无论是使用尿布还是纸尿裤,都应当选择透气性好、安全、卫生的产品。宝宝排便后妈妈们一定要记得及时更换尿不湿。因为尿道的开口处直接与内部器官相通,尿液的残留成分会刺激宝宝的皮肤,使宝宝很容易患上尿布疹。如遇红臀现象,可擦抹柔和的婴儿护臀霜或紫草油。

女宝宝的私处最好不要扑爽身粉之类的产品。

妈妈问

1. 宝宝刚出生时还可以看见阴道口，可是慢慢地看不到了，这是为什么呢？

医生答

如果出生时是可以看到的话，就不用太担心了。随着宝宝身体的成长，皮下脂肪变厚，所以才看不见了。如果家长还是担心，可以在宝宝定期体检时向医生进行咨询。

妈妈问

2. 尿布上沾了像分泌物一样的黄色东西是什么？

医生答

这可能是阴道出现炎症的表现。如果是炎症，偏黄色的东西很可能不是分泌物而是脓液。因此，平日护理时一定要注意帮助宝宝保持生殖器的卫生。如果这种症状持续 3 天以上或者越来越严重时，就要带宝宝到医院做进一步的检查。

【导读】

对于男宝宝而言，最必要进行悉心呵护的就是他的阴茎和阴囊了。它们的重要性不言而喻，而正确的清洗和保护尤其重要。

宝宝洗澡时的水温要控制在 38~40℃，男宝宝的外生殖器是全身温度较低的地方，也最怕热。这不仅仅是要保护宝宝的皮肤不被热水烫伤，也能保护阴囊不受烫伤。因此，在洗澡时一定要控制好水温，同时在每次排便后也需要进行冲洗。

阴部清洁方法如下：

1. 宝宝排便后先要把肛门周围擦干净，可将柔软的小毛巾用温水沾湿后，擦干净肛门周围的脏东西。

2. 用手把阴茎扶直，轻轻地擦拭根部和里面容易藏污纳垢的地方，但不要太用力。

3. 阴囊表皮的皱褶里也是很容易积聚污垢的地方，妈妈们可以用手指轻轻地将皱褶展开后擦拭，待宝宝的阴茎完全晾干后再换上干净、透气的尿布。

注意在宝宝周岁前都不必刻意清洗包皮，因为这时宝宝的包皮和龟头还是长在一起的，过早地翻动柔嫩的包皮会伤害宝宝的生殖器。到 1 岁以后，可以隔几日清洗一次，但要在宝宝情绪稳定的时候进行。清洗时，妈妈用右手的拇指和示指轻轻地捏起阴茎的中段，朝向宝宝腹壁方向轻柔地向后推包皮，让龟头和冠状沟完全露出来，再轻轻地用温水清洗，洗后要注意将包皮恢复原位。

清洗的重点应该是最容易藏污纳垢的地方。所以，要把阴茎轻轻地抬起来，轻柔地擦洗根部，再有就是阴囊下面也是一个"隐蔽"的场所，还包括腹股沟附近，也是尿液和汗液常会积留的地方。

🧑 妈妈问

1. 宝宝的阴茎怎么也会变硬？

👨 医生答

男宝宝在排尿前阴茎也会呈现膨胀状态，这是由于膀胱里积存了尿液，阴茎受刺激而形成勃起状态。但这不同于成人的勃起，并不是性方面的行为。

妈妈问

2. 宝宝的阴茎有些感染,应该涂抹药膏吗?

医生答

如果发现宝宝的生殖器有感染的炎症反应,最好去医院进行检查。不能单凭自己的主观判断而在发炎的部位涂抹药膏,否则可能会有恶化的危险。去医院请医生检查后对症下药。此外,给宝宝穿上尿布之前,最好能让宝宝的臀部完全晾干,这样可以预防炎症的发生。

妈妈问

3. 我儿子阴囊的颜色和别的小孩有些不一样,这样正常吗?

医生答

关于阴囊的颜色,宝宝之间的差别很大,有些是肉色的,有些则是偏茶色的。但是,如果宝宝的阴囊是突然间变得与之前的颜色不一样了,就有可能是阴囊内部有了炎症,出现这种情况就要赶快去医院检查。

(李晓莺)

第五节 头部皮肤如何护理

【导读】

在宝宝出生后需要家长们的全面呵护与护理,新手妈妈除了要注意宝宝皮肤的护理,头部皮肤也同样重要,稍有不慎可能皮疹、脓疱就来光顾了。那么,如何做好新生儿头部皮肤的护理?

首先，宝宝的衣服要根据环境温度适量增减，保证宝宝正常体温，防止过热，出汗多，从而减少湿疹、脓疱增生的机会。同时要经常清洗头部，保持局部干燥清洁，避免细菌滋生。应选择质量佳、性质温和的洗发水，可以根据宝宝的皮肤状况尽量选择对眼睛没有刺激性、易冲洗的产品。

新生宝宝头部经常会看到有肿胀的包，大小不定。最常见的是产瘤和头颅血肿。产瘤是由于分娩时头皮循环受压，血管渗透性改变及淋巴回流受阻引起的皮下水肿。多发生在头先露部位，出生时即可发现，肿块边界不清，不受骨缝限制。头皮红肿、柔软、压之凹陷，无波动感，出生 2~3 天即消失，有时与头颅血肿并存，待头皮水肿消退后才显出血肿。而头颅血肿是生产过程中头皮与产道摩擦，导致骨膜下血管破裂、血液积聚于骨膜下所致。当肿块内的血液达到一定的数量，压迫血管自然止血后，血肿便不再继续增大。随后血肿便一边被吸收，一边钙化，经过 2~3 个月后（有的宝宝的血肿可能持续时间要长一些，甚至长达几个月），肿块变小、变硬，最后变成一个像"角"一样的凸起。一旦到了这时候，血肿就基本上痊愈了，因此爸爸妈妈们大可不必为此过分担心。有的妈妈听了他人的建议后，会用注射器为宝宝抽取血肿，这是不可取的。因为血肿被抽取后，导致腔内压力降低，会出现继续出血。如果消毒不严，细菌进入血肿内，会引发细菌感染、伤口化脓等严重后果。一般情况下，1~2 个月血肿会自然消除。如果血肿过大尽快去医院就诊，由医生评估后进行治疗。但如果出现血肿发红、皮肤发烫，宝宝伴有不适如哭闹、发热等症状，应及时就诊，以排除脓肿感染的可能。

宝宝头形不正常主要见于以下几种情况：

（1）扁长头：新出生的宝宝头部呈扁长状，许多父母为此十分担心，其实这是没有必要的。宝宝的扁长头是由于出生过程中的挤压造成的，一般在1~2周后就恢复正常了。

（2）头部偏斜：宝宝在1个月左右时，有人会发现宝宝躺着时脸总是朝向一个方向。再仔细观察，就会发现宝宝的头不圆，朝哪侧睡得多，哪侧的头就比较扁，妈妈总会因此受到批评说："总让宝宝向一侧躺着，头都压平了。"事实上并非完全如此，因为从出生到1个月左右是宝宝头部生长最快的时期，而头骨在这个时候的生长速度并不完全是左右对称的，不完全是因为外力压迫所致，内部力量也起了很大的作用。因此，爸爸妈妈们对宝宝头部的形状不要太过担心，基本上每一个宝宝都会出现头部偏斜的情况，此时应当注意尽量改变宝宝睡觉的体位，避免宝宝出现长时间的同一侧卧位。绝大多数的偏头可以通过改变体位得到改善，如果宝宝在5~6个月时仍然没有改善，或者偏头变得更加严重，应当带宝宝到医院检查排除有无其他问题。

（3）枕部扁平：一般在出生3个月左右显现出来，5~6个月时表现得最为明显。有的父母担心这样会影响大脑发育，其实是没有必要的。一般来说，头形和宝宝的大脑内部功能是没有关系的。宝宝生长到3~4岁时，枕部扁平一般就不明显了。但是，如果父亲的枕部也很扁平，那么宝宝的枕部扁平就有可能是遗传因素造成的，就可能会持续终身。

妈妈问

1. 宝宝有头颅血肿或者产瘤时还可以洗头吗?

医生答

可以的。但要仔细检查宝宝的局部皮肤,在没有破损的情况下是没有问题的,同时需要注意不能用力挤压局部,操作要轻柔。

妈妈问

2. 怎样矫正宝宝的头形呢?

医生答

选择合适的睡姿是矫正宝宝头形的主要方法。爸爸妈妈们应注意千万不要让宝宝只以某一种姿势入睡。一旦一种姿势入睡被宝宝养成了习惯,那么要想纠正就十分困难了。宝宝习惯面向妈妈睡觉,也喜欢对着灯睡,根据这一特性,妈妈们要时常调换宝宝的睡觉位置。如果宝宝头形难以纠正,且影响美观,可以就医治疗,选择合适的治疗方法。妈妈们可以经常与宝宝互换位置,还可以将灯的位置进行变换。有的宝宝颧骨较高,如果俯卧位入睡,以后颧骨会更高,此时就要让宝宝采取左右侧睡的方式。

(李晓莺)

第六节 如何选择宝宝的护肤品

【导读】

目前市面上生产婴儿护肤品的厂家有很多,婴儿护肤品也有很多种类,比如润肤露、润肤霜、润肤油、防晒霜等。因此,护肤品的选择非常重要,千万不要听别人说这个护肤品好,就买给自己的宝宝使用。别的宝宝可能用得很好,但不一定会适合自己的宝宝。

不管选择哪种品牌的护肤品,也不管给宝宝使用哪一类的护肤品,家长们都要把握以下原则。

首先,要确定宝宝的皮肤是否完整。在皮肤不完整的时候,绝对不能随便使用护肤品。宝宝有皮疹时,比如痱子或汗疱疹时,皮肤表面是完整的,这时对宝宝选择护肤品的要求并不高,但如果遇到了疱疹,粗糙的皮肤有小裂口,甚至有渗水的时候,绝对不能随便使用护肤品。其次,要观察使用过护肤品后宝宝的局部皮肤有没有异常反应,比如有没有红、肿、痒等,如果出现这种异常反应,马上停掉,并且接下来 3 个月不再使用。

总之,小宝宝的皮肤护理需要注意的就是在保证宝宝皮肤完整的基础上,尽可能保护婴儿皮肤自身分泌的油脂,酌情使用安全的婴儿润肤露或润肤霜。

还有应该先了解宝宝皮肤特性,包括婴儿的皮脂,含水量以及 pH 值等。一般来说,出生不久的婴儿,其总皮脂含量和成人的非常接近,但是出生后大约 1 个月,其总的皮脂量开始减少,由于幼儿时期,激素受控,会导致皮脂分泌量少,所以婴幼儿的皮肤通常会比较干燥。含水量:婴儿的皮肤没有保留水分的作用,通常皮肤最外层的角质层能够保护皮肤不受外界因素的影响。一般来讲,新生儿皮肤的含水量约为 74.5%,婴幼儿约为 69.4%。pH 值:一般来说,新生儿出生 2 周内,其 pH 值是接近中性的,胎盘的 pH 值约为 7.4,而正常皮肤的 pH 值一般在 4.2~5.5,所以不能够有效的抑制细菌繁殖,婴幼儿皮肤的抗感染能力会比较差。

根据宝宝皮肤的特点,以下将介绍几点选择婴儿护肤品的关键要素:

选择要素一:成分安全温和

妈妈们给宝宝选择婴儿护肤品时,宜选择成分天然、配方温和的专业产品,因为宝宝正处于生长发育时期,皮脂腺尚未成熟,对外界的刺激反应敏感,如果选用化学添加类的护肤品,会刺激宝宝娇嫩的肌肤,就有可能出现过敏的现象。

选择要素二:气味自然清新

气味是婴儿护肤品选择很重要的一个方面,气味清新自然的婴儿护肤品不仅无刺激性,还会带给宝宝愉悦的享受。而气味厚重、浓烈的产品通常是添加了香精,对宝宝来说是一种刺激。

选择要素三:质地轻盈不黏腻

婴儿护肤品一般要求含水量比较高,质地较普通成人护肤品常显得轻盈、稀薄。而质地厚重的婴儿护肤品会容易堵塞宝宝皮肤的毛孔,所以要求妈妈们给宝宝选婴儿护肤品的时候要选择质地轻盈,容易抹开,不黏腻的产品。

选择要素四:滋润度好,缓解紧绷感

婴儿护肤品为宝宝肌肤提供营养和水分,帮助保持肌肤健康水润。所以婴儿护肤品的滋润度也是衡量的重要标准。不仅能有效缓解宝宝肌肤因为干燥紧绷而造成的不适感,同时还能在宝宝肌肤上形成一层隐形的保护膜,保护宝宝肌肤水分,减少外界环境带来的肌肤刺激和伤害。

选择要素五：规格宜小不宜大

很多妈妈都为了贪图省事选用大规格的婴儿护肤品，但是这样并不好，对于宝宝来说，婴儿护肤品的用量并不是很多，大瓶装的婴儿护肤品开封后容易受到空气氧化，导致某些成分失效，另外，也容易滋生一些细菌，伤害到宝宝脆弱的肌肤。因此，妈妈们在选购婴儿护肤品的时候最好是选择 1~2 个月用量的小规格婴儿护肤品。

婴儿护肤品一般具有稀、泡沫少、洗后光滑 3 个特点，所以父母在选择护肤品的时候，一定要注意。另外，还应考虑护肤品的安全性以及低刺激性。

妈妈问

1. 对于乳液、润肤霜、润肤油应该怎么选择？

医生答

乳液流动性大，稀薄，有一定的保湿功效，平常季节可使用。润肤霜含高保湿成分，适合秋冬季节使用。而润肤油，由于加入了橄榄油等植物油成分，比较油腻，可以快速"抢救"宝宝的皮肤干裂问题。

妈妈问

2. 护肤品中的哪些成分是不适合宝宝皮肤的？

医生答

一是防腐剂，如甲基异噻唑啉酮、羟苯酯类防腐剂，其中甲基异噻唑啉酮可能导致皮肤过敏和湿疹现象，甲基异噻唑啉酮还有个好兄弟——甲基氯异噻唑啉酮，是欧洲和美国最常见的过敏原之一。二是矿物油，其可出现致敏反应，虽然可以暂时增加肌肤滑润感，却无法改善干燥受损的肌肤，而提炼不纯的矿物油更会引起过敏，已经受到伤害或敏感肌肤应避免使用。三是人工香精，常用的人工香精中有一部分是来自邻苯二甲酸二异壬酯家族。研究表明,此类物质在人体体内表现出荷尔蒙激素的作用,干扰正常内分泌程序,长期接触有可能导致宝宝出现性早熟,对男性生殖系统尤其有潜在的危害。因此,妈妈们在购买护肤品时,除了要关注价格外,还应关注其成分。

（李晓莺）

第十一章
家庭常用的护理操作

第一节　如何为宝宝测量体温

【导读】

宝宝出院回家了,当晚就哭闹不安,爸爸妈妈摸了摸宝贝的额头,觉得有点儿烫手,于是想给宝宝测量体温,但是应该如何测量体温才是正确的做法?用什么测?测哪里?

新生宝宝体温中枢还没有发育成熟,对体温的调节能力差,体温也更容易受环境温度等诸多因素的影响。因此作为宝宝的父母,平时要细心观察宝宝的反应。如果用手感受到宝宝的皮肤温度明显升高,或者出现四肢发冷等可疑情况时,应当使用体温计对宝宝进行体温测量。但要注意的是,有时宝宝刚刚喂完奶或者因为饥饿等原因刚刚哭闹过后,体温会有一定程度的升高;或者宝宝刚刚洗完澡,四肢的温度也会降低,这种情况是不必给宝宝测体温的,可以等一会儿待宝宝安静下来后再观察是否还存在这种情况。所以是否给宝宝测量体温,还要结合实际情况。但是,如果用手可以感受到宝宝的体温与自己相差明显,或者伴有呼吸频率加快（每分钟超过 60 次）、嗜睡、腹胀等异常表现时，就应当立即测量体温。

一、体温计的选择

市面上体温计的种类与品牌众多，经常困扰家长们。体温计的种类主要有 3 种：水银体温计、电子体温计和红外线体温计。水银体温计因为存在破损及水银泄漏的风险，因此不建议居家使用。以下主要介绍电子和红外线体温计的利弊和使用方法。

（一）电子体温计

1. 工作原理　依靠体温计顶端的感应探头与皮肤或黏膜直接接触来读取身体体温。

2. 测量部位　肛门（肛温，适合 0~3 岁的宝宝），舌下（口温，适合 4 岁以上的宝宝），腋下（腋温，读数不像肛温和口温那样能准确地反映宝宝的核心温度，但适用于所有年龄段宝宝的体温筛查）。

3. 测量方法　目前市面上所售的电子体温计主要构造大致相同，如图 11-1 所示。因此，本测量方法为基本测量方法，具体使用请参考所用产品说明书。以下介绍肛温和腋温的测量方法。

（1）测量肛温：①使用酒精、清水（不要用热水）清洁电子体温计前端感温探头处并擦干。②用润滑剂（如凡士林软膏）润滑前端。③将宝宝放平，像换尿片一样提起

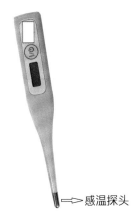

=⟹感温探头

图 11-1　电子体温计

宝宝的双腿。按下体温计的开关,当屏幕提示开始测量后,将体温计前端插入宝宝肛门内约 2cm,注意不要插入太深,如图 11-2 所示。④用手指固定住体温计,不要让体温计移动。等待体温计读取体温,读取完毕后会发出"滴滴"的蜂鸣声。⑤拿出体温计,记下宝宝的体温数据。再次用酒精、清水清洁体温计前端。

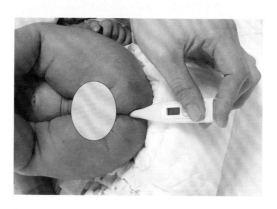

图 11-2　肛温的测量方法

(2) 测量腋温:①用清水(不要用热水)清洁电子体温计前端的感温探头处并擦干。②轻轻擦干宝宝腋下的汗液。按下体温计开关,当屏幕提示开始测量后,将体温计前端放在宝宝腋窝处,然后将宝宝的手臂夹紧体温计的感温探头,如图 11-3 所示。③用手指固定住体温计,不要让体温计移动。等待体温计读取体温,读取完毕后会发出"滴滴"的蜂鸣声。④拿出体温计,记下宝宝的体温数据,并再次用清水清洁体温计前端。

(二) 红外线体温计

1. 工作原理　红外线体温计主要有额温计和耳温计

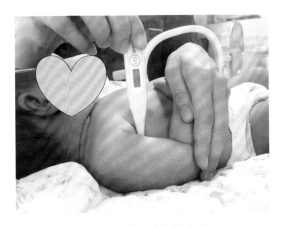

图 11-3 腋温的测量方法

两种,是通过红外线感测额头浅表动脉或者耳膜所释放的热量来反映宝宝的体温。

2. 测量部位 额头体温计的测量部位是额头(一般为额头两侧颞动脉处,适用于所有年龄段宝宝的体温筛查);耳温计的测量部位是外耳(适用于 6 个月以上的宝宝)。

3. 测量方法 介绍额头体温计的测量方法。

(1)轻轻擦干宝宝额头的汗液。将额温计的探头贴住宝宝的一侧额头,如图 11-4

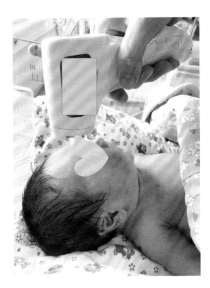

图 11-4 额头体温计的测量方法

所示(不同产品有不同的测量要求,具体请以说明书为准)。

(2) 按下额头体温计的开关,等待读取体温,读取完毕后会发出"滴滴"的蜂鸣声。

(3) 记下宝宝的体温数据。

二、正常体温的范围

新生儿正常的肛温是 36.5~37.5℃。当肛温高于 37.5℃,但小于 38℃时,即表示宝宝出现了低热。可以为宝宝松解、更换衣物,等 30 分钟后再复测体温,观察是否恢复正常。如果没有恢复,或者出现肛温大于 38℃,应当及时就医。腋温和额温作为筛查温度,不能准确反映宝宝的体核温度,但其所测温度一般比肛温低 0.5℃,可以作为参考。

妈妈问

1. 应该使用哪种体温计为新生宝宝测量体温?

医生答

以上所讲体温计各有利弊,也给出了各个体温计的使用年龄范围。从测量体温的准确性来说,电子体温计(测肛温)是首选;从使用方便且价格划算考虑,推荐电子体温计(测腋温);从方便快捷考虑,可以选用额头体温计,但一般红外线体温计价格都比较高。以上体温计新生宝宝都可以使用,因此家长可以根据自己的需要,挑选体温计。

妈妈问

2. 电子体温计都可以测量腋温和肛温吗?

医生答

一般的电子体温计是都可以测量腋温和肛温的,除非产品有特殊说明只能用于腋下或肛门,因此在购买前应向销售者咨询清楚。但要注意的是,最好不要一个电子体温计在不同部位或者不同人之间混用,测量肛温的体温计最好不要拿来测量其他部位。每次测量完肛门温度都应当做好消毒清洁,同时标记这支体温计是用来测量肛温的,以免发生误用。

妈妈问

3. 使用电子体温计时,应该测量肛温还是腋温?

医生答

肛温能够比较准确地反映新生儿的体核温度,但是测量起来不方便,对于腹泻、肛门及肛周疾病等问题的宝宝不建议使用。测量腋温比较方便、清洁,虽然读数不能够准确地反映宝宝的核心体温,但也有很好的参考价值,所以两者各有利弊。如果家长能够保证对体温计清洁到位,护理细心,而且宝宝没有相关测量肛温的禁忌证,则可以首选测量肛温;如果家长觉得清洁工作烦琐,只想平时筛查宝宝体温,则应选择测量腋温。

(周文姬)

第二节　如何为宝宝沐浴

【导读】

宝宝在医院时有护士照顾,出院回家后新手爸爸妈妈们难免会手忙脚乱,如何为宝宝沐浴才能保持皮肤清洁?妈妈带着这些问题请教了专家。

宝宝沐浴看似很简单,但有很多问题需要注意。

（一）沐浴液的选择

宝宝沐浴时应该用单纯的温水，还是加入沐浴液？应该如何选择沐浴液？

清水洗浴可以避免使用化学添加剂，但因皮肤上的一些污垢是不溶于水的，清水不能起到很好地清洁效果。而沐浴液能够乳化皮肤上的污垢和微生物，能够轻易用水清洗干净。但在选购沐浴液前一定要阅读沐浴液的产品标签，检查标签中是否包含以下几个重要的原则：①婴儿专用；②温和中性或弱酸性沐浴液（pH 值在 5.5~7.0）；③不含抗菌成分；④尽量选择不含致敏香料和防腐剂的产品。

另外，沐浴液是越"天然"越好吗？这里的"天然"也有可能意味着含有许多化学物质。许多草本产品对于成人可以安全使用，但由于缺少新生儿试验的测试，所以对于新生儿不建议使用草本产品。同时含有芦荟、金盏花、雏菊或茶树油等成分的产品可能会导致新生儿发生皮炎或湿疹。

水分含量高的皮肤护理产品由于含有防腐剂，容易引起微生物的滋生，也是许多过敏性皮炎的致病因素。因此，新生儿洗护用品要注意选择避免添加高致敏性防腐剂的产品。

芳香剂也是洗护产品中常见的原料。部分芳香剂会导致新生儿皮肤过敏，因此在选择新生儿洗护用品时应尽量选择"无香料添加"产品，避免使用含高致敏性香料的产品。某些"无香料添加"产品仍有香味是因为添加了某些芳香原料以防腐或修饰产品的气味。

抗菌皂或抗菌护肤品对表皮正常定植菌群造成影

响,会损伤新生儿脆弱而幼嫩的皮肤屏障,因此也应该避免。

(二) 洗澡次数

宝宝脐带还没有脱落之前,一般每周沐浴2~3次即可。如果进行盆浴,要及时用干净的纱布块或棉布把脐带的水分吸干或沾干,有条件的可以购买医用酒精对脐带进行擦拭消毒。所以只要家长们平时注意清洁宝宝颈部、腋下、腹股沟等褶皱部位皮肤的污垢,同时勤换尿片,更换完尿片后可以用温湿毛巾轻轻擦拭清洁臀部皮肤(切忌用力擦拭),宝宝是不需要每天都沐浴的。

(三) 脐部护理

宝宝的脐带要保持干燥,这样有利于脐带残端的脱落。在脐带残端没有脱落前,换尿片后要记得把尿片前端反折,把脐带残端暴露出来,这样可以避免尿片和脐带残端摩擦。有的宝宝脐带残端较长或较大,在快要脱落时与尿片相互摩擦,非常容易出现渗血。

正常的宝宝在出生后1~2周脐带残端会自然脱落,家长们应当等待残端自然脱落,在没有完全脱落前不要用力拉扯或者挤捏脐带残端,以免造成出血或感染。如果宝宝在出生后3周大时脐带仍然没有脱落,则应当带宝宝去医院进行检查。平时要保持脐带残端清洁干燥,注意观察脐周有没有出现渗血、异常分泌物或者有气味、红肿等问题,如果有则应当带宝宝到医院进行检查。

(四) 沐浴步骤

1. 准备浴盆和温水等物品　在宝宝洗澡前应当关闭家中门窗,尽量保持室内温度在24~26℃,避免宝宝着凉,然后准备好沐浴盆和水。市面上有许多为新生儿沐浴专门设计的沐浴盆,有条件的家庭可以考虑购买。另外,要准备的是水温计,这在很多母婴用品店或者药店都能买到。加水时要注意顺序是先放冷水,再放热水,并且一定要把水搅匀后再放水温计进行测量,调节水温在38~40℃,防止烫伤宝宝。在为宝宝沐浴前还可以将准备好的水淋在自己的手臂内侧皮肤上,温度以感觉不烫不冷为宜。此外,备好宝宝要更换的衣物、尿片、洗脸小毛巾、擦干用的大毛巾、沐浴液等用物。

2. 清洗面部和头部 宝宝的头部比较大,头部皮肤的面积占全身表面积的比例较大,而沐浴是一个带走热量的过程。因此,为了尽量维持宝宝体温的稳定,建议先对头面部进行清洁。如果家长对新生儿沐浴掌握得较为娴熟,也可以一起洗头洗身。

洗脸时用小毛巾蘸温水,先擦拭宝宝的眼睛、口鼻和耳朵。洗头时将宝宝抱起,用肘关节托住宝宝的身体,并托稳宝宝的头颈部,可取适量沐浴液,轻柔按摩头部,再用清水洗净,然后立即用干毛巾擦干。

3. 清洗身体 去除宝宝所有衣物,取下尿片。一手托住宝宝背部及头颈部,另一手托住宝宝双腿,将宝宝置于沐浴盆内,使水没过宝宝腹部。如果一开始给宝宝沐浴还不太熟练,可以再找个人和你一起,帮你扶好宝宝。使用沐浴液时,按照颈部 - 腋下 - 上肢 - 前胸 - 腹部 - 后背 - 下肢 - 腹股沟 - 臀部的顺序依次清洗,原则是从上到下,皮肤褶皱的地方也要清洗到。洗后背时可一手托住宝宝腋下,左右手交接宝宝,使其头部靠在操作者的手臂上(图11-5)。但要注意的是,整个沐浴时间不宜过长,应当尽快完成,时间控制在 10 分钟以内,以免宝宝着凉。

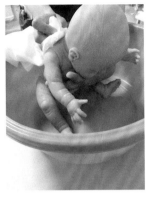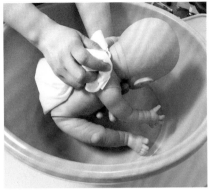

图 11-5　清洗宝宝后背

洗完后立即将宝宝抱出，裹上大毛巾并擦干全身，再给宝宝穿上衣服。学习过抚触的家长可以在此时进行抚触。

妈妈问

1. 宝宝要不要使用润肤剂呢？

医生答

需要。但应当选择婴幼儿专用的不含致敏性香料、色素、酒精和防腐剂的润肤剂。新生儿润肤剂最好使用单剂量包装或泵出、挤出设计的包装容器，以避免微生物污染而造成皮肤感染。润肤剂应在沐浴后 5 分钟内使用，要轻柔涂抹，避免用力摩擦皮肤。

妈妈问

2. 宝宝的洗护用品应该怎样存放呢？

医生答

宝宝的洗护用品应当放置在干爽的环境中，同时应选择泵出或挤出包装的洗护用品，避免需要开瓶用手蘸取的产品，因为这样会增加微生物滋生的风险。

妈妈问

3. 宝宝的脐带需要每天消毒吗?

医生答

宝宝的脐带要保持清洁和干燥。有时候宝宝的脐周会有一些污垢一样的分泌物,可以用棉签蘸医用酒精进行擦拭;或者发现宝宝的脐周被排泄物、洗澡水等污染了,可以用棉签蘸医用酒精进行消毒,但不需要每天都这样做。因为反复刺激、弄湿脐带残端有可能延长脐带残端脱落的时间。

(周文姬)

第三节　如何为宝宝进行眼部护理

【导读】

宝宝出院后眼睛会时不时地流泪,还有黄色的分泌物糊住眼睛。妈妈听老人说宝宝"上火"了,要吃"去火"的药。"但妈妈觉得首先要给宝宝护理好眼睛,那么应该如何为宝宝护理眼部?

首先要注意观察,其次要注意保持宝宝的眼部卫生,可以用干净的毛巾或医用棉签轻轻地去除眼部分泌物,不要用手直接接触宝宝的眼睛。平时注意勤洗手,尤其是在接触宝宝面部之前要把手洗干净。另外,也要注意清洁宝宝自己的双手,避免宝宝因自己揉眼睛造成感染。如果一只眼睛发生感染,要注意给宝宝准备两块洗脸毛巾,感染的眼睛专用一块毛巾,以免另一只眼睛也被感染。总之接触双眼的用物要分开,清洁时先清洁健康的眼睛,后清洁感染的眼睛。家里如果有其他人出现眼部感染,一定要与新生宝宝隔离开,以免造成交叉感染。

鼻泪管阻塞是婴幼儿持续流泪和眼部分泌物增多最常见的病因,如图 11-6 所示。多余的泪液会通过鼻泪管(图 11-7)流到鼻腔内,如果这个管道阻塞了,泪液和细菌就会积存在泪囊中从而引起泪囊炎。比较常见的原因是鼻泪管下端在鼻腔的开口处有一个无孔的薄膜,而这个残膜一般在出生后 3~4 周的过程中退缩,或者因为开口处被上皮碎屑堵塞了,导致鼻泪管不通畅。因为眼泪不能从鼻泪管流向鼻腔,此时眼泪就会从眼睛中溢出来。鼻泪管阻塞的宝宝会出现眼泪汪汪的表现,有时也会有少许黏液脓性分泌物、泪囊肿大等症状。这与结膜炎(见图 11-6)的症状很相似,但结膜炎的宝宝结膜一般会重度充血(眼睛发红),而单纯鼻泪管阻塞的宝宝一般此症状会轻很多。另外,由于新生宝宝的泪腺很小,刚出生眼泪很少,所以泪囊炎常见于出生后 6 周。如果不清楚宝

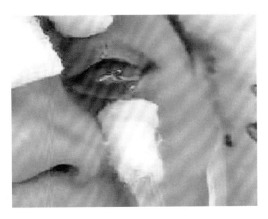

图 11-6　婴儿结膜炎的表现

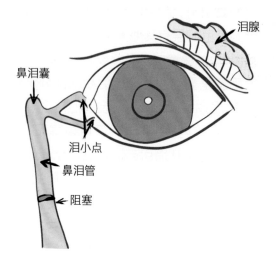

图 11-7　鼻泪管的结构

宝的眼睛到底发生了什么问题,应当带宝宝到医院进行检查。当发生鼻泪管阻塞时要积极进行处理,如果处理不及时,也会引发眼部感染。

鼻泪管阻塞开始可以采取保守治疗,使用抗生素眼药水滴眼,同时配合按摩,如图 11-8 所示。从上至下进行按压,每日2~3次,通过按摩的压力把残膜或者堵塞的皮屑冲开,就像疏通一个柔软的管道一样。需要注意的是,此操作最好在医护人员的指导下进行,另外就是一定要先把手指甲剪短,

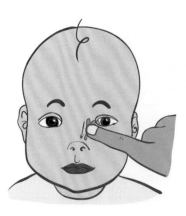

图 11-8　鼻泪管按摩

并把手洗干净。如果保守治疗无效,可至医院进行泪道冲洗。如果仍然无效,则可能需要采取泪道探通术等手术方式进行治疗。

妈妈问

1. 宝宝眼部分泌物增多是什么原因?

医生答

有时宝宝因为睫毛、外界物质等的刺激,眼周会有一些少量的白色分泌物,这样的眼分泌物是正常的。如果宝宝的眼分泌物呈黄色脓液样,则是发生了眼部的感染,尤其还有结膜充血、眼部肿大等症状,一定要及时治疗。宝宝出生后 6 周如果持续出现眼泪、眼分泌物,则很有可能发生了鼻泪管阻塞。

妈妈问

2. 宝宝的眼部分泌物要怎样清洁?

医生答

宝宝眼分泌物多时要做好清洁工作,及时用干净的毛巾或者医用棉签擦去眼分泌物。每次护理宝宝眼睛前要把手洗干净,给宝宝准备干净的擦脸巾,每次使用前后都要清洗干净。在洗脸时一定要注意先擦眼睛(闭眼时擦,不要擦到眼球),再擦脸上其他部位,而且擦完一只眼睛,就要换毛巾的另一面擦另一只眼睛。如果出现一只眼睛的感染,则要准备两块毛巾,感染的眼睛专门使用一块毛巾,而且要最后再擦感染的眼睛。注意不要直接用手去擦宝宝的眼睛。

(周文姬)

第四节 如何为宝宝进行口腔护理

【导读】

宝宝这几天吃奶量减少，家人们都非常着急，于是赶紧检查宝宝的口腔情况，结果让妈妈大吃一惊。宝宝的口腔不光滑，好像还长了一些东西，这些是什么？需要特殊处理吗？

新生宝宝的口腔与成人不同，有时会出现一些特殊的表现，而这些表现往往都不需要做处理，比如"马牙""螳螂嘴"等。

由于上皮细胞增生和角化堆积，或者黏液腺分泌物积留，在宝宝牙龈的部位会形成一些浅黄白色的小颗粒，这就是"马牙"。有的宝宝这些黄白色的小颗粒会长在上颚中线的位置，即彭氏珠。马牙和彭氏珠不会影响宝宝吸奶，都是一些新生儿正常的表现，所以不需要进行任何处理，数周后就会自然消退。家长千万不要用针去挑，因为一旦挑破，会有感染的风险。

新生宝宝的嘴里在脸颊两侧会各有一个凸起的脂肪垫，俗称"螳螂嘴"。这种结构可以帮助宝宝在吸吮时增加口腔内的负压，使宝宝的吸吮更加有力，也是一种正常的现象，不用做任何处理。

除了以上正常的特殊表现以外，宝宝的口腔也有可能出现或存在一些异常的表现，比如舌系带过短、鹅口疮等。

舌系带过短在部分宝宝身上表现得很严重，而有的宝宝可能并不明显。舌系带过短在大多数情况下不影响宝宝的吸吮,有的宝宝随着生长发育舌系带会慢慢变长。如果舌系带过短严重影响宝宝的吸吮,需要带宝宝去医院,可能需要用手术的方式延长舌系带。

　　鹅口疮是由于新生儿口腔黏膜感染念珠菌造成的,如果宝宝感染鹅口疮,会在口腔内的唇、舌、上颚、牙龈或脸颊内侧等黏膜处出现大小不等的乳白色斑块,如图 11-9 所示。鹅口疮长得和奶垢、舌苔很像,所以有时候会被家长们忽略。但是如果用沾湿的棉签或者纱布去轻轻擦拭,奶垢是可以擦掉的,但鹅口疮的斑块不易擦掉。如果强行去擦拭,局部的斑块剥落后黏膜会出现潮红,甚至渗血。如果家长们发现宝宝存在这些表现,要带宝宝到医院就诊。患鹅口疮的宝宝其奶瓶、奶嘴每次用完都要煮沸消毒,母乳喂养的妈妈每次喂养前要清洗干净乳头。为了预防鹅口疮的发生,家长平时要注意保持奶瓶、奶嘴清洁,妈妈的乳头在每次喂奶前后都要擦拭干净,且要把手洗干净。

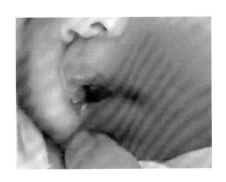

图 11-9　鹅口疮

🧑 **妈妈问**

　　1. 宝宝平时需要刷牙吗?

👨‍⚕️ **医生答**

　　刚出生的宝宝没有牙齿,食物主要是母乳或配方奶,这时是不需要刷牙的。当宝宝逐渐开始添加辅食,食物开始变得多样,这时可以开始给宝宝进行一些口腔护理,帮助宝宝建立口腔清洁的习惯。还没有长牙的时候可以用干净的沾湿后的纱布裹住示指,伸到宝宝口腔里轻轻擦拭牙龈,一天一次即可。大概6个月后宝宝的乳牙开始长出,可以用婴儿专用的软毛牙刷给宝宝刷牙,每日2次即可。

妈妈问

2. 平时要给宝宝喝水来清洁口腔吗?

医生答

刚出生的宝宝只会吸吮和吞咽,是不会漱口的,所以没有必要为了清洁口腔给宝宝喂水。新生宝宝的主要食物是乳汁,母乳能满足他们每天水分的需要,所以也不需要喂水。喂水会造成宝宝的饱腹感,反而会导致宝宝奶量摄入减少。

(周文姬)

第五节 新生儿如何进行游泳

【导读】

妈妈听说新生儿游泳可以促进宝宝运动协调和帮助消化,于是很想给宝宝进行游泳。那么,新生儿进行游泳需要注意哪些问题呢?

新生儿游泳是一项针对健康宝宝的保健技术,现在除了国内的医疗机构以外,也有很多商业的母婴保健机构在开展这项技术。

新生儿游泳究竟是否真的能对宝宝起到治疗效果呢？当前的医学研究证据仍然比较少。因此，我们并不能说新生儿游泳一定能给宝宝带来明显的好处。另外，家长也应当了解新生儿游泳可能存在的风险，比如溺水、呛水、低体温，甚至可能因为接触或吞入不干净或刺激性的泳池水，而发生中毒、过敏、感染等问题。所以如果家长要带宝宝去游泳，一定要选择正规的医疗或保健机构，必须对水质、游泳器材进行严格监控，并且具有有资质的人员进行指导。

新生儿进行游泳的步骤如下：

（一）准备工作

1. 新生儿应在喂奶前或喂奶后 1 小时进行游泳。

2. 游泳前要做好评估工作。这项技术针对的是健康的新生儿，患有骨折、皮肤疾病或其他疾病的宝宝，以及刚刚接受免疫接种（打预防针）后的宝宝也不能游泳。

3. 室温应保持在 26~28℃，水温在 37~38℃。

4. 操作人员要修剪指甲、去除手上的饰品、洗手，胸前也不要佩戴尖锐的物品。

5. 准备用物包括专用泳池、专用游泳圈、操作台、大毛巾、专用防水护脐贴、宝宝换洗衣物、尿片、水温计等。

（二）开始游泳

1. 检查 包括游泳圈型号、保险扣、是否漏气等，水温与室温是否在规定范围。

2. 入水 脱去新生儿衣物、尿片，贴好防水护脐贴，一个操作员抱宝宝，另一个操作员协助套游泳圈。注意检查下颌是否在游泳圈下颌槽上，游泳圈固定是否良好，松紧适宜。然后一手托宝宝头颈，另一手托臀部，将宝宝缓

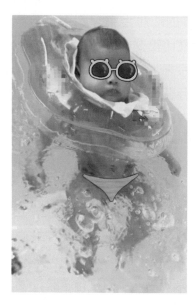

图 11-10　宝宝在水中的状态

慢放入水中。

3. 游泳　宝宝在水中时,操作员一定不能离开。操作员要时刻守在宝宝旁边,看护距离在一个手臂的距离以内,并用手与宝宝保持接触。有的宝宝入水后会自己活动手脚,如果宝宝没有自主活动,可按该机构要求,给宝宝做一下游泳操。宝宝在水中的状态如图 11-10 所示。

4. 起水　操作员一手托住宝宝的头颈部,另一手托住臀部,将宝宝从水中托起,另一名操作员马上用大毛巾包裹宝宝,以免着凉。将宝宝放到操作台上,另一名操作员协助取下游泳圈。给宝宝擦干全身,取下护脐贴,进行脐部与皮肤护理后,再为宝宝穿上尿片和衣服。

妈妈问

1. 哪些宝宝不能游泳?

医生答

首先家长一定要知道新生儿游泳的对象是健康的足月宝宝。如果宝宝存在早产、曾患有呼吸道疾病、皮肤破损、臀红或者有湿疹、特异性过敏体质、骨折、关节脱位等疾病或问题时不能进行游泳,宝宝刚刚接受免疫接种后也不宜进行游泳。

妈妈问

2. 可以在家中给宝宝游泳吗?

医生答

不建议这样做。因为能够提供新生儿游泳的医疗或保健机构的人员都是经过专业培训的,而且有专用的游泳器材,同时对器具的消毒和对水质的处理也有相应的要求,用水也与家用水不同,因此家长在家中不能按上述操作步骤给宝宝进行游泳,以免发生意外。

(周文姬)

第六节　如何为宝宝进行抚触

【导读】

皮肤的接触是不可替代的情感交流方式,抚触是增进与宝宝情感的好时机。正确的抚触还可以促进宝宝的生长发育,那作为新手爸妈,应该怎么做呢?

抚触是一种皮肤与皮肤接触的良性刺激,也是增进母亲与宝宝感情的有效方法。抚触虽然在全世界已经被广泛使用,但是具体的操作方法却因各自的文化差异而有所不同。有研究认为,抚触能够促进新生儿体重、身长、头围、臂围及腿围的增长,还有利于宝宝睡眠等。但家长要注意抚触的时机,应当选择宝宝不饥不饱且清醒的状态(如沐浴后),确保环境温暖,以免宝宝着凉。当宝宝生病或者刚接受过免疫接种是不能进行抚触的。新生儿抚触的步骤如下:

（一）准备工作

1. 新生儿应在喂奶前或喂奶后 1 小时进行抚触，建议在宝宝刚刚沐浴完后进行。

2. 抚触前要做好评估。这项技术针对的是健康的新生儿，患有骨折、皮肤疾病或其他疾病的宝宝是不能进行抚触的，还有刚刚接受免疫接种后的宝宝也要暂缓进行抚触。

3. 抚触室室温保持在 26~28℃。

4. 操作人员要修剪指甲、去除手上饰品、洗手，胸前也不要佩戴尖锐的物品。

5. 准备的用物包括大毛巾、婴儿润肤油、尿片、宝宝更换的衣物等。

（二）开始抚触

1. 调节室温在 26~28℃，脱去宝宝衣物和尿片，用大毛巾包裹住宝宝。

2. 将润肤油倒在掌心，轻轻揉开。具体步骤详见表11-1。

表 11-1　新生儿抚触的部位和手法

部位	手法	图示
额部	两拇指从额头中央向两侧推	
下颌部	两拇指由下颌部中央向两侧以上滑动，让嘴唇形成微笑状	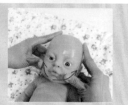

续表

部位	手法	图示
头部	两手从前额发际推向脑后,最后两手中指分别停留在耳后	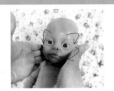
胸部	两手分别从胸部的外下方向对侧上方交叉推进,避开乳头,在胸部画一个大交叉	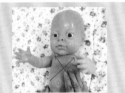
腹部	顺时针两手依次从新生儿右下腹-右上腹-左上腹-左下腹移动,呈顺时针方向画半圆。之后右手在新生儿的左腹由上往下画一个英文字母"I",由右上腹-左上腹-左下腹画一个倒写的字母"L",再由右下腹-右上腹-左上腹-左下腹画一个倒写的字母"U"。 做上述动作时,要用关爱的语调向新生儿说"我爱你"	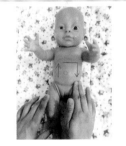
四肢	两手握住新生儿的一条胳膊,交替从上臂至手腕轻轻挤捏,像挤牛奶一样,然后从上到下搓揉大肌肉群及关节,对侧及双下肢方法相同	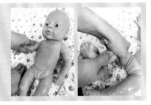
手、足	用拇指的指腹从新生儿掌心根侧依次推向指侧,并提捏各手指关节,足部的做法与手部相同	

续表

部位	手法	图示
背部	将新生儿放置俯卧位,以脊柱为中分线,双手掌分别于脊柱两侧,由中央向两侧滑动,从背部上端开始到臀部,再回到肩膀,最后左右手交替由头顶到臀部按摩背部	

3. 抚触完毕后,为宝宝穿上尿片和衣服。

妈妈问

1. 早产宝宝可以进行抚触吗?

医生答

早产宝宝对于皮肤刺激敏感性很高,不建议对早产宝宝进行抚触。家长可以等早产宝宝纠正胎龄足月,体重最好达到 2.5kg 以上,再给宝宝进行抚触。

妈妈问

2. 宝宝衣服全部脱掉了会冷吗?

医生答

在给宝宝抚触时,也要注意时间的掌握,时间长了宝宝的体温会变低,因此抚触的时间应尽量要快,尽量在 15 分钟以内完成。另外,还要注意调节室温在 26~28℃,在抚触时可以用大毛巾盖住宝宝没有被抚触的裸露部位。

(周文姬)

第七节　如何为宝宝更换尿片

【导读】

　　宝宝出院回家才几天,臀部就开始发红,每次换尿片时都会大哭。妈妈很纳闷:"难道我们换尿片的方法不对吗? 还是选错尿片了?"

　　为宝宝换尿片是新手爸爸妈妈们都必须要掌握的一项技能。换尿片不仅仅是简单地更换一个新的尿片,也是臀部皮肤护理的过程,更是观察宝宝大小便是否正常的过程,从而推断宝宝是否健康的重要步骤。

一、更换尿片的频率

　　一般来说,只要尿片污染了就应当及时更换新的尿片。现在很多的尿片前面都有显色带,尿片如果被尿液污染显色带就会变颜色,提示家长更换尿片。平时大概每3小时家长就要打开尿片看一下是否需要更换尿片,建议在喂奶前更换尿片,以免喂奶后搬动宝宝容易造成宝宝呕吐。更换完尿片一定要记得洗干净双手。

二、更换尿片的步骤

(一) 准备工作

1. 准备好干净的尿片。

2. 准备好婴儿湿巾,或温水小毛巾。

（二）更换尿片

更换尿片的步骤详见表 11-2。

表 11-2 更换尿片的步骤

步骤	图示
将新的尿片全部展开，并平铺放好	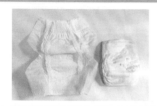
打开魔术贴，轻轻地提起宝宝的双足，将臀部稍微抬高，再将尿片前半部分折入臀下，轻轻地放下宝宝的臀部	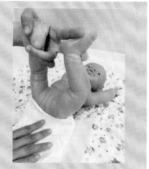
用湿纸巾或者温水小毛巾从上至下轻轻地擦拭臀部，先擦拭会阴区，最后再擦拭肛门周围。一边清洁一边观察宝宝的臀部情况，并观察会阴区、大腿根部等处有无异常肿物，或有无臀红等问题	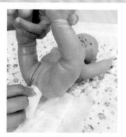
轻轻地提起宝宝的双足，并将臀部稍微抬高，取出污染的尿片，放入平铺好的新尿片	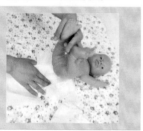

续表

步骤	图示
将新的尿片向前折起,贴好魔术贴。注意大腿根处尿片两侧的花边是向外翻开的,且松紧适宜。花边没翻开或者太松时排泄物会侧漏出来,太紧容易擦伤宝宝皮肤,且不透气	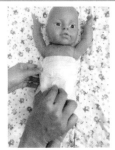
宝宝脐带未脱落前,要反折尿片前端,并暴露脐部,以免发生尿片与脐带摩擦而出血	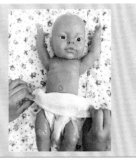

(三)臀红的处理

臀红又称"红屁股""尿布疹",医学上称为尿布性皮炎。因为人体的排泄物都是有刺激性的,宝宝的臀部皮肤与排泄物直接接触,时间久了这些部位就会出现发红,或者出现细小的疹子。臀红的发生最常见的原因就是尿片更换不及时,或者臀部皮肤护理的方法错误,当然也有一些宝宝本来就非常容易出现臀红,比如黄疸严重、腹泻、特异性过敏体质或正在使用抗生素等的宝宝。有的家长不注意,喜欢用力擦拭宝宝的臀部皮肤,觉得不用力擦拭就清洁不干净。然而宝宝的皮肤角质层比成人少,本身被排泄物刺激已经比较脆弱,用力擦拭反而破坏了皮肤的屏障,更容易出现臀红。有的家长看到宝宝臀红部位的皮肤有点潮湿,就使用爽身粉之类的粉剂抹在宝宝臀红的部位,不知这样只会使宝宝臀红更加严重,也是不可取的。

如果宝宝臀红仅仅是轻微发红,可以使用护臀霜,每次更换完尿片后在宝宝臀部皮肤上轻轻地涂抹一层,这样不仅起到了保护膜的作用,也可阻挡一部分排泄物对皮肤的刺激。如果宝宝臀红严重,且皮肤潮红,或者出现很多疹子,则可以打开宝宝的尿片,尽可能地将宝宝的臀部暴露在空气中。总之,无论是什么程度的臀红,都要做到勤换尿片,随脏随换。更换尿片时,不要使用湿纸巾擦拭排泄物,可以用温水毛巾轻轻拂拭,或者用温水轻轻冲洗。普通臀红在进行处理后 1~2 天就会明显改善,如果宝宝臀红无论采取什么措施仍然存在或者继续加重,则应去医院就诊。

三、大小便的观察

大多数新生儿一般在出生后 24 小时内就会排尿排便。大部分宝宝每 2~3 小时会排一次尿,排尿少的宝宝一天也会排 4~6 次。宝宝的尿液呈淡黄色,颜色越深则表明尿液越浓。有时家长会发现宝宝的尿片上有淡粉色的尿液,这表明尿液浓度高,如果宝宝反应好,加强喂养就可以;如果经常见到有粉色的尿液,则要带宝宝看医生。

宝宝出生后的第一次大便是墨绿色的,称为胎便,这是宝宝在妈妈肚子里时肠道内积攒的粪便。之后的第 3~4 天粪便的颜色会逐渐变黄。母乳喂养的宝宝大便呈金黄色,像米糊一样松软,而奶粉喂养的宝宝大便呈褐黄色,较黏稠。不同的宝宝排便频率差异较大,有的宝宝一天可排便 3~4 次,有的宝宝一天则只排 1 次大便。如果家长发现宝宝的大便次数增多,而且大便中水分较多,则宝宝可能发生了腹泻;如果发现宝宝排便次数减少,且大便较硬或者干燥,则可能发生了便秘。有时家长可能会在尿片上发现血迹,要注意观察是不是臀部皮肤破损造成的。而有的女婴在出生后 1 周可有灰白色黏液分泌物从阴道流出,有时是血性的,称为"假月经"。家长不必惊慌,做好清洁,勤换尿片即可。但如果发现粪便中出现血液或者有血性的黏液,则应当引起警惕,最好留下含有血液的粪便或者拍下照片,并带宝宝看医生。

🧑 妈妈问

1. 布尿片好,还是一次性尿片好?

👨 医生答

布尿片是传统的用布做的尿片,有的老一辈家长会认为一次性尿片比较刺激,布尿片比较天然,实则不然。布尿片需要反复清洗,虽然经过清洗,但实际上总会有一些残留物质。而这些残留物中含有排泄物及微生物,甚至是洗涤剂,这些物质对皮肤都是具有刺激性的,使宝宝发生臀红的风险提高。因此,已经发生臀红的宝宝不建议使用布尿片。

🧑 妈妈问

2. 换尿片时用湿纸巾擦好,还是用清水洗好?

👨 医生答

清水清洗臀部是一种比较温和的清洁方式,因为用水清洗时不会像用湿纸巾那样需要反复擦拭才会清洁干净,而反复擦拭正是导致宝宝容易出现臀红的原因之一。因此,已经发生臀红的宝宝更不建议使用湿巾擦拭。如果条件允许的话,宝宝大便后家长可以用清水清洁宝宝的臀部。另外,如果使用湿纸巾,一定要用婴儿专用的湿巾,因为成人湿巾中含有较多的添加剂,这些成分会刺激婴儿的皮肤。

(周文姬)

第八节　如何为宝宝剪指甲和剃头发

【导读】

宝宝的指甲越长越长,都把小脸抓破好几次了,看着宝宝脸上的划痕,妈妈很心疼,于是想给宝宝剪指甲。还有宝宝的头发也长了,需要给予剃头发。妈妈看着宝宝细嫩的小手指和头皮,又开始担心和犹豫,怕自己不能做好这件事。

关于新生宝宝是否应当剪指甲和剃头发,在民间有很多相关观点,但是大部分并没有科学依据。建议家长们在不伤害宝宝的前提下相信科学,尊重文化。

一、剪指甲

在出生后的 1~2 天内很多宝宝的指甲就很长了,这个时候家长就想给宝宝剪指甲,实际上是不必要的。因为此时宝宝的指甲还很柔软,不容易修剪,也不容易掌握修剪的深浅,所以不建议在刚刚出生后的头几天剪指甲。有的家长可能觉得宝宝指甲长容易抓脸,然而宝宝抓脸的动

作是一种下意识的行为,因为宝宝在妈妈肚子里时双手是
自然收在脸的两侧的,有时抓脸也可能是宝宝饥饿、不安
的一种表现。即使修剪过指甲,宝宝在抓脸动作中手指用
力,指甲仍然会将脸划伤。因此,为了预防宝宝的抓脸行
为,家长们应当做好按需哺乳。如果确定要修剪,不应修
剪得过深,或者可以等宝宝的指甲变得稍微硬一点时再进
行修剪。

　　宝宝刚出生的前几周手指头很小,剪指甲是非常困难
的。因此最好等宝宝睡着的时候再进行修剪,以减少宝宝
乱动给修剪带来的困难。有的家长觉得应该用嘴帮宝宝
咬指甲或者用手撕,这都是不卫生的行为,而且也容易损
伤到宝宝,甚至造成局部的感染。家长们可以使用安全型
的指甲剪,或者是市面上售卖的婴儿专用指甲剪,磨甲棒
也要用比较柔软的。宝宝修剪指甲的工具要单独专用,不
能与成人的混用,而且每次用完后都要清洁干净。剪指甲
的时候要握紧宝宝的手,捏住要修剪指甲的指头。每次剪
之前要注意指甲剪没有夹到宝宝的皮肤,不要修剪得太
深。宝宝的手指甲每周大概修剪 1 次,足趾趾甲长得比较
慢,一般每半个月到 1 个月修剪 1 次。

二、剃头发

　　有很多家长认为宝宝在满月的时候应当剃光头,甚至
还有收集制作胎毛笔的习俗。而有的家长还觉得宝宝头
发少就更应该剃头,这样新长出来的头发才会更浓密,殊
不知这样的观点是没有科学依据的。宝宝发量的多少是
与遗传和营养因素相关的,目前尚未有研究证据显示依据
剃头会改变宝宝的发量。实际上剃头是很容易造成宝宝

头皮损伤的,即使是找专业人员剃头,剃毛刀刮过头皮也会造成一些看不见的微小伤口,且我们人体表面会有一些细菌定植,如有伤口就会乘虚而入,宝宝免疫力不如成人,就非常容易造成感染。因此,不建议家长给宝宝剃头,如果觉得宝宝头发太长,或者有习俗需求,可以将宝宝的头发稍微剪短,但要注意整个过程需约束并保护好宝宝,不要造成意外的损伤。

妈妈问

1. 要不要给宝宝剪指甲?

医生答

宝宝出生后的头几天指甲还比较柔软,不建议给宝宝剪指甲。如果后期发现指甲很长,是可以剪的,但要注意应在宝宝安静的时候剪指甲,动作需小心轻柔,且不应修剪得过深。

妈妈问

2. 如果不给宝宝剪指甲,那么戴手套可以预防抓伤面部吗?

医生答

有的家长害怕宝宝用手抓面部,一直给宝宝戴手套,但是戴手套是有风险的。因为手套内部经常会有一些碎线头,稍有不慎会缠住宝宝的手指,造成手指缺血。如发现不及时,严重缺血会造成被缠住的手指坏死,所以戴手套时需特别注意这一问题。宝宝的双手也是他们探索世界的工具,所以并不建议给宝宝长期戴手套。

(周文姬)

第九节 什么是袋鼠式护理

【导读】

　　妈妈由于早产导致宝宝出生时情况严重,需要在呼吸机辅助下进行呼吸,而宝宝出生体重也只有 1.15kg。慢慢地宝宝的病情好转,可以撤离呼吸机,并且准备开始吃奶了。这时妈妈接到医生通知,让妈妈到医院做"袋鼠式护理"。那么什么是"袋鼠式护理"?

　　袋鼠式护理(kangaroo mother care,KMC)是为早产儿提供的与母亲进行皮肤接触的护理方式。它安全、有效、易于实施,还能促进早产儿与母亲的健康。顾名思义,这种护理方法就是模仿袋鼠育儿的方式,将宝宝抱在自己身上。但人类不会像袋鼠一样有育儿袋,所以我们会使用包被或者一些专用的绑带来帮我们把宝宝固定在怀里。

　　袋鼠式护理在 20 世纪 80 年代的时候被提出,当时使用这种方法主要是因为保暖设备不充足,后来在逐渐使用的过程中发现袋鼠式护理不仅能够保持宝宝的体温恒定,还具有降低早产儿的死亡率,以及低血糖、感染风险,提高母乳喂养率等好处。因此,目前不仅是在资源匮乏的国家广泛使用袋鼠式护理,西方发达国家也在提倡母亲为早产宝宝进行袋鼠式护理。

一、袋鼠式护理的对象

　　袋鼠式护理的对象主要是早产宝宝,也就是出生时孕周小于 37 周的宝宝,而低出生体重(出生时体重小于2 500g)的宝宝也可以进行袋鼠式护理。

提供袋鼠式护理的人是宝宝的父母,首选宝宝的妈妈。因为妈妈可以提供母乳喂养,而且皮肤接触可以促进妈妈分泌乳汁,也利于妈妈身体的恢复。当妈妈疲惫需要休息时,爸爸可以代替妈妈进行袋鼠式护理。

二、进行袋鼠式护理需要准备的物品

准备的物品包括宝宝的小帽子、大的包被或毛巾,或者袋鼠式护理专用绑带;妈妈或爸爸穿着前面开衫的衣服。

三、袋鼠式护理的步骤

1. 妈妈或爸爸做好个人卫生,可以用毛巾擦一擦胸前的皮肤。修剪指甲并洗好手,换好前面开衫的衣服。

2. 给宝宝戴上小帽子(保暖),脱去宝宝身上除去尿片以外的所有衣物。一手托住宝宝的头与肩部,另一手托住宝宝的臀部,将宝宝以"蛙形"的姿势直立俯卧在提供袋鼠式护理人的胸前。

3. 用大包被或毛巾沿着宝宝耳垂将宝宝包裹在身上,注意要将宝宝的头偏向一侧,不要遮住宝宝的口鼻。如果是使用专用绑带需在专业人员的指导下完成。

四、袋鼠式护理的时间

孕周越小或者体重越小的宝宝在出生后的问题会越多,病情也越严重。这些宝宝往往在出生后就住在新生儿重症监护室内,此时能否做袋鼠式护理应当听从医生的建议。如果宝宝病情稳定,且医院有开展袋鼠式护理的条件,那么医护人员会告知宝宝的爸爸妈妈开始进行袋鼠式护理。当早产宝宝出院后,如果纠正胎龄没有达到40周,或者体重仍然不满2 500g,宝宝的爸爸妈妈可以在家中继续给宝宝进行袋鼠式护理。

　　由于频繁改变环境会增加宝宝的压力,所以第一次的袋鼠式护理持续时间一般要在1小时以上,随后可以逐渐增加袋鼠式护理的持续时间,直至一天20小时以上。如果条件有限,仅能做间歇性的袋鼠式护理,那么每次进行时间都要尽量保证在1小时。

五、注意事项

　　1. 宝宝在袋鼠式护理的过程中,只要出现吸吮伸舌的动作,或者到喂养的时间,则可以暂停袋鼠式护理的姿势,调整到喂奶的姿势给宝宝进行喂养。

　　2. 在进行袋鼠式护理时,要保持宝宝的头部不要过仰或者屈曲,这样会影响宝宝的呼吸,要保持宝宝的头部在正中位置。

　　3. 要注意观察宝宝的面部和嘴唇颜色,如果出现青紫要立即暂停袋鼠式护理,用自己的手摩擦宝宝背部皮肤,或用手指弹足底刺激宝宝呼吸,如不能缓解应立即进行急救(具体详见第十二章第八节"新生儿的家庭急救知识")。

　　4. 注意袋鼠式护理时不要饮用热饮,以免不慎烫伤宝宝。

　　5. 使用包被或毛巾包裹的袋鼠式护理者应尽量坐卧,抱好宝宝,以防宝宝掉落。使用专用绑带的妈妈或爸爸,如固定良好,可以站立行走,但也要注意保护好宝宝,以防宝宝掉落。

 妈妈问

1. 足月的宝宝能做袋鼠式护理吗?

医生答

袋鼠式护理的对象是早产宝宝,而低出生体重的宝宝也可以做袋鼠式护理。袋鼠式护理能够为宝宝提供一个温暖安全的环境,就像妈妈的子宫一样。人类是需要成长的,新生儿在与母亲分离后接受外界环境的刺激,并逐渐适应外界环境,这就是成长的一个过程。但是这对于早产宝宝来说一切都来得太早了,脆弱的他们还没有能力承受这种变化,因此,袋鼠式护理就是一个很好地帮助他们度过这一时期的方法。逐渐适应外界环境是正常健康的足月宝宝出生后的必修课程,在刚刚出生的时候和出生后的第 1 天都是可以进行皮肤接触的,可以帮助他们逐渐过渡,并保持体温稳定,以促进其吸吮母乳。其后袋鼠式护理对于他们是不太需要的,家长只要做好母乳喂养就好。

妈妈问

2. 袋鼠式护理要做到什么时候结束?

医生答

对于早产或者低出生体重的宝宝来说,袋鼠式护理需做到宝宝纠正胎龄 40 周或体重达到 2 500g 时就可以结束了。比如一名 32 周出生的宝宝,8 周(56 天)后就是纠正胎龄 40 周,此时可以停止袋鼠式护理。也需注意时间的掌控,可以每天减少袋鼠式护理的时间,直到逐渐完全停止袋鼠式护理。

(周文姬)

第十节　造口患儿如何进行家庭护理

【导读】

宝宝由于早产导致肠道未发育良好，并出现肠坏死，需要手术切除部分肠段。手术方式是将肠管的一端出口缝在腹壁上，使大便从此处排出，让另一端肠段得到休息，以便更好地发育，这也称为"造口"。

随着新生儿救治水平的提高和外科技术的进步，使越来越多存在肠道问题的新生儿有了手术的机会，于是也有越来越多的"造口"宝宝出现。大多数的造口宝宝手术康复后需要回家进行造口护理，这也给家长们带来了很大的挑战。因此，家长们必须学好造口护理的技巧及观察造口的方法，在宝宝出院前就要掌握医护人员所指导的内容。

造口实际上就是通过肠道手术将肠管的一端引到体表形成的一个开口。根据宝宝的病情和手术方式的不同，造口也有很多类型。有的宝宝腹部只有一个造口开口，有的宝宝有两个造口开口。正常人的消化排泄从口腔开始，在肛门结束。造口术则改变了这种排泄方式，使粪便、消化液和肠道内产生的气体从造口排出。因此，需要用一个专用的袋子在造口的地方收集排泄物，以避免排泄物刺激造口周围皮肤，便于家长进行日常护理。这一专用的袋子就称为造口袋，平时对袋子的更换、清洁、造口的观察就是我们所说的造口护理。

一、造口袋更换步骤

造口袋更换的步骤和图示详见表 11-3。

表 11-3 造口袋更换的步骤和图示

步骤	图示
准备好一套新的造口袋(包括皮肤保护剂、胶条、专用量尺等),医用棉球,温水,干净的剪刀。另外可以根据宝宝造口及造口周围皮肤的情况准备防漏膏、造口粉或皮肤保护膜	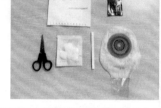
一人帮助按住宝宝的手足部,另一人从上至下轻轻地撕下旧的造口袋。撕的过程要小心,且不要太快,以免撕破宝宝的皮肤。可以用棉球蘸温水,一边湿润胶贴,一边缓慢撕下	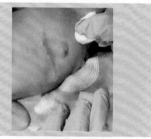
取下旧的造口袋后,用棉球蘸温水,以造口为圆心,一圈一圈地清洁擦拭粘贴造口袋处的皮肤。有时刺激到造口周围皮肤会刺激粪液从造口流出,可以用干的医用棉球轻轻覆盖在造口肠管上	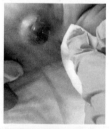
观察造口及造口周围皮肤,如果需要使用防漏膏、造口粉或皮肤保护膜,请按照医护人员的指导在此时使用。给宝宝涂上皮肤保护剂	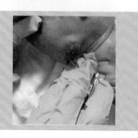

续表

步骤	图示
测量好造口大小,在造口底盘使用圆头剪刀剪裁中心孔,使其形状大小适合宝宝造口形状大小,然后用手指在中心孔周围摩擦,以确保边缘光滑。等家长对宝宝造口大小和更换步骤熟悉后,修剪的步骤可以放到更换造口袋的第一步	
撕下造口袋贴纸,将中心孔对准造口肠管,保持造口袋开口朝向腹部外侧,将肠管套进中心孔后自下而上地把造口袋贴在宝宝腹部皮肤上	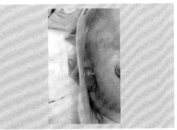
用手指轻压造口袋胶贴,确定没有空隙,然后用空心掌轻压底盘约3分钟,稳固粘贴	
夹闭造口袋开口,整理好宝宝的尿片及衣物。造口袋可以每3~5天更换1次,但如果有粘贴不紧出现粪液渗漏等情况时,要立即进行更换	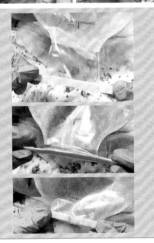

二、造口观察

正常的造口颜色应当是红润的,如果造口颜色发紫发黑,表明肠管的供血出了问题。有时是因为宝宝哭闹用力造成的,因此应当先安抚宝宝再观察颜色有没有变红润,如果颜色仍然发紫发黑,应当取下整个造口袋,暴露造口,并及时就医。有时造口袋与造口肠管摩擦刺激,造口容易出现轻微渗血。家长们不用太过担心,可以取下造口袋后用干棉球放在出血的位置几分钟。这时应当查看是不是由于中心孔太小导致的,可以把底盘的中心孔裁剪大一点(大于造口肠管2~3mm即可),再观察是否还会出现这种情况,平时也要注意不要压迫或摩擦到造口的肠管。如果出现较多新鲜血液,不能止血时,应及时就医。另外,还要注意宝宝的造口肠管有没有从腹部脱出来或回缩进去,如果出现这些情况也要去医院就诊。

三、倾倒造口袋排泄物

造口袋是用于收集宝宝排泄物的,当造口袋里面的排泄物多,或者因为宝宝排气而有较多气体时,要及时打开排气,并倾倒排泄物。具体步骤详见表11-4。

表 11-4　倾倒造口袋排泄物的步骤和图示

步骤	图示
清洁造口袋可以和换尿片一起进行。换尿片后,将换下的尿片放在造口袋开口处,打开造口袋封口	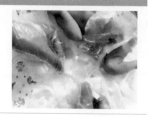

续表

步骤	图示
从上至下轻轻挤压造口袋,将造口袋内的气体和排泄物挤出造口袋,将排泄物挤到换下的尿片上	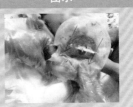
用婴儿湿巾将造口袋开口处擦干净	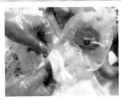
封闭造口袋开口,并检查底盘有没有渗漏	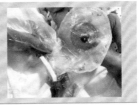

妈妈问

1. 宝宝的造口旁边还有伤口应该如何进行护理?

医生答

宝宝在出院前一般伤口就已经愈合了,可以直接粘贴造口袋。平时在更换造口袋时也要观察原来的伤口有没有出现开裂或者感染的问题。如果宝宝出院前伤口仍然没有完全愈合,医护人员会对您进行指导如何护理伤口,并教会您一些如何更换此类型的造口袋的技巧。

妈妈问

2. 宝宝有两个造口要怎样护理?

医生答

两个造口中,一个是近端造口,另一个是远端造口。

近端造口会排出排泄物,远端造口则不会,除了偶尔会有肠液排出。在出院前医护人员会告诉您宝宝身上哪一个是远端造口,哪一个是近端造口。如果两个造口相离比较近,可以对底盘中心孔进行裁剪,一次将两个造口套入袋中;如果两个造口相离比较远,则可以用造口袋套住近端造口,远端造口使用棉球或纱布块覆盖进行保护。具体请遵从医护人员指导。

妈妈问

3. 宝宝有造口要怎样沐浴?

医生答

宝宝的造口袋是可以碰水的,但沐浴时也应尽量快一些,不要让宝宝长时间泡在水中。如果刚好要更换造口袋,可以考虑先进行沐浴,之后可以直接为宝宝更换新的造口袋。

(周文姬 张 颖)

第十一节 如何进行家庭雾化

【导读】

宝宝出现咳嗽、多痰、喘憋症状,医生说雾化可以配合其他的治疗方式,有助于帮助呼吸道炎症吸收。那么如何进行家庭雾化是正确的?

雾化究竟是什么呢?雾化是一种给药的方式,将药液经雾化器分散成微小的雾滴或微粒喷出,通过宝宝主动呼吸经由呼吸道吸入体内,药物直接作用于呼吸道,达到局部或全身治疗目的。雾化是临床治疗呼吸类疾病理想的一种方法,具有用药方便、剂量小、见效快、全身不良反应少等优点。但雾化治疗最终起作用的还是所用药物,需要根据疾病选择合适药物才能达到预期的效果。

目前比较明确的适宜雾化吸入治疗的疾病主要有:支气管哮喘;喘息性相关疾病;咳嗽相关性呼吸系统疾病;变应性鼻炎、咽炎、喉炎急性发作期;肺炎支原体肺炎、支气管肺发育不良等,以及其他各种排痰困难的呼吸道感染性疾病、过敏性疾病和需要进行气道湿化等疾病。

特别需要指出的是,早产儿支气管肺发育不良(bronchopulmonary dysplasia,BPD)是早产宝宝由于支气管、肺发育不成熟,以及肺损伤而产生的常见肺部慢性疾病。部分早产宝宝需要长期的呼吸支持或氧疗,即使病情改善能够停氧,有些宝宝还会有慢性呼吸费力,稍有呼吸道感染症状病情进展就会很迅速。在后期的慢性恢复过程中,医生可能会建议进行雾化吸入治疗,这也是新生儿人群中长期雾化吸入治疗相对使用较多的情况。

雾化治疗常用的药物有糖皮质激素、支气管扩张剂、生理盐水等。医生通常会针对宝宝呼吸道症状病因选用雾化类药物。抗生素类药物由于无法严格控制药物剂量,维持有效血药浓度,一般不通过雾化方式给药。

雾化治疗的发生装置主要有雾化器、定量吸入器、干粉吸入器。雾化器是在医院内常用的,需要自行加入药液后由机器驱动使用。根据医生处方加入单一种类或多种药物联合应用,也适用于新生儿。雾化器一般由压缩机和雾化杯两部分组成,雾化颗粒的大小可直接影响到雾化效果,小于 2.5μm 的雾化颗粒能够达到下呼吸道和肺泡。一般厂商提供的规格参数中会标示说明雾化颗粒的大小，而压缩机和雾化杯两个因素均会影响雾化颗粒的大小。压缩机能够提供恒定压力的空气，而雾化杯的工艺决定激发颗粒大小的层级。另外，定量吸入器或干粉吸入器是一种成品药物，一般为小型的密封贮药罐，是最常见的气溶胶发生装置，使用时需要按压配合患者主动用力吸气，对于新生儿及小婴儿呼吸无法配合的不能使用，此处不再做详细介绍。

随着临床上需要长期雾化治疗患儿的增多，家庭雾化吸入治疗模式也日益受到关注。需要长期雾化治疗的儿科患者可以考虑家庭雾化治疗，家庭雾化吸入治疗适用于各年龄组的儿童。家庭雾化吸入型糖皮质激素（inhaled corticosteroids，ICS）治疗的优势有：家庭雾化疗效与在医院雾化治疗一致，吸入装置操作简单，给药方式简便易行，患儿家长易于接受；可避免交叉感染；患儿在熟悉的环境中能够更好地配合吸入，避免发生哭闹；节省了家长们反复去医院的时间；当有些疾病喘息发生时，能够在家中第一时间给予雾化治疗，避免了病情的进一步加重。家庭雾化治疗虽有众多优势，但使用前还是需要与医生进行确认是否有必要进行家庭雾化治疗，以及治疗使用时间、用药剂量、频率，并与医生约定一定治疗时间后如期进行复诊评估。

在医生的建议和指导下，宝宝进行家庭雾化治疗时应注意以下几点：

1. 选择适合宝宝使用的雾化器和面罩。面罩的大小应符合新生儿尺寸；新购入机器的家长应详细阅读雾化器说明书，并确认雾化装置、雾化杯连接组装正确；新的雾化器

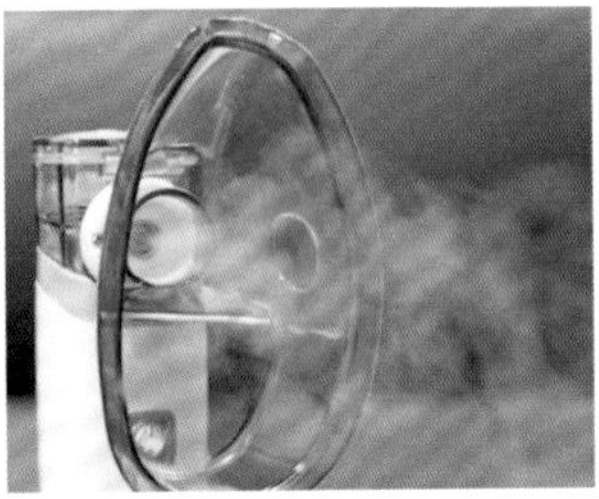

在第一次使用前需用清水洗净并晾干，再装入生理盐水对着空气雾化几分钟，以去除异味，并观察是否有雾气（图 11-11）。

图 11-11 雾化装置与雾气

2. 严格遵循医生的用药剂量、频次。

3. 用药期间应适当抬高宝宝的上半身，可以采用环抱、斜抱或半卧位（上半身抬高 30°~50°）体位，并注意宝宝的脊柱、头部要有支撑，尽量保持宝宝情绪良好，在没有哭闹时进行雾化，雾化杯应垂直握持（图 11-12~图 11-13）。

4. 面罩不需要紧扣在宝宝面部，以免造成挤压不适，保证口、鼻腔在雾化面罩范围内即可。

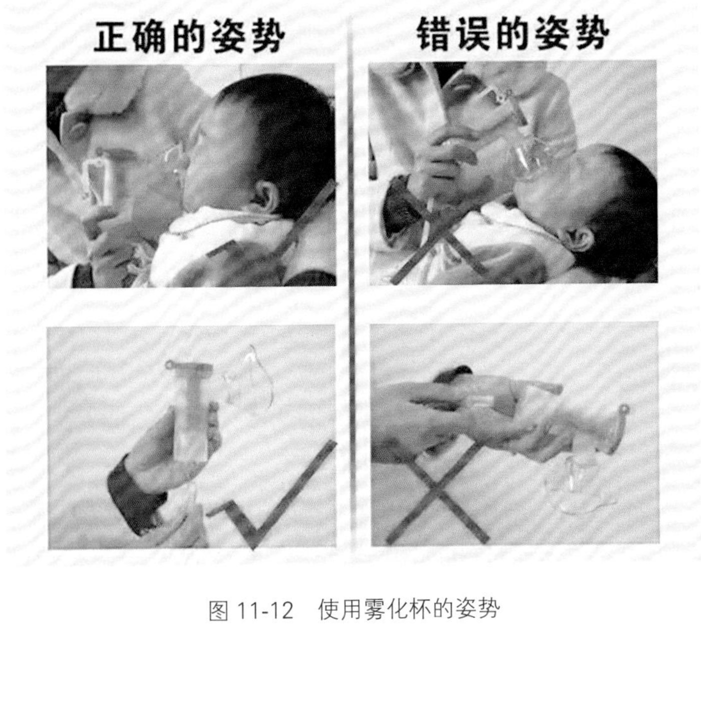

图 11-12 使用雾化杯的姿势

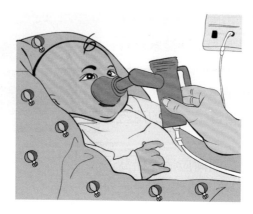

图 11-13　雾化杯垂直握持

5. 在雾化过程中,应注意观察宝宝的呼吸、面色、反应等,以及气雾情况,防止发生窒息。勿使气雾剂喷入眼睛中,如发现不良反应,应立即停止雾化治疗。

6. 雾化结束后及时用清水给宝宝进行面部擦拭,以除去附着在面部的药物,并少量喂水,可以减轻咽部不适,减少药物在口腔中的残留。

7. 面罩专人专用。在每次治疗后,雾化器面罩应充分清洗干净,以减少感染的风险。当宝宝有感染时,在使用雾化面罩后可以用 75% 医用酒精擦拭干净后再清洗。如果在本次感染结束后仍需要继续雾化治疗,则可以更换新面罩。

🧕 妈妈问

1. 给宝宝做雾化治疗就等同于吸入抗生素吗?

👨 医生答

不是的。常用的雾化吸入药物中不包括抗生素,家长可以从医生那里详细了解宝宝进行雾化吸入治疗药品的具体名称和作用。

妈妈问

2. 宝宝一咳嗽就进行雾化治疗会产生依赖吗?

医生答

一些慢性疾病应在医生的指导下进行长期雾化治疗,这只是为了抑制炎症或过敏反应的发生,而不是为了直接止咳,所以不会产生依赖。

妈妈问

3. 宝宝哭闹时进行雾化治疗效果会更好吗?

医生答

雾化吸入治疗时药物的吸入量不仅与药物颗粒的大小有关,还与宝宝呼吸气体量和呼吸深度有关。有研究表明宝宝在安静状态时,呼吸的吸入量更有保障。而宝宝哭闹时呼吸波动大,导致呼气增加、吸气减少,同时膈肌上升,呼吸浅,不能充分地进行通气换气,会减少药物的吸收和利用。因此,应尽量在宝宝安静状态和情绪良好时开始雾化治疗,以获得理想的效果。

妈妈问

4. 给宝宝做雾化治疗的时间是多久?

医生答

通常在宝宝吃奶后 1~2 小时再给宝宝进行雾化吸入,这样可以有效防止排痰、气雾等刺激引起恶心或呕吐。

妈妈问

5. 雾化过程中宝宝出现哪些症状时家长要给予警惕?

医生答

在雾化治疗过程中,家长要随时注意观察宝宝的状态,如果出现恶心、烦躁、面色发青、气促、呼吸困难等不良反应,要及时停止治疗,寻求医生的帮助。

(王 瑾)

第十二节 早产宝宝回家后如何进行监护

【导读】

　　早产宝宝在新生儿重症监护病房住院 2 个多月,终于医生通知最近打算安排宝宝出院了,不过要在家中为宝宝准备一台监护仪,以防宝宝出现状况时能够及时发现。但是宝宝的爸爸妈妈很疑惑,既然可以出院了,为什么还要再监护? 在家中该怎么监护? 出现问题该怎么办?

　　监护仪是一种以测量和控制患者生理参数,并可与已知设定值进行比较,如果出现超标可发出警报的装置或系统。早产宝宝出院前医生让准备监护仪,此时家长不用太过紧张,其实每个早产宝宝出院在家都需要进行一些监护,包括体温、呼吸、面色(氧饱和度)、喂养情况、大小便情况、体重增加及生长发育情况等,这是为了让家人清楚了解宝宝的情况,以便更好地帮助宝宝从医院过渡到家庭,减少意外事件的发生。购置或租用监护仪在家庭中使用,是为了更准确、更直观地监护新生儿的呼吸、氧饱和度、心率这 3 项生理指标的情况。

　　早产宝宝在使用家庭监护仪前,医护人员一般会根据宝宝的病情事先与爸爸妈妈进行沟通。对于确定需要准备监护仪的家庭,医生会建议家长提前做准备,并在宝宝出院前能够将监护仪带入病房给宝宝试用,家长也可以学习监护仪探头如何缠绕在宝宝的肢体、松紧程度、报警限制的设置、监护数据解读等内容,并且还可以与医院的设备进行对比。家用监护仪由于价格等因素一般会选用简易的小型仪器,不太可能与医院的设备仪器达到同等敏感度,所以出院前进行试用才能保障出院后及时正确使用。

监护仪一般由主机和监护探头或连接线组成,主机界面根据监护内容显示不同,一般家庭简易监护仪上通常只有两个数值,分别是血氧和脉搏。主机需通过连接线与新生儿连接,以获取各项参数,血氧监护探头可以监测血氧饱和度和脉搏,应选用新生儿专用的产品。监护仪有缠绕、夹、套等几种方式,各自有其优缺点,可根据宝宝的大小、贴合度等进行选择,但无论是哪种产品,连接到宝宝肢体的指端、趾端、手掌、足掌等部位时都应注意松紧适度,不能过紧影响局部血液循环,建议每 2~3 小时更换连接肢体。另外,也可以连接心电导联线,通过粘贴在胸壁的 3 个电极片连接导线获取心率和呼吸的数据,但在家庭监护中使用较少。

早产宝宝家用监护仪一般只进行血氧饱和度、脉搏两项监测,这两项监测数据可以通过一个红色灯光探头获得。新生儿血氧饱和度的正常值应在 90% 以上,但需要监护的早产宝宝或多或少存在呼吸方面的问题,可能不一定能持续维持在 90% 以上,需要根据医生出院时的建议进行判断。有时 85% 以上也可以接受,设置报警可以适当放宽至 80%~85%。脉搏可以反映心率,新生儿在正常安静状态下范围在 120~160 次 /min,但由于早产宝宝会有肢体活动兴奋的情况,所以心率不超过 180 次 /min 也是可以接受的,设置报警限制可以在 100~180 次 /min。

如果宝宝病情需要,家庭监护仪也可以通过粘贴在胸壁的3个电极片连接导线获得心率和呼吸数据。新生儿心率范围与脉搏通常一致,在安静状态时呼吸的正常范围一般在40~60次/min,设置报警限制可以放宽至20~70次/min。

当发现宝宝的监护数据有异常时,如果短暂自行恢复可以不给予特别处理,但如果持续时间长,且血氧和心率进行性降低可以采取以下措施:①判断是否有呛奶、反流,如果有可立即拍背,帮助其将吸入物排出;②如果家中备有氧气,可给予吸氧处理;③可以进行简单的新生儿复苏;④经上述处理没有缓解时,应立即呼救120,并送往医院治疗。

妈妈问

1. 宝宝的监护仪应该如何选择?

医生答

这需要与住院医师进行沟通宝宝需要监护的原因、监护的项目而定,除了合适的监护仪外,还应选择合适宝宝的探头连接线。

妈妈问

2. 宝宝的家庭监护什么时候可以停用?

医生答

需根据宝宝的监护情况进行评估,如果疾病情况逐步改善,可以先尝试间断监护,比如夜间进行监护,白天停止监护,但最终停止监护时间需要随访时再与医生确定。

妈妈问

3. 监护中经常发现没有数值是什么原因?

医生答

一般是由于探头与宝宝肢体接触不良引起的,可以重新进行连接。有时宝宝活动过多也会出现这种情况,待宝宝安静后会有数值出现。

(王　瑾)

第十三节　如何进行家庭吸氧

【导读】

　　早产宝宝要回家了,爸爸妈妈很高兴,虽然这些"过五关斩六将"经历了数月新生儿重症监护的小宝宝们长大了,但出院时却还需要一些医疗辅助,其中最常用的就是吸氧。那么,家庭吸氧要注意些什么?

　　需要进行家庭吸氧的宝宝往往是患有新生儿支气管肺发育不良的早产宝宝。据国外报道 25 周出生并存活的早产儿中有 36% 会依赖氧气出院,纠正胎龄 40 周后平均需氧时间为 2.5 个月,而 3% 的婴儿在 1 年内仍需氧。

　　家庭用氧的设备一般包括:氧气袋、氧气钢瓶、制氧仪 3 种。氧气袋适用于病情轻微且短期可以离氧的情况,在氧气充足的情况下,压力只能维持 1~2 分钟。普通氧气袋在供氧时压力不断下降,一般压力为 10.6kPa(大气压为 10.0kPa)时需医护人员按压氧气袋。在调节上无据可依,难以准确地调节氧流量,当氧导管完全开放时会导致氧气袋内极其有限的救生氧瞬间丢失,当开启氧气袋氧导管太小,将无法判断患儿是否吸氧。氧气瓶是贮存和运输氧气的专用高压容器,它由瓶体、瓶箍、瓶阀和瓶帽 4 部分组成。由于氧气瓶是一种盛装助燃压缩气体的移动式容器,压力高,装满的钢瓶内有 135~150 个大气压,容积越大则装的氧气越多,可以通过氧气瓶表头调节给予患儿相对恒定流量的氧气,但氧气瓶的安全隐患也相对较大。制氧仪有不同的工作原理进行制氧,经过净化处理后即成为高纯度的氧气,使用过程中可以调节氧气流量。

新生儿或婴幼儿家庭吸氧方法主要为:①鼻导管吸氧法。这种吸氧方法设备简单,使用方便。鼻塞法有单塞和双塞两种:单塞法选用适宜的型号塞于一侧鼻前庭内,另一侧鼻孔开放;双塞法为两个较细小的鼻塞同时置于双侧鼻孔,鼻塞周围尚留有空隙,能同时呼吸空气,患儿较舒适,鼻塞鼻导管吸氧法一般只适宜低流量供氧,若流量比较大就会因流速和冲击力很大让人无法耐受,同时容易导致气道黏膜干燥。②面罩吸氧法。可分为开放式和密闭面罩法,开放式是将面罩置于距患儿口鼻 1~3cm 处,可无任何不适感;密闭面罩法是将面罩紧密罩于口鼻部并用松紧带固定,可提供相对高一点的吸氧浓度,感觉较舒适,无黏膜刺激及干吹感觉,但氧耗量较大,存在进食不便的缺点。在没有局部皮肤受损的情况下鼻导管的方法更常用,可以根据宝宝住院期间吸氧方式延续,无论何种方式都应该选用大小合适的尺寸。③其他形式的吸氧方式如经气管导管和机械通气等,在目前基本不用于新生儿或婴幼儿的家庭用氧。

家庭用氧应用过程中会涉及用氧浓度和流量两个参数,但用氧浓度在家庭的制氧仪和氧气瓶很少能够进行调节,基本上都是产生多少供给多少。①用氧浓度:如果有条件进行氧浓度的调节,可以根据患儿住院期间的用氧浓度作为参考。②给氧流量:对于达到家庭用氧条件出院的患儿,一般需要氧浓度都应小于 2L/min,如果过大可能会损伤患儿的鼻腔黏膜。由于住院期间大部分新生儿病房都有空氧混合装置,患儿使用的吸氧浓度会尽量选择低水平,而家庭用氧的氧浓度一般都会偏高,这时可以通过降低流量达到平衡。这一调试过程最好是在宝宝出院前进行,可将购置的家庭用氧装置带到医院,在医护人员的帮助下完成,并制订一个初始的家庭用氧方案。

家庭用氧的目的是满足宝宝肺部情况完全康复前对氧气的需求,判断人体对给氧量是否满足主要通过氧饱和度(SpO$_2$)监测,应保持在 93%~95%。如果没有频繁发作的低氧饱和度时,SpO$_2$ 低于 85% 的时间应小于 5%,低于 90% 的时间应小于 10%。氧饱和度的监测详见本章第十二节"早产宝宝回家后如何进行监护"内容。如果宝宝的情况不能达到这一要求,需要适当上调吸氧流量;如果宝宝的情况达到以上标准,且夜间测氧饱和度也令人满意,则尝试逐渐下调氧流量。一般每次下调流量 0.1L/min,直至氧气需氧量降到 0.1L/min 后可以在合适的时候尝试停用氧气。整个情况可以是一个漫长的过程,必须不断地检查宝宝的情况,并定期去医院进行随访,因为需要家庭用氧的宝宝可能存在肺动脉高压,所以心脏评估是必不可少的。由于宝宝哭闹等原因氧饱和度可能会出现波动、不稳定的情况,这时可以根据宝宝的面色等情况判断是否真的存在缺氧,可以短暂提高氧流量,待宝宝血氧平稳后再调回之前的水平。

宝宝在家庭用氧情况下,如果出现任何不确定的疾病状况均需要第一时间就诊,危重情况需要呼叫 120 急救系统,并第一时间告知患儿之前的用氧情况。

妈妈问

如何保证家庭用氧的安全性?

医生答

　　氧气具有易燃特性,因此在用氧过程中一定要注意环境是否有明火。使用氧气袋时应避免接触高温,充氧气袋时需有人在旁关注,以免充量过度造成氧气袋爆裂。如使用制氧机应仔细阅读说明书后再使用,制氧机要放置平稳使用;如有湿化瓶,其中的水位不宜太高(水位以瓶体的一半为宜),否则瓶中的水易溢出或进入吸氧管。湿化瓶要定期更换消毒,其中的水可滋养病原体。制氧机较长时间不用时,请切断电源,倒掉湿化瓶中的水,并置于无阳光照射的干燥处保存。

(王　瑾)

第十二章
新生婴儿的安全管理与紧急处理

第一节　关于宝宝的安全问题陷阱何其多

【导读】

隔壁小王夫妇生了一个胖小子，半夜妈妈发现宝宝躺在她的手臂下全身发紫，于是送去医院抢救，现在还在重症监护室中。宝宝在妈妈身边发生了什么？不会说、不会跑的新生宝宝就这么容易受伤害吗？

随着新生宝宝的降临，迫使每位新手爸爸和妈妈逐步进入角色，面对"小小软软的一团肉"，感到无所适从，不知道该如何照顾好宝宝。是依照老一辈的经验去照顾，还是尝试一下朋友推荐的"科学育儿方式"，或者根据网络自学来照看宝宝呢？由于每个人存在知识面和能力的片面误区，所以很容易给新生宝宝造成伤害。

比如一时没注意手臂压到了宝宝的脸，或者衣被盖住了宝宝的头，导致宝宝脸色变得青紫；或者一时大意，不小心将宝宝摔倒在地上、小手小脚被衣服上的绳子缠住；或者为了给宝宝退黄喂了退黄汤，结果导致越退越黄；或者摇着哄哭闹的宝宝，就摇除了问题……这样的例子数不胜数,有些意外的发生往往会让一个家庭悔恨终身。

据世界卫生组织(WHO)报告,意外伤害是世界各国
0~14 岁儿童死亡的首位原因,每年约有 90 万名儿童因此
死亡,占儿童死亡率的 20% 以上,同时也是儿童致残的主
要原因。2010—2015 年,意外伤害一直是我国 0~19 岁
青少年儿童的首要死亡原因,平均每 10 人死亡中就有 4.5
人是因伤害而导致。2017 年 12 月《中国青少年儿童伤害
现状回顾报告》中显示,每年有 54 194 名 0~19 岁青少年
儿童因伤害死亡。目前防止儿童意外伤害是非常严峻的
社会性问题,新生宝宝由于其发育的特殊性,加之活动能
力较弱,更容易造成伤害。因此,需要时刻提高警惕,注意
防范,为新生婴儿营造一个健康、安全的生长环境。

🧑 妈妈问

新生婴儿这么娇嫩,该如何有效地规避伤害?

🧑 医生答

有效规避新生婴儿的意外伤害需要家长们理性、科学
地育儿,细心、耐心地照顾宝宝。以下章节会详细介绍各
种意外伤害的防护措施。

(叶秀桢)

第二节 宝宝发生呛奶或窒息该如何处理

【导读】

小王夫妇在逗小胖娃娃玩儿,宝宝看着很可爱,可性
子却很着急,每次吃奶都容易呛奶,有时会呛得面色发紫。
为此,妈妈很是焦虑。那么,宝宝为什么会发生呛奶呢?

如果呛奶多了又该怎么办呢?

　　呛奶是新生儿时期较常见的现象,既可能与新生儿消化道解剖和生理特点相关,也可能是新生儿肺炎等疾病的早期表现。当奶液进入气管而咳不出,量少时会直接吸入肺部深处造成吸入性肺炎;如果误吸的奶量较大,则会造成气管堵塞,甚至是不能呼吸,从而引发窒息危及生命。

🧑 妈妈问

　　1. 家长要怎样避免宝宝发生呛奶呢?

👨 医生答

　　每位准妈妈在分娩宝宝之前都应该认真学习正确的喂哺和护理宝宝的方法,比如母乳喂养的宝宝应倾斜在妈妈怀里(上半身呈 30°~45°),不要躺在床上喂奶。妈妈泌乳过快且奶水量过多时,可用手指轻压乳晕,减缓奶水的流出。人工喂养者可将奶瓶底高于奶嘴,防止吸入空气。奶嘴开孔要适度,可以选择仿母乳奶嘴,在喂奶过程中奶瓶中的奶汁应该完全充满奶嘴,避免同时吃进空气。在每次喂完奶后,应竖抱宝宝,并轻拍其背部,以排出胃内多余的空气。喂哺宝宝时要专心,一边喂奶一边观察宝宝的脸色、表情;学会观察,若宝宝的嘴角溢出奶水或呛咳,应立即暂停喂奶。

　　注意喂养的时间和时机,比如避免在宝宝哭闹时喂奶;每次喂奶时,一次喂奶量不宜过多,给予适当的奶量即可,不要等宝宝已经很饿了才喂哺。对于容易吐奶的宝宝,除了注意排空胃内空气外,睡眠时的体位也很重要,如头部稍高于足位的侧卧位。

👩 妈妈问

2. 如果宝宝发生了呛奶,家长该怎么办?

👨 医生答

应迅速将宝宝的头转向一侧,以免吐出物继续流入气管;利用身边的物品帮忙清理宝宝口腔内残留的奶液,比如可以把手帕缠在手指上伸入口腔中,甚至到咽喉,并将吐、溢出的奶水快速清理干净,或者利用吸奶器管道伸入宝宝口中抽吸残留奶液;持续观察宝宝的反应、呼吸状况和皮肤颜色,如果宝宝憋气不呼吸或面色发紫(即缺氧导致面色发黑时),可将宝宝俯卧在成人膝上或床上,用力拍打背部 4~5 次(注意拍打力度),直至宝宝出现呼吸后再送医院进一步检查。

👩 妈妈问

3. 如何防止宝宝出现除了呛奶以外的窒息? 如果出现应该怎样处理?

👨 医生答

宝宝不要和母亲同睡一个被窝,建议让宝宝单独睡,或者在大人床旁边放一张小床。婴儿床要满足以下要求:床垫不能太软;如果有护栏,高度要满足能够阻碍宝宝跌落;护栏最好是不可活动拆卸的,如果可以拆卸,须有卡锁固定;每根护栏之间的距离不能过大,以不能通过宝宝的头部为宜;床头及床尾板要坚固,不要有镂空等复杂的雕饰花纹;不建议母亲躺着给宝宝喂奶;宝宝身边不要放置柔软的布巾等物品;宝宝睡眠时亦不建议远离家长视线;远离易遮盖宝宝口、鼻的定型枕头;家里如果宝宝有兄弟姐妹的,要谨防未成年人给宝宝喂食不当食物,比如糖果、饼干等。婴幼儿海姆立克急救法(1)详见图 12-1。

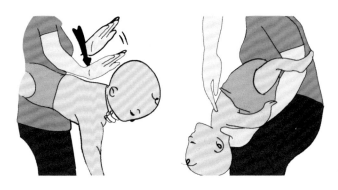

图 12-1　婴幼儿海姆立克急救法(1)

妈妈问

4. 如果宝宝不慎出现缺氧窒息,我们应该怎样处理?

医生答

首先应将遮盖宝宝口、鼻的物品拿开,或者取出口腔内的物品;尽快了解清楚宝宝吸入的物品;如果怀疑宝宝是由异物吸入阻塞引起,但其仍然哭闹和咳嗽,可以让他继续咳嗽,此时不要拍其背部或饮水,并立即前往医院。如果宝宝不能哭闹、咳嗽或呼吸,家长可用 2~3 个手指放在宝宝胸骨的中央部,做 5 次胸部按压之后检查一下宝宝的口腔。如果宝宝出现意识丧失,但仍有呼吸,可让其采取仰卧位,头部轻轻地倾斜向后,用 1 个手指在宝宝口内触摸并清除阻塞的异物。如果宝宝丧失意识并停止呼吸,则需要进行心肺复苏;如果宝宝有脉搏但是没有呼吸,则应继续抢救直至恢复呼吸。用一只手将宝宝的头部向后倾斜,用另一只手托起下颌以通畅呼吸道。家长的口对准宝宝的口和鼻,每隔 3 秒向宝宝的口、鼻内小幅度吹一次气,直至宝宝恢复自主呼吸。切记:在实施上述急救措施的同时,必须立即呼叫救护车,送宝宝到医院做进一步抢救。婴幼儿海姆立克急救法(2)详见图 12-2。

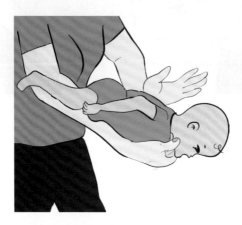

图 12-2 婴幼儿海姆立克急救法(2)

(叶秀桢)

第三节 宝宝发生烫伤及扎伤该如何处理

【导读】

隔壁小王夫妇抱着哇哇大哭的二宝急急忙忙地赶往医院,医生一问才知道,原来是他家的大宝给二宝喂水时,将一杯热开水倒在了二宝脸上,将二宝烫伤了。父母的粗心导致事情发生,怎么能让未成年的大宝去照顾新生儿呢?

新生宝宝由于活动能力有限,无法自行躲避来自外界的威胁,家长的疏忽或者"好心"往往容易伤害宝宝,比如因为宝宝手脚凉,喜欢用热水袋为宝宝保暖,且暖水袋放置位置离宝宝太近而引起烫伤,或者使用家庭电炉或红外线照射取暖时,因灯光太强,照射距离近,照射时间长,导致宝宝烫伤;更有甚者,为新生宝宝家庭游泳时,因为担心宝宝着凉而不断添加热水,导致"慢火煮娃",造成无法挽救的悲剧;有的家长在给宝宝洗浴时由于粗心直接将宝宝置于热水中,导致宝宝皮肤大面积烫伤;使用奶瓶喂养奶粉时,有的家长往往着急安抚哭闹的宝宝,未试温度,直接将冲调后的奶液喂哺宝宝,导致高温奶液烫伤宝宝的消化道。除了烫伤事件外,皮肤扎伤现象在家庭中也频繁发生,比如不少地方习俗会给新生宝宝贴身佩戴各种预示祝福的首饰等物品,这些配饰往往质地较硬,还有棱角,佩戴时间久了或者体位不当,也会造成宝宝皮肤的扎伤,或者将小毛巾或祝福符等用别针别在宝宝的衣服上,也容易造成松开的别针扎伤宝宝皮肤。

🧕 妈妈问

如果遇到宝宝因意外被烫伤或者扎伤皮肤时,我们应该怎样处理?

👨‍⚕️ 医生答

首先要镇定,尤其是当宝宝出现大面积烫伤时,应立即脱离热源,以流动的自来水冲洗伤口 15~30 分钟。若无法冲洗伤口,则可以采用冷敷法,并在水中小心除去或剪开衣物。以上所有动作都要轻柔,同时要保持创面干净及水疱的完整,对烧烫伤部位覆盖干净毛巾,并转送至医院做进一步地诊治。切忌采用搽盐、肥皂、酱油、牙膏等方法止痛。

(叶秀桢)

第四节　宝宝从床上坠落该如何处理

【导读】

新生宝宝还不会自行翻身、爬行,所以大家理所当然地认为:"宝宝老老实实地躺着,怎么会出现坠落意外呢?"其实,新生儿在家中发生坠落意外往往与家长的疏忽有关。小王夫妇的二宝就是因为大宝在床上玩耍时,不小心将二宝踢下床而就医,可见某些意想不到的原因均会给宝宝造成伤害。

宝宝从床上坠落的原因有很多,比如在一些家庭中宝宝和父母共同睡在一张床上,当父母熟睡后,各种不良睡姿均可能造成宝宝坠床;或者是家中还有其他年幼的兄长或姐姐,在父母离开宝宝身边时也会因拉扯床单、搂抱新生宝宝不慎将宝宝拉下床;又或者是宝宝自己哭闹,因脚蹬来回移动或翻身时不慎摔落。新生宝宝发生坠床后会因床距离地面的高度、地面材质等不同而造成不同的伤害,严重者可出现颅脑、肝脏等脏器出血,甚至危及生命。

妈妈问

1. 如何防止宝宝发生坠落伤害?

医生答

父母需时刻谨记安全第一。新生宝宝应单独放置在有牢固栏杆围绕的小床上睡觉;家长照顾新生宝宝时应不离人,避免让无行为能力的儿童搂抱新生儿。

妈妈问

2. 如果宝宝从床上摔下来，该怎样处理？

医生答

如果宝宝不慎坠落，出现啼哭，并且没有手足抽动和意识障碍，家长要立即抱起进行安抚，同时应注意宝宝坠床时着地的部位，有无皮肤破损、出血等；若无问题时可严密观察 24~48 小时，观察宝宝是否出现如嗜睡、不愿意吃奶、吐奶、发热等表现，若有情况应及时抱宝宝到医院就诊。

如果宝宝摔落时出现意识丧失、颜面青紫等，尽可能不要搬动宝宝，并立即呼叫急救车；如果宝宝摔落时出现头部出血，可以用一件干净的衣服直接压在伤口上止血，并及时抱宝宝就医或者等待医疗急救。

妈妈问

3. 如何避免宝宝受到伤害？

医生答

不要将宝宝单独留置在大人的视线范围外；不要随意给宝宝喂食除奶以外的食物或药物，尤其是看护好家里宝宝的兄姐，将所有的潜在危险品妥善放置在兄姐取不到的地方；如果宝宝出现不适表现，要细心了解宝宝可能接触到的物品并及时抱宝宝就医，向医生表述清楚；如果出现一氧化碳等气体中毒事件，首先应将宝宝抱到有新鲜空气的地方，并进行紧急医疗呼救；如果宝宝还有呼吸，电话呼救等待的同时应咨询正确的做法；如果宝宝没有呼吸，在呼叫医疗的同时立即为宝宝实施心肺复苏术（详见第十二章第八节"新生儿的家庭急救知识"）。

（叶秀桢）

第五节　能否对宝宝进行摇晃

【导读】

在住宅小区或公园小巷中,我们经常会看到伴随着"哦哦哦"的声音,并摇晃着哄哭闹的宝宝,也会看到左右或上下抛举宝宝,逗宝宝玩耍的现象。那么,这种抛举和摇晃宝宝的方式真的可行吗?

新生宝宝颈部肌肉力量弱,难以支撑相对较重的头颅,脑部发育仍未完善,脑组织娇嫩,脑血管也相当脆弱,当受强力摇晃时,脑部组织容易与颅骨发生撞击,而出现血管撕裂及脑神经纤维受损,称为摇晃婴儿综合征。摇晃婴儿综合征常见于小婴儿,轻者可出现烦躁不安、倦怠;重者可有运动障碍、瘫痪、呼吸困难、失明、反应迟钝、神情恍惚、惊厥、昏迷现象,以致长大后发育迟缓,智力低下;严重者可因颅内血肿而夭亡。

因此,家长要了解婴幼儿颈部及头部发育特点,照护小婴儿,特别是照护新生宝宝时要避免以下动作:剧烈地摇晃宝宝的头部;抱着宝宝快速旋转;抓着宝宝的肩膀快速猛烈地前后左右摆动;将宝宝用力往床垫上或沙发上抛出,使其因受反弹力而上下振荡;宝宝乘车时没有固定在安全座椅上;抱着宝宝如荡秋千一样前后大幅摆动或突然停住;让宝宝坐在大人膝盖上或脚上,前后或左右大力摇晃。

妈妈问

如果抱着宝宝不慎发生摇晃,应该如何处理?

医生答

如果宝宝头部不慎受到强力震动,需密切观察其精神反应、吃奶情况、肢体活动、呼吸状况等,如有异常应尽快就医。

(叶秀桢)

第六节　宝宝爱招蚊子,该如何选择防蚊剂

【导读】

在春夏季节,很多宝宝的面部、手、脚等部位都容易被蚊虫叮咬而出现一个个的"红包",宝宝常常因为又痒又痛而哭闹不安、影响睡眠,妈妈们又心疼又着急,还担心会不会被染上传染病,纷纷拿出各种防蚊高招。

为了消灭蚊子,妈妈们有的养殖各种灭蚊虫植物,有的使用蚊帐,还有的用花露水给宝宝洗澡,甚或是使用传统的蚊香(如可燃烧的圆盘状蚊香、电蚊香片、电蚊香液等),以及可以香薰的电灭蚊器、花露水、风油精等,但以上这些驱蚊方式驱蚊效果不佳,而且还对新生宝宝的健康不利。比如风油精和清凉油不适合3岁以下的宝宝;花露水中含有大量的酒精;传统的蚊香中有效的灭蚊成分属于低毒杀虫剂,长时间吸入会影响宝宝的健康,所以都不建议给新生宝宝使用。那么究竟哪种方式才适合新生宝宝呢?

为了避免化学性药物对新生宝宝健康的影响,建议首选物理防蚊为主,比如使用蚊帐、纱窗等方式隔离宝宝与

蚊虫的亲密接触；其次是尽量远离蚊虫易聚集的区域，如垃圾桶、积水处、花／草丛等；外出时应尽量给宝宝穿着长袖衣裤；最后是避免给宝宝穿着鲜艳的或有花样图案的衣服，也不要给宝宝使用香皂、香水或发胶，以免招惹蚊虫叮咬。

如果宝宝需要外出，且蚊虫又很多时，想要选择一款适合宝宝的防蚊剂，应该如何选呢？

目前市面上打着适合儿童使用旗号的驱蚊剂品牌有很多，家长们在选择时首先应看重成分。美国食品药品管理局（Food and Drug Administration，FDA）及疾病与预防控制中心（Centers for Disease Contro，CDC）均推荐2~6 月龄的宝宝可以使用含避蚊胺（化学成为 N，N- 二乙基 -3- 甲基苯甲酰胺）、驱蚊酯（也称伊默宁）和埃卡瑞丁成分的驱蚊剂，但不推荐用于 2 个月以下的婴儿。同时，给宝宝使用的驱蚊剂中避蚊胺的含量应不超过 30%，建议埃卡瑞丁的有效浓度为 5%~10%，所以在购买时家长要仔细阅读产品标签。

其次，可以选择的驱蚊剂成品类型也有很多种，如佩戴型、喷雾型、液体涂抹型、膏状型等，建议以不直接接触宝宝皮肤的防蚊剂为佳，比如选择佩戴型的防蚊剂，悬挂在宝宝躺着的小推车上也不失为一种很好的方式。

妈妈问

给宝宝使用防蚊剂时需要注意哪些方面？

医生答

使用防蚊剂时一定要避开宝宝能接触到口腔的手部、眼睛、嘴和伤口等部位。

（叶秀桢）

第七节　宝宝会被晒伤吗？该如何选择防晒剂

【导读】

隔壁的小王夫妇又在争吵了，是关于二宝外出晒太阳要不要涂防晒剂的问题。妈妈认为宝宝的皮肤娇嫩会晒伤，而爸爸则认为男宝宝不怕晒。

那么新生宝宝需要防晒吗？这是对于很多爸爸妈妈来说都很困惑的问题，尤其是当保健医生交代要进行日晒，有助于黄疸消退及促进钙吸收时。

答案是肯定的，宝宝当然需要防晒。虽然各种肤色的人对阳光热度的敏感度不同，但每个人都存在被阳光灼伤的潜在可能，新生宝宝就更有可能被晒伤。有研究发现，紫外线对皮肤的损伤是可以进行累积的，在没有防护的情形下，日晒的时间越长、越频繁，则患有皮肤癌的风险也越大。因此，为了避免发生晒伤，应尽量不要让宝宝在紫外线强度达到高峰时出门，如果需要出门的话，建议做好防晒准备。这种紫外线强度高不仅是指在阳光强烈的时候，也包括在气候凉爽的阴天或者是高海拔地区。

美国儿科学会（American Academy of Pediatrics，AAP）建议，对于不满6月龄的婴儿应尽量避免被日光直晒，以及避免在紫外线辐射强度强烈时外出日晒；而在晴天需要抱宝宝外出时，最好做好防晒准备。

对于6月龄以下的宝宝，物理防晒是第一道防线，尤其是对于出生才 1 个月内的新生儿,建议使用颜色浅的衣物、宽边遮阳帽将暴露在外的皮肤进行遮挡;婴儿车可以配备遮盖式的防晒帘;夏季可以选择树荫下,避免阳光直射。除了皮肤外,也要注意眼睛和头发的防晒。

如果衣物不能完全把宝宝遮盖起来,并且阴凉处也不够大,应该给宝宝小范围地涂抹防晒霜,比如涂在面部和手背等裸露的地方。

妈妈问

1. 市面上能购买到的防晒霜品种有很多,应该如何进行选择?

医生答

一是要选择正规厂家生产的产品,并且是为儿童专门配方的防晒霜;二是要通过正规的渠道购买;三是要选购能够同时防护紫外线 A(ultraviolet A,UVA)、紫外线 B(ultraviolet B,UVB)光谱的防晒霜,防晒因子(sun protect factor,SPF)指数至少为 30 或更高,最好是含有氧化锌和二氧化钛成分而不含有羟苯甲酮成分的防晒霜。

妈妈问

2. 防晒霜应该如何使用?

医生答

为了更好地达到防晒效果,需要在出门前半小时进行涂抹。如果在户外停留时间较长,需要每 2 小时进行补涂一次,并在回到室内后及时用清水给宝宝清除干净残余的防晒霜。

（叶秀桢）

第八节　家庭急救知识

【导读】

李爷爷的孙子在吃花生豆时突然出现剧烈咳嗽,小脸憋得通红,很快出现颜面和嘴唇发紫。这可把李爷爷吓坏了,赶紧抱起孙子打车去了医院。医生说宝宝由于缺氧严重造成了脑部损伤,可能会留有后遗症,还说如果在宝宝发生意外时能够正确处理,宝宝就会避免出现现在的结局,这让李爷爷后悔不已。

宝宝在家庭或者户外发生意外时,比如呛奶、异物引起的缺氧窒息、昏迷不醒等情况,在呼叫医疗救援人员的同时,我们还应该积极给予一些必要的心肺复苏措施,直至救护车到达现场进行急救处置后再将宝宝送达医院,这是为了能够有机会给宝宝接受进一步诊治创造有利的条件。

家庭急救主要在于基础生命支持(basic life support,BLS),一旦发现宝宝出现窒息时需要立即进行以下步骤的抢救:

1. 大声呼救,并确保现场对施救者和儿童均是安全的。

2. 确认宝宝的生命状态,评估判断,如果宝宝可以呼吸、哭泣,或者可以咳嗽,则不需要立即实施心肺复苏,密切观察,必要时可送医院诊治或者呼叫 120;如果宝宝完全不呼吸或者呼吸不规律,忽有忽无,并伴有颜面部、皮肤青紫,或者出现意识障碍时,需立即进行急救,同时让同伴帮忙呼叫 120。

3. 判断宝宝窒息的可能原因,如果怀疑是由异物吸入引起的,可交替在其背部拍打 5 次,以及在胸部按压 5 次,直至异物被清除。见图 12-3 和图 12-4。

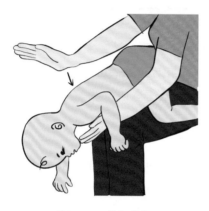

图 12-3 拍打背部

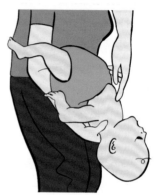

图 12-4 胸外按压

4. 胸外按压(circulation,C)。持续观察宝宝如果出现意识障碍,或者无自主呼吸,需要开始进行心肺复苏(cardiopulmonary resuscitation,CPR)。具体步骤如下:

(1)开始胸外按压。确保宝宝仰卧于平地上,或用一块硬板置于其肩背下,急救者可采用跪式或踏脚凳等不同体位。用单手或双手于乳头连线水平按压胸骨,或按压胸部;按压深度至少是胸廓前后径的 1/3,即婴儿相当于 4cm,不超过 6cm;每次按压后都要让胸部恢复到正常位置;按压的频率为 100~120 次 /min,如果同时需要通气,可按照单人操作按压 - 通气比例为 30:2 进行。双人操

作时按压 - 通气比例可采用 15：2，应每 2 分钟或 5 个周期 CPR（每个周期包括 30 次按压和 2 次人工呼吸）更换按压者，并在 5 秒内完成转换。需要强调的是，应进行持续而有效的胸外按压，动作需快速有力，并尽量不间断。见图 12-5。

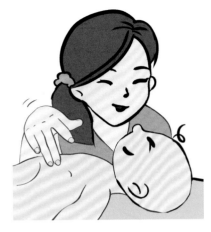

图 12-5　婴儿胸外按压

（2）开放气道（airaway，A）。对于婴儿来说，理想的 CPR 应包括通气和按压。有两种方法可以开放气道，提供人工呼吸，即仰头抬颏法和推举下颌法。后者仅在怀疑头部或颈部损伤时使用，因为此法可以减少颈部和脊椎的移动。遵循以下步骤实施仰头抬颏法：将一只手置于患儿的前额，然后用手掌推动，使其头部后仰；将另一只手的手指置于颏骨附近的下颌下方；提起下颌，使颏骨上抬。注意在开放气道的同时应该用手指挖出患儿口中异物或呕吐物。

（3）开始人工呼吸（breathing，B）。给予人工呼吸前，正常吸气即可，无须深吸气；如第一次人工呼吸未能使胸廓起伏，可再次采用仰头抬颏法开放气道，给予第二次通气；捏住宝宝的鼻孔，继续用你的嘴部严密罩住宝宝的口部；吹两口气，每次持续 1 秒，每次吹气时要保证宝宝的胸廓有起伏（图 12-6）。

（4）继续胸外按压和人工呼吸。单人操作比例按照

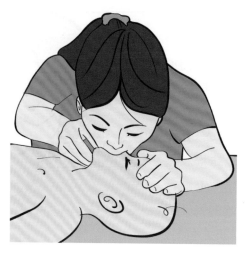

图 12-6 做人工呼吸

30：2,双人操作比例按照 15：2,在 5 轮胸外按压和人工呼吸后(大约 2 分钟),注意需再次评估宝宝的神志、呼吸、脉搏和皮肤颜色。如果宝宝仍旧没有呼吸,则继续进行 CPR;如果宝宝有自主呼吸,且颜面红润,则应停止人工呼吸,等待医疗救援人员到来。需要注意的是,触摸宝宝颈动脉以感觉有无搏动(搏动触点在甲状软骨旁胸锁乳突肌沟内),应在 10 秒内判断脉搏是否存在。

对于尚未建立高级气道的 CPR,应尽量提高胸外按压在整个心肺复苏中的比例,目标至少为 60%。胸外按压的比例是实际按压的时间占整个 CPR 过程中所用总时间的比例。设定这一比例旨在减少按压的中断,中断时间需限制在 10 秒以内。

🧑 妈妈问

如果宝宝发生缺氧意外时,家长给宝宝做心肺复苏需要做多长时间?

医生答

如果宝宝发生意外，出现缺氧窒息，家长在呼叫救护车的同时，应该及时给宝宝做心肺复苏，直至救护车医护人员到达后为宝宝进行专业急救治疗。

（叶秀桢）

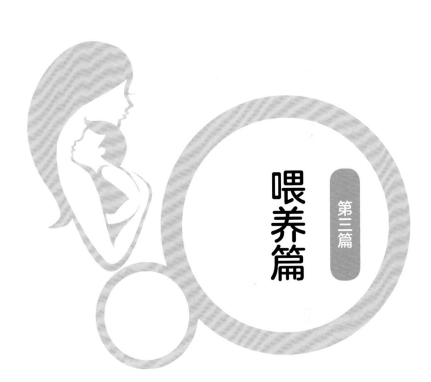

第三篇

喂养篇

第十三章
母 乳 喂 养

第一节 母乳喂养的好处多

【导读】

　　宝宝出生后,周围的人都告诉妈妈要尽量母乳喂养,那么母乳喂养都有哪些好处?

　　1. 从营养的角度来说,母乳中含有大量的抗体、免疫活性物质等均衡的营养,与使用奶瓶喂养的宝宝相比较,母乳喂养的宝宝更不容易患病。另外,母乳比牛奶更容易消化,它是世界上无法比拟的最好的婴儿食品。

　　2. 从情感的角度来说,乳汁分泌受内分泌系统的支配,母亲内分泌激素的变化也可以促使乳汁分泌,并激发母亲爱护新生宝宝的情感反应。母乳喂养不但可以增进妈妈与宝宝之间接触和抚慰的机会,而且妈妈的语言、微笑、气味和对婴儿的触摸方式也会对宝宝早期熟悉、认识母亲,以及产生对母亲的感情依恋提供更加充分的体会。

　　3. 从实践证明来说,3~6个月母乳喂养的宝宝比人工喂养的同龄宝宝在喂奶时可以更多地观望、偎依母亲,也会有更多的踢腿蹬足的活动。研究显示母乳喂养的宝宝比人工喂养的宝宝更能够明显地享受舒适状态。因此，母乳喂养不仅为宝宝生长提供了更为温暖的感情环境，还成为宝宝身体和情感健康成长的重要条件。

妈妈问

1. 成功建立母乳喂养，妈妈怀孕时都要做哪些准备？

医生答

妈妈在怀孕时，可以通过各种途径学习母乳喂养的相关知识，以树立母乳喂养的信心；注意合理膳食，均衡营养；判断乳头条件，进行乳房保健，纠正平坦和内陷的乳头，并做乳头伸展练习；按摩乳房。

妈妈问

2. 最初母乳量少的时候，能否先喂奶粉，等后期母乳多了再喂母乳？

医生答

初乳切不可浪费。宝宝刚出生后，新妈妈会有少量的黏稠、略带黄色的乳汁，这就是初乳。初乳中的蛋白质含量要远远高出正常母乳，而且还含有更加丰富的免疫活性物质，它具有防止感染和增强免疫力的作用，是奶粉所无法替代的。

妈妈问

3. 虽然说母乳喂养是宝宝的第一选择，但如果母乳量不能满足宝宝的需求，是混合喂养还是直接全部喂奶粉呢？

医生答

这种情况下可以选择混合喂养。混合喂养有两种方式：一种是每次哺乳时，先喂 5~10 分钟的母乳，然后再用奶粉来补充不足的部分；另一种是根据乳汁的分泌量，每天可以进行母乳喂养 3 次，其余 3 次或 4 次可以使用奶粉喂养。

（韩树萍　吴薇敏）

第二节　如何判断宝宝是否吃饱了

【导读】

　　妈妈刚给宝宝喂了半小时的母乳，宝宝又哭了。婆婆说："这一定是又饿了，赶紧喂奶。"妈妈很纳闷，不是刚喂完奶吗？怎么又饿了？到底怎样才能判断宝宝是不是吃饱了？

　　判断宝宝是不是吃饱了，首先应看下次喂奶时间以前宝宝是否哭闹，如果提前哭闹就说明宝宝没有吃饱。如果吃奶间隔时间很短，特别是宝宝出生 2 周以后，如果吃奶后不足 1 小时宝宝又开始哭闹要吃奶，就可以断定是母乳不足。其次是观察宝宝排便次数，如果次数增加，且大便颜色发绿，就说明宝宝是由于饥饿，使肠蠕动加快所致。再者可通过尿量的多少来判断。

　　根据哺乳时间的长短也可以用来判断母乳是否充足。一般哺乳时间为 20 分钟左右，如果哺乳时间超过 30 分钟，宝宝吃奶总是吃吃停停，并且妈妈用乳头触碰宝宝嘴唇时，宝宝仍在寻找乳头，或者吃到最后仍是不肯松开乳头，则可以断定为母乳不足。

　　再有一种判断方法就要取决于妈妈的喂养经验了，是否在每次哺乳前乳房都有涨奶现象，或者在每次哺乳后乳房明显消涨,以上感觉通常要到分娩后 2 周左右才有体会。

判断母乳是否充足最简单、最权威的方法就是称宝宝的体重。当宝宝出生 1 周至 10 天内,正是生理性体重下降阶段,往后体重就会有所增加。因此,10 天以后可以每周称重一次。将增长的体重除以 7,所得到的值如在 20g 以下,就可以表明宝宝的奶量是不够的。

妈妈问

1. 宝宝吃饱了通常会有哪些表现?

医生答

宝宝饱足的表现通常为主动松开乳头,以及面部和手部肌肉放松,而 2~3 月龄以下的宝宝通常表现为入睡。

妈妈问

2. 刚开始给宝宝喂奶就睡着了,这是吃饱了吗?

医生答

母乳喂养具有催眠的作用,部分新生儿几乎在含住乳头后可能就会立即入睡。婴儿可能需要数日至数周才能维持一个持续觉醒的状态,用来获取充足的乳汁。而对于这类婴儿,不能通过行为评估来判定摄入奶量是否充足,必须通过体重增长来评估。

(韩树萍 吴薇敏)

第三节 母乳的营养充足吗

【导读】

宝宝出生几天后,妈妈慢慢开始觉得涨奶了,但挤出来的母乳像稀水一样,于是妈妈很担忧,害怕自己的母乳没有足够的营养,宝宝只吃母乳,营养真的能跟上吗?

母乳是 6 个月以内的婴儿最理想的天然食品,也是任何代乳品都无法媲美的。母乳的营养成分也会随着产后母体的变化,以及哺乳的不同阶段而发生着变化,以满足婴儿的需求。

母乳蛋白质由酪蛋白和乳白蛋白组成,前者提供氨基酸和无机磷。乳白蛋白约占总蛋白的 2/3,主要成分有 α-乳白蛋白、乳铁蛋白、溶菌酶、白蛋白,富含必需氨基酸,营养价值高,在胃内形成凝块小,更有利于宝宝消化吸收。

母乳中的乳糖含量为 6.5~7.0g/dl,较牛乳中的乳糖含量(4.5~5.0g/dl)更高,是出生后 6 个月内婴儿热量的主要来源。乳糖对于婴儿的脑部发育具有促进作用,而母乳中所含的乙型乳糖具有间接抑制大肠埃希菌生长的作用。

母乳中的脂肪是以细颗粒(直径 <10μm)乳剂形态存在的,其中较易吸收的油脂酸含量比牛乳多 1 倍,而挥发性短链脂酸比牛乳少 7 倍,长链不饱和脂酸较多,更易于消化吸收。母乳中的脂肪球较少,且含有多种消化酶,加上婴儿吸吮乳汁时舌咽分泌的舌脂酶,有助于脂肪的消化,故对于缺乏胰脂酶的新生儿和早产儿更为有利。

🙋 妈妈问

1. 母亲的状态会影响母乳的质量吗?

👨‍⚕️ 医生答

母亲的精神状态、情绪、饮食及疾病、用药等因素均会对母乳造成影响。因此,母亲应当保持愉快的心情,以及保证恰当的饮食及健康的身体。

妈妈问

2. 为了保证宝宝的营养摄入,可以提前添加辅食吗?

医生答

不可以。由于宝宝的胃肠道消化功能尚未发育完善,各种消化酶还没有生成,所以肠道对细菌、病毒的抵御功能还很弱,提前添加辅食可能会造成新生儿消化功能的紊乱,从而引发腹泻等症状。因此,纯母乳喂养的宝宝一般要在出生后6个月左右开始添加辅食。

（韩树萍　吴薇敏）

第四节　母乳喂养的禁忌证

【导读】

妈妈出现了鼻塞、流鼻涕的感冒症状,虽说母乳喂养的好处多,但是什么情况下可以喂母乳,什么情况下又不可以喂母乳呢? 妈妈现在感冒了,还能继续喂奶吗?

通常均提倡母乳喂养,但是如果出现以下某些特殊情况时,母亲应不予以哺乳或者暂时停止哺乳。

1. 患有各类内科疾病　包括:①心脏病,Ⅰ、Ⅱ级可以哺乳;而Ⅲ、Ⅳ级有可能引发心力衰竭,则不宜进行母乳喂养。②中至重度肾功能不全,因其哺乳会加重肾脏负担,故不宜进行母乳喂养。③高血压、糖尿病应视其治疗药物对新生儿有无影响,以及母亲血糖水平的高低而定。若治疗药物对新生儿无害,且产后血糖正常,则完全可以进行母乳喂养。④甲状腺功能异常,甲状腺功能亢进的母亲接受抗甲状腺药物治疗,又无法监测新生儿甲状腺功能时,因存在新生儿甲状腺功能减退的危险,则不强调进行母乳喂养;而甲状腺功能减退的母亲,在服用甲状腺素片治疗期间是不影响哺乳的。

2. 病毒感染 包括:①甲肝、乙型肝炎病毒感染,甲肝急性期暂不进行母乳喂养,乙型肝炎孕期经高效价免疫和新生儿双重免疫后可进行母乳喂养;②人类免疫缺陷病毒(human immunodeficiency virus,HIV,又称艾滋病病毒)感染的母亲可经母乳传播 HIV 病毒给新生儿,因此不应进行母乳喂养。

3. 其他疾病 包括:①癫痫、抽搐未被控制者;②哮喘急性期;③梅毒血清学反应阳性者;④结核开放期;⑤肿瘤患者使用化学药物治疗期间,均不宜进行母乳喂养。

4. 药物 使用以下药物时应不进行哺乳:在 3 周内使用过放射性同位素类药物;各类抗癌药物;抗凝药物中的新抗凝片;双香豆素;利血平、溴隐亭、氯霉素、甲硝唑(除胃肠道症状外,有染色体畸变的报道)。

妈妈问

1. 作为一个爱美的妈妈,在哺乳期间能化妆吗?

医生答

妈妈的体味对于宝宝有特殊的吸引力,但化妆品会掩盖妈妈的气味,而且还容易在无意间让宝宝接触甚至误食一些化妆品。因此,不建议妈妈在哺乳期化浓妆。

妈妈问

2. 母亲服用任何药物都不能进行哺乳吗?

医生答

并非如此,这还要看所服用的药物是否能够进入乳汁,以及药物是否会对婴儿造成影响。如果有疑惑,建议咨询医生后再决定是否进行母乳喂养。

(韩树萍　吴薇敏)

第五节　如何让宝宝一出生就爱吃母乳

【导读】

宝宝刚出生时,很多新手妈妈由于没有母乳,家里人害怕宝宝挨饿,就给宝宝吃奶粉。后来妈妈有了母乳,但宝宝却不爱吃母乳了,即使在宝宝饥饿时也是吸两口就吐出来并大哭。遇到这种情况时妈妈们不要着急,这是有办法可以解决的。

宝宝只吃奶粉不吃母乳,是因为吸奶嘴要比吸母乳省时省力得多,而且用力方法也不太一样,所以宝宝才会不肯吸妈妈的乳头。遇到这种情况,妈妈们千万不要放弃,还需每天按时挤奶喂宝宝,否则等宝宝愿意吃奶了,妈妈却没有母乳了。

妈妈问

1. 宝宝吸吮妈妈乳头太用力了,哺乳后妈妈的乳头十分疼痛,还可以继续哺乳吗?

医生答

如果妈妈乳头疼痛剧烈,可以暂时停止母乳喂养 24 小时,但应将乳汁挤出,用小杯或小匙喂养宝宝,待疼痛好转后恢复喂养。

⊗ 妈妈问

2. 如果妈妈出现乳管阻塞怎么办？应该让宝宝继续吸吮吗？

⊗ 医生答

妈妈可以在哺乳前先对患侧乳房进行热敷，并做乳房按摩，并先用阻塞一侧的乳房进行哺乳。在每次哺乳时均可以改变抱宝宝的姿势，以利于充分地吸空各乳房小叶的乳腺管，同时增加哺乳频次，以帮助排空乳汁。如果宝宝因为某种原因不肯吸奶时，可以使用吸奶器将母乳吸出备用。

（韩树萍　吴薇敏）

第六节　如何哺乳才能让宝宝和妈妈都感觉舒适

【导读】

当宝宝吃母乳时，用力地吸了几口后，妈妈就有了"下奶"的感觉。可是过了一会儿宝宝就停了下来，于是妈妈再次刺激宝宝，宝宝张开了小嘴，可这次喂奶妈妈觉得特别疼，才发现乳头被宝宝咬破了。妈妈很困惑，到底如何哺乳才是正确的方法呢？

哺乳时不当的姿势和方法总会使宝宝和妈妈感到不舒服，那么怎样才能让哺乳变成一件愉快的事呢？

哺乳前，妈妈可适当揉一揉乳房，或使用毛巾热敷乳房，这样有利于刺激乳房排乳，可以避免婴儿过长时间地吸吮;哺乳前不能使用肥皂、酒精等刺激性强的物品擦拭乳头,以免造成乳头损伤。

哺乳时,一定要将妈妈的乳头及乳晕的大部分放入婴儿口腔中,使婴儿的下嘴唇包住多一些,上嘴唇包住少一些,并让乳头指向宝宝的上颚部。这种哺乳姿势有两个好处:一是可使宝宝吸吮起来效率更高,出奶快;二是宝宝的下颌部是贴在妈妈乳房上的,能够帮助固定宝宝的头部,吸吮起来好借力。另外,宝宝的鼻子应远离妈妈的乳房,以免造成宝宝鼻孔被堵住而影响呼吸。因此,只要能掌握正确的哺乳方法,不管是坐着喂、躺着喂,还是抱在怀里喂等都是可以的(图 13-1)。

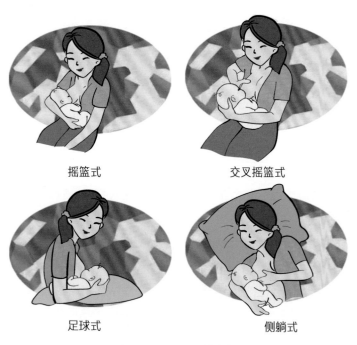

摇篮式　　　　　　　交叉摇篮式

足球式　　　　　　　侧躺式

图 13-1　母乳喂养姿势

在哺乳快要结束时,妈妈要用示指轻轻地压住宝宝的下颌部,让宝宝自然地吐出乳头,千万不要硬拽乳头,以免因反复硬拽引起乳头或乳房的损伤。

由于人乳中含有丰富的蛋白质,哺乳后,妈妈可用少许自己的乳汁涂抹在乳头上,可以对乳头起到保护作用。

妈妈问

1. 在哺乳期的妈妈应该佩戴胸罩吗?

医生答

在哺乳期的妈妈应该佩戴适合的棉质胸罩,可以托起乳房,并改善乳房的血液循环,以减少乳房下垂的发生。

妈妈问

2. 双胞胎宝宝可以两侧乳房同时喂哺吗?

医生答

可以的。应选择母亲及两个宝宝都舒适的体位,双侧乳房同时哺乳不仅更省时省力,还能进一步促进乳汁的分泌。

(韩树萍 吴薇敏)

第七节 妈妈出差时如何保持泌乳

【导读】

妈妈的产假很快就要休完了,马上要上班投入繁忙的工作中。接下来,因工作需要,妈妈可能会面临出差等任务,但宝宝还在哺乳期,妈妈不得不和宝宝分离,这让妈妈有些不知所措,那么在这种情况下妈妈怎么才能保持母乳喂养?

母婴由于各种原因导致暂时分离时,应该如何坚持母乳喂养呢? 建议母亲一定要学会挤奶,或者使用吸奶器,每 24 小时挤奶 6~8 次或更多次(挤奶方法详见本章第八节相关内容)。

将挤出的母乳装入储奶器内,并密封冷冻保存。储奶用具最好使用适宜冷冻及密封良好的塑料制品,比如母乳保鲜袋,其次为玻璃制品,不要使用金属制品。注意要在容器外贴上挤奶的日期和时间,装入母乳后容器要留点空隙,不要装得太满或把盖子盖得很紧,以防止容器结冰而胀破。

将母乳置于冰箱冷藏室可保存 24 小时;冷冻室可保存 3 个月;妈妈需注意路上使用冰袋储存运输,防止反复冷冻或解冻。母乳解冻后需在 24 小时内喝完。

🧑 妈妈问

1. 如果妈妈出差时间较长,且储存的母乳较多,回家后应当让宝宝先吃新鲜的母乳还是更早的母乳?

👨 医生答

妈妈出差回家后应当首选直接哺乳,让宝宝获取最新鲜的母乳。因为新鲜母乳中富含多种免疫活性物质,若母乳不充足,可添加之前储存的母乳。

🧑 妈妈问

2. 宝宝的喂奶间隔时间在白天和夜间是一样的吗?

👨 医生答

新生宝宝胃容量很小,能量储存能力也比较弱,需要不断地补充营养,所以在夜间也不会休息。因此,喂奶的时间间隔在白天和晚上是差不多的。随着宝宝日龄的增大,夜间喂奶的次数也会逐渐减少,慢慢就养成白天吃奶,晚上不吃奶的习惯了。

（韩树萍　吴薇敏）

第八节　如何正确进行挤奶、吸奶

【导读】

　　当妈妈准备出差时，就要提前进行挤奶后保存再喂哺宝宝了。但妈妈每次却挤不出来多少奶。挤奶也是一门大学问，应当如何挤奶、吸奶？

　　产后 6 小时之内妈妈就必须进行替代宝宝吸吮乳汁的工作。替代吸吮方法有两种：一种是手法挤奶，另一种是电动吸奶器吸奶，两者均需事先洗手。正确的挤奶、吸奶方法有如下步骤：

　　1. 手法挤奶　首先妈妈要用清洁的毛巾热敷乳房 5 分钟，接着用双手手掌从乳房边缘向乳头中心按摩，再将拇指和其余四指对开托起乳房轻轻地抖动和拍打，然后用拇指和示指分开放在乳晕处，向胸壁按压并挤压乳晕下的乳窦，以促使乳腺管通畅，利于乳汁的排出，待胀痛减轻后再挤奶。

　　2. 电动吸奶器吸奶　注意压力设置应由小到大，每侧乳房吸吮 3~5 分钟，再更换到对侧，反复交替进行（图13-2）。

　　两种方法的挤奶时间均为每次 20~30 分钟，每 3 小时 1 次。夜间更要坚持，不能中断。

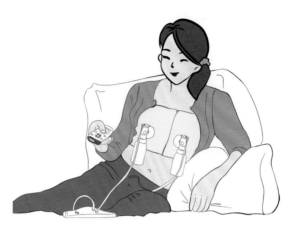

图 13-2 使用电动吸奶器吸奶示意图

妈妈问

1. 有人说要从小给宝宝养成好习惯,给宝宝喂奶需要定时间吗?

医生答

不需要定时间给宝宝喂奶。现在提倡按需哺乳,无论白天还是夜间,只要宝宝想吃就喂,或者只要妈妈涨奶就喂。尤其是在宝宝吃奶规律还未形成之前,由于小宝宝的胃容量小,每次哺乳时摄入的奶量少,以及母乳在胃中停留的时间短等生理特点,决定了宝宝需要频繁地吸吮,以强化对母亲泌乳和排乳的刺激,从而获得充足的乳汁。

妈妈问

2. 宝宝吃奶时只吃几口就睡着了该怎么办?

医生答

由于母乳中含有天然的镇静剂,新生宝宝也可能因费力吸吮母乳而入睡,妈妈可以在宝宝吃奶睡着时抚摸他的头发,或者捏捏耳垂或鼻子,待宝宝醒后再吃。但切勿过分勉强,以防养成宝宝含着乳头睡觉的习惯。

(韩树萍　吴薇敏)

第九节　早产儿母乳喂养时需要使用母乳强化剂吗

【导读】

妈妈一直有一个疑惑,称自己一直坚持母乳喂养,但发现早产宝宝的体重增加不理想,于是带着宝宝去了医院。儿科医生详细询问了宝宝的出生状况和喂养情况,并监测了宝宝的体格生长指标,发现宝宝的生长速度的确较慢。建议妈妈在继续母乳喂养的同时给宝宝添加母乳强化剂,并给出了具体的方案。1周后妈妈带着宝宝去复查,各项指标监测结果显示宝宝的生长状况有了明显地改善。医生对照婴儿生长曲线及最近宝宝的生长情况,建议继续使用一段时间的母乳强化剂,嘱咐继续定期复查宝宝状况。1个月后宝宝各方面指标均达到了理想状态,妈妈紧张的心终于放松了下来。

众所周知,母乳是新生儿最好的食物。对早产儿而言,母乳的益处更为突出,因此早产的妈妈们更应该首选母乳喂养。然而,由于早产儿提前出生,发育尚未成熟,乳头含接不好,吃奶力气不足,难以很好地自我控制食量,加之消化功能发育不成熟,营养吸收功能不良,喂养耐受性差,摄入奶量有时无法达到正常的需求量。另外,从营养角度考虑,胎龄较小的早产儿单纯吃母乳可能无法满足快速的生长需要,体格增长可能较慢,还可能出现生长受限。因此,早产儿母乳喂养时,一定要注意宝宝出生时的胎龄和体格生长状况,要认真学习和掌握母乳喂养技巧。学会如何评价摄入的奶量,关注宝宝的体格增长速度,定期接受医生的访视,在医生指导下,正确地进行母乳喂养。必要时使用母乳强化剂,以充分利用母乳喂养的优势,同时避免早产儿母乳喂养可能出现的生长缓慢。

那么母乳强化剂有哪些作用?母乳强化剂除了强化蛋白质外,也强化矿物质和维生素,可以很好地满足早产儿的营养需求。

为什么早产儿母乳喂养时要使用母乳强化剂?因为纯母乳的营养成分难以满足早产儿快速生长的需要,而母乳强化剂可使早产儿既受益于母乳喂养的好处,又能正常快速地生长。目前国际上已公认,经强化的母乳是早产儿营养的最佳选择,可以促进早产儿的短期体重、身长、头围的增长。

使用母乳强化剂时需要注意什么?由于品牌不同,母乳强化剂的规格也有所不同,因此使用前应仔细阅读使用说明书,了解全强化和部分强化所需强化剂的剂量(和母乳的比例),并在医生指导下使用。使用前要注意母乳强化剂的保质期,过期产品或包装破损时不能使用。在添加强化剂的过程中,一定要注意容器和手的卫生,以防止发生污染。

妈妈问

1. 早产儿的母乳喂养与足月儿比较有何不同之处?

医生答

早产儿更可能需要住院治疗,使妈妈难以与宝宝24小时在一起,这可能会影响乳汁的分泌。妈妈应在医护人员的指导下勤挤奶、勤吸奶,这样才能维持足够的乳汁分泌量,为宝宝出院后继续母乳喂养提供保障。此外,由于早产儿的吸吮吞咽能力不如足月宝宝,所以妈妈在母乳喂养时要有足够的耐心,并需要强化母乳喂养。

妈妈问

2. 哪些早产儿需要使用母乳强化剂? 什么时候开始使用?

医生答

出生胎龄不足35周和出生体重不足2 000g的早产儿需要使用母乳强化剂。母乳强化剂一般在每天母乳摄入量达到80~100ml/kg时开始使用。

妈妈问

3. 哪些早产宝宝在出院后要继续使用母乳强化剂? 需要用到什么时候?

医生答

这种情况需要进行随访,由医生根据宝宝个体情况使用至生长指标达第25~50百分位。

（吴明远）

第十节　特殊宝宝如何进行母乳喂养

【导读】

宝宝刚刚出生5天,但是患有严重的唇腭裂,他的上嘴唇裂得很严重,硬腭也开裂了,而且嘴和鼻子也是相通的。虽然医生告诉妈妈可以进行手术修复,但是现在宝宝吸吮力不强,喂奶比较困难,吃奶量也少,有时吃奶还会出现呛奶,只能用汤匙小心翼翼地喂奶,每天都会担心乳汁误入气道,使宝宝发生窒息。这样的宝宝到底如何喂养呢? 能否早点做手术?

唇裂和 / 或腭裂是一种常见的先天性发育畸形,发生率为 0.8‰~2.7‰。唇腭裂是可以通过外科手术获得修复的,但在治疗修复前,宝宝会因不同程度的口腔结构畸形导致口腔功能的下降。如果畸形比较严重,宝宝吃奶也会变得很困难,若喂养不当,容易发生吸入或窒息等并发症,因此需要医护人员和父母特别精心的护理。

唇裂或腭裂的宝宝在喂养时都要注意什么?

母乳喂养应尽量让宝宝垂直坐在母亲的腿上,当新生宝宝无法维持头部直立,喂养时可以用手托着宝宝头部,保持微微后仰的半直立姿势。母亲可以用手挤压乳房以促进喷乳反射。比如单纯的唇裂宝宝,妈妈可以用手指压住宝宝的唇裂处,能避免吸吮时口腔漏气,使宝宝的吸吮力增强。由于唇裂、腭裂宝宝的吸吮力低下,造成每次吃进的奶量可能相对较少,故要增加喂哺次数。可以在每次哺乳后挤空乳房中的乳汁,再用小勺或滴管或奶杯喂给宝宝吃,或将乳汁挤出后使用特殊辅助奶瓶喂养。

如果进行人工喂养,可使用唇腭裂专用奶嘴(图 13-3)。这种奶嘴的口含部分橡胶软硬程度不同,上部较硬,易于支撑口腔发育不全的位置,下部较软,婴儿只需轻轻吸吮,

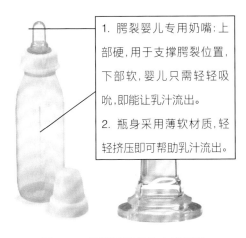

1. 腭裂婴儿专用奶嘴:上部硬,用于支撑腭裂位置,下部软,婴儿只需轻轻吸吮,即能让乳汁流出。

2. 瓶身采用薄软材质,轻轻挤压即可帮助乳汁流出。

图 13-3 唇腭裂婴儿的专用奶嘴

即能让乳汁流出。奶嘴还有通气孔,婴儿吸奶时可不需换气。同时具有的防呛奶缓冲阀,可以防止发生呛奶。奶瓶的瓶身采用薄软材质,只要轻轻挤压,就能轻松地吸到乳汁。

患有唇腭裂的宝宝在喂养时可能会吞下更多的空气,因此喂奶后更应考虑拍背排气,以减少呕吐或反流的发生,同时还需关注唇腭裂宝宝更容易引发的呼吸道感染问题。如果发现宝宝体重增长不良时,应及时就医,并在医生协助下寻找原因和改进喂养方法。

妈妈问

唇裂和腭裂需要在什么时候进行手术?

医生答

一般需要在宝宝约 3 个月大时,由口腔颌面外科医生根据畸形的类型和程度决定具体的手术时机。

(吴明远)

第十一节　母乳喂养的宝宝需要 额外补充水分吗

【导读】

　　宝宝已经 1 个多月大了，最近天气偏热，奶奶总是给宝宝喝水，但宝宝似乎不太喜欢喝，就喜欢吃母乳。宝宝看上去没有不舒服的现象，体重长得好，大小便也正常。妈妈查了网上的资料，发现说法不一致，有的说一般不需要喝水，但天气热的话一定要喝水，也有的说纯母乳喂养的宝宝都不需要喝水。那么到底应该如何做？

　　水是人体最重要的组成部分，也是生命活动所必需的身体组分。新生儿和小婴儿的体内含水量可达 70%~75%，说明水对于小婴儿来说更为重要。但并不是这个原因我们就应该给宝宝补充额外的水。

　　为什么母乳喂养的宝宝没有必要补充水？大量的研究和实践证明，母乳是婴儿头 6 个月内最好的食物，完全能够满足宝宝的生长发育需要。世界卫生组织(WHO)和我国婴幼儿喂养建议也明确指出，婴儿应坚持纯母乳喂养至少 6 个月，在此期间除了适当补充维生素 D 制剂以外，不需要添加任何辅食，包括水。相反，如果给母乳喂养的宝宝喝水，反而可能会干扰母乳喂养，甚至导致体重增长不好，特别是在新生儿阶段，过分饮水甚至可能会导致"水中毒"。也有可能会稀释消化液，从而降低消化能力。母乳中含有近 90% 的水分，即使在炎热的天气，母乳也完全能够满足宝宝的需要。虽然炎热的天气导致宝宝的水分丢失增加,但宝宝可以通过增加吸吮频度的方式来摄取更多的前乳,以补充丢失的水分,因为与后乳相比,前乳较稀薄,含有更多的水分。因此,纯母乳喂养的宝宝是无须额外补充水的。

如果添加了配方奶,是否需要额外补充水呢?婴儿专用配方奶是经过不断改进的产品,其中所包含的基本营养素已经越来越接近于母乳了。因此,即使添加了婴儿配方奶,甚至是完全人工喂养,只要严格按说明书要求的比例配制奶粉和水,也是无须额外补充水的。但是如果是在炎热天气或婴儿水分丢失较多的情况下(或表现为尿量减少),给人工喂养或以配方奶喂养为主的宝宝适当补充水(或适当冲淡奶粉)也是合理的。

妈妈问

如果母乳喂养的宝宝黄疸消退得很慢,是否应该额外补充糖水来帮助黄疸消退?

医生答

如果母乳喂养宝宝的黄疸消退得很慢,也不建议给宝宝补充糖水。这是因为多余的胆红素是通过肝脏代谢及粪便排出的,而不是通过尿液排出,当给宝宝补充糖水时可能会干扰母乳喂养,反而可能使胆红素水平增高明显。如果黄疸是由疾病所致,或黄疸程度过重,需要在医生指导下进行治疗。因此,无论什么原因,补充糖水对宝宝黄疸的消退是没有任何意义的。

(吴明远)

第十二节 如何储存母乳？可以存放多久

【导读】

在日常生活中，由于种种原因造成妈妈无法直接喂哺宝宝的情况时有发生，比如宝宝还在哺乳期，而妈妈却要上班，妈妈只能将母乳挤出后另行储存，才能保证宝宝喝上事先准备好的母乳。或者有的妈妈母乳太多，也可以将母乳暂时存放，在需要的时候再给宝宝喂哺。那么母乳应该如何储存？可以存放多久呢？

母乳储存可以根据需要或环境条件，选择不同的方法储存。所有家庭成员或宝宝的养育人员都应知晓如何适当地储存母乳，一方面是要确保母乳合适储存，防止污染和变质；另一方面要尽量采用简单方法以避免母乳成分发生变化。比如，短时间内就可以给宝宝喂哺的，可以在合适的室温中短暂放置而不一定要冷藏。如果需要储存较长时间的，则一定要冷藏甚至冷冻，以减少母乳中细菌的繁殖，确保母乳安全。但需要注意的是，长时间冷藏尤其是冷冻会导致母乳中某些营养成分的损失。

如何收集母乳？应该使用什么样的容器进行储存？

为避免母乳被污染，母亲要养成良好的卫生习惯，吸奶前一定要保持手和各种吸奶用品的清洁。勤剪指甲，吸奶前认真洗手，清洁乳房，使用清洁的吸乳器。用于盛放奶液的容器应为预先消毒好可以密封的食品级硬质聚丙烯材质的塑料瓶、玻璃瓶或母乳收集袋。

在母婴分离期间,母亲应保持每天 8~12 次的吸奶次数,每次同时排空双侧乳房,每次吸奶都应单独收集乳汁,再将每次喂养量乳汁分装储存。如果预计母乳储存时间较长,或储存的母乳量较多,建议在储存容器的外面标识吸奶的日期和时间。为了避免污染,冰箱应保持清洁,避免将母乳与其他物品一起存放。

妈妈问

1. 吸出的母乳可以存放多长时间?

医生答

①室温中储存。在 25~37℃条件下可以储存 4 小时,在 15~25℃条件下可以储存 8 小时,在 15℃以下条件可以储存 24 小时。但一定要注意,母乳不能储存在 37℃以上的环境中。②冷藏储存。在 2~4℃的条件下可以储存 2~3 天,但需要将母乳储存在冰箱冷藏室最冷的部位。③冷冻室储存(-18℃以下)。将母乳放在 -18℃以下的冷冻室内储存可达半年,但一定要保持冰箱温度的稳定,防止因意外断电导致溶化。

妈妈问

2. 储存的母乳需要消毒吗?

医生答

只要严格按照要求收集的母乳,并在上述温度和时间条件下储存,直接哺育给宝宝是安全的,不需要进行消毒。喂奶前用温水将母乳温热至 38~39℃即可,但禁忌使用微波炉加热,以免破坏母乳成分,加热后未用完的乳汁不可重复使用。

(吴明远)

第十三节 宝宝住院了,需要送母乳 到医院该怎么办

【导读】

宝宝脐带周围出现红肿,还有黄色的分泌物,而且精神状态也不太好,到医院检查后医生说是脐炎和败血症,必须住院治疗。为了帮助宝宝康复,医生和护士都建议妈妈每天送母乳到医院。但是家距离医院较远,不太方便,希望医院用奶粉喂养。那么宝宝住院了是否有必要将母乳送到医院?具体该怎么做?

如果宝宝住院了,医院鼓励家长送母乳,表明这家医院是重视母乳喂养工作的。在科室管理中,已将患儿的母乳喂养纳入工作流程,家长应积极配合,认真听取医护人员的宣教,严格按照医院要求做好各项工作,将母乳送到医院。这样即使是在母婴分离的情况下,宝宝也能够继续获得母乳,有助于疾病的恢复,也能保证母亲保持正常泌乳,有利于预防涨奶及乳腺炎的发生,以及宝宝出院后继续正常母乳喂养。

如何将储存好的母乳送到医院?

如果有可能应让宝宝在 4 小时内吃上母乳,如气温不高,可以在常温下将母乳直接送到医院。如果难以及时送达,或挤出的母乳无法在 4 小时内吃掉,需要将母乳冷藏于 4℃的冰箱内,并于 24 小时内在冷藏条件下送到医院。如果无法每天送母乳到医院,可以将母乳冷冻保存

于 –18℃冷冻室,每隔几天将冷冻的母乳送到医院。由于冷藏或冷冻母乳需要经过收集、保存、运送,以及送到医院后继续储存等诸多环节,在整个过程中维持低温环境十分重要,即所谓的冷链,所以任何环节出现问题都可能导致乳汁变质或污染。特别是在运送环节,一定要使用隔热密闭的冷却容器,使冷藏母乳维持低温,以保证冷冻的母乳在送达医院时没有溶化。

妈妈问

母乳储存时间可以超过推荐的时间范围吗?

医生答

不要延长母乳的保存时间,以确保宝宝不发生因母乳污染或变质导致的不良事件。

(吴明远)

第十四节　妈妈因乳腺炎发热该怎么办

【导读】

妈妈生宝宝后没几天就发现乳头有皲裂,哺乳时感觉乳头刺痛,并伴有乳汁淤积不畅,乳房有结块。后引发乳房局部的肿胀及疼痛,伴有全身发热,乳房局部可触及肿块并有压痛,皮肤发红发热,全身感觉不适。去医院经医生检查后诊断为乳腺炎,医生建议妈妈应进一步检查和治疗。但宝宝需要喂奶,妈妈很焦急,这该怎么办?

乳腺炎是女性常见的疾病,属于一种乳房组织的炎症,会导致乳房疼痛、肿胀、局部发热发红,继而出现全身发热(通常体温≥38.5℃)、畏寒、全身酸痛等类似感冒的症状。如果乳腺管不通畅,乳汁不能及时排空而淤积在乳房内,可造成乳房红、肿、热、痛,甚至可能短暂发热,这种现象称为乳房肿胀。如果局部肿胀不能消除,发热持续时间 >12~24 小时,并伴有畏寒及全身不适等表现,提示发生了感染性乳腺炎。对于症状不严重的哺乳性(非感染性)乳腺炎,一般治疗包括对症治疗(局部冷敷来减轻疼痛和肿胀症状)和排空乳房(通过继续母乳喂养,或用吸奶器和手动挤奶)。如果考虑为感染性乳腺炎(乳腺炎症状持续超过 12~24 小时,并伴有发热),除了上述基础治疗外,还应使用抗生素治疗。

如何才能预防乳腺炎? 为了母乳喂养的成功,并降低乳腺炎的风险,孕妇在产前就应接受母乳喂养的宣教,掌握母乳喂养有关知识和技巧。应了解上述导致乳腺炎的常见原因和高危因素,宝宝出生后在医护人员或专业母乳喂养咨询师的具体帮助和指导下,做好母乳喂养的每一项工作。重点包括:①母乳喂养时,一定要充分排空乳房。先让宝宝完全吸空一侧乳房后,再换另一侧乳房。②每次喂哺时需改变母乳喂养的姿势。③确保宝宝在吃奶时能正确地含接乳房,这是保证正常吸吮和排空乳汁的关键,同时也可以避免乳头皲裂或破损的发生。

👩 妈妈问

1. 妈妈发生乳腺炎时,在什么情况下需要去看医生?

👨 医生答

在大多数情况下,妈妈患乳腺炎时可能会先表现出类似感冒的不适症状,随后几小时乳房局部可出现触痛、皮肤发红等表现,一旦出现这些表现,就应该及时去看医生了。如果医生检查后诊断为乳腺炎,会指导你如何排空乳房,如何对症处理缓解症状。如果考虑为感染性乳腺炎,则需要使用抗生素治疗。抗生素治疗乳腺炎通常是有效的,如果在使用抗生素2天后症状和体征仍没有改善,则需要去医院做进一步的检查,以明确是否存在需要进一步处理的问题。

妈妈问

2. 为什么会发生乳腺炎?

医生答

主要原因有母婴分离时没有做好挤奶或吸奶准备、没有按需喂哺、太快停止哺乳等,使乳汁不能及时有效地排出,从而导致乳汁潴留于乳房内,造成乳腺管的阻塞而引发乳腺炎。如果出现乳头皲裂或破损,细菌可进入乳腺导管内,没有及时排出的乳汁可为细菌提供良好的滋生繁殖场所,导致发生感染性乳腺炎。其他容易导致乳腺炎的因素还包括:①只使用一个体位来进行母乳喂养;②穿着紧身胸罩,因乳房受压而妨碍了正常的乳汁流动;③过度疲劳或压力过大等。

妈妈问

3. 乳腺炎导致发热,在服药的情况下能否继续进行母乳喂养?

医生答

早在2000年世界卫生组织(WHO)颁布的《乳腺炎疾病管理指南》中提到,对于患有乳腺炎或乳腺脓肿的妈妈来说,继续母乳喂养不仅有利于身体康复,更能促进宝宝的健康。因为乳腺炎主要是乳腺周围组织的炎症,而乳腺腺泡分泌的乳汁一般是没有问题的,所以可以继续喂哺宝宝。同时通过宝宝频繁地吸吮,可以帮助妈妈减轻因乳腺炎引起的不适感,更能加快乳腺炎的好转。因此要鼓励妈妈频繁哺乳,并从患侧开始。若因疼痛无法诱发喷乳,可改由非患侧开始,在诱发喷乳后立即转换至患侧。哺乳时,妈妈可用手指蘸取食用油或无毒润滑油按摩乳房,有助于促进乳汁的排出。如果妈妈无法持续哺乳,应用手或吸奶器将乳汁吸出。注意:突然中断哺乳会明显增加发生乳腺脓肿的风险。

妈妈在用药情况下母乳喂养可使宝宝摄入少量的药物,但摄入量是极少的,一般不会对宝宝带来伤害。相反,如果停止母乳喂养带来的不良影响可能会大得多。因此,无论是从感染还是用药风险考虑,妈妈因乳腺炎发热后服药并不是母乳喂养的禁忌证。

(吴明远)

第十五节　母乳喂养的宝宝排便次数多正常吗

【导读】

妈妈在生下宝宝后,在医院住了 3 天就满心欢喜地出院回家了。回家没几天,就发现宝宝的大便特别多,每天至少 7~8 次,而且比较稀,甚至每次换尿片时都有大便,宝宝排气时也会拉出一点便便。幸好宝宝其他方面的表现都还不错,精神好,吃得好,也不吐奶,也没见消瘦,看着脸蛋还是在一天天的长胖。妈妈起初也并未在意大便的次数,但是家里的老人总感觉宝宝有腹泻,觉得应该到医院检查一下才放心。到了医院儿科门诊,医生经过体格检查也没有发现宝宝有任何异常,精神很好,皮肤弹性好,体重增长得也好,大便化验结果完全正常。医生判定大便次数多是母乳喂养宝宝的正常表现。经过医生的一番解释后,妈妈明白了母乳喂养宝宝的大便特性,并继续母乳喂养,努力做好宝宝臀部的清洁护理。虽然宝宝大便仍然较稀,次数也不少,但看着宝宝精神愉悦,胃口很好,生长良好,妈妈和家人也终于不再担心了。

为什么母乳喂养的宝宝一般大便偏稀?原来母乳中含有一种称为低聚糖的物质,这种物质能够促进益生菌如双歧杆菌、乳杆菌的生长和繁殖,同时也能够帮助保存大便中的含水量。另外,母乳中含有大量的乳糖,新生儿摄入后需要经过乳糖酶的作用变成单糖才能被吸收,但新生儿体内乳糖酶含量相对不足,乳糖不能被很好地消化,会使大便变稀,次数增多。因此,只要没有其他不适,不影响生长发育,大便偏稀和次数偏多均可被认为是正常的生理现象。

🧑 妈妈问

1. 母乳喂养的宝宝大便次数多少算正常?

👨 医生答

宝宝出生后的头几天,大便次数通常不会太多。一般第 1 天开始解胎便,第 3~4 天时大便逐渐变黄(称为移行便),5 天后大便呈金黄色,大便次数一般每天 3~5 次。随着母乳分泌量和宝宝奶量的增加,有些宝宝的大便次数较多,每天可达 6~8 次,少数宝宝甚至多达 10~12 次,每次换尿片时都能见到少量的金黄色大便,甚至在肛门排气时也会被带出一点大便。相反,有些宝宝的大便次数会较少,每日1~2次,或数日1次,甚至间隔7天才解一次大便。

由于母乳喂养宝宝的大便次数差异很大,判断宝宝大便是否正常不能完全看大便次数,而应该进行综合评价。一般来说,如果宝宝精神好,体温正常,吃奶好,没有反复呕吐(偶然的溢奶是正常的,而偶尔呕吐,但吐后精神好又要吃奶也是正常的),没有腹胀,没有黏血便,特别是体重增长良好的话,即使大便次数较多,基本上可以认为是生理性现象。相反,即使每天大便7~8次,如果出现大便水样或黏血便、精神不好、胃口差、反复呕吐、发热或体温低,或体重不增等表现,均应考虑为病理性腹泻,应及时到医院做进一步地检查和治疗。

妈妈问

2. 人工喂养的宝宝大便次数和性状是否与母乳喂养的宝宝一样呢?

医生答

人工喂养宝宝的大便与母乳喂养的宝宝通常存在差异。一般来说,人工喂养宝宝的大便次数会偏少,大便偏干,颜色偏浅(淡黄色);而母乳喂养宝宝的大便次数偏多,偏稀,颜色呈金黄色。这些差异主要与婴儿配方奶中缺乏低聚糖或乳糖含量较少等因素有关。因此,如果人工喂养的宝宝出现大便次数多(每日7~8次以上),特别是大便很稀,甚至呈水样或黏血便,或合并有其他的异常表现时,应及时到医院就诊。

总之,并非每一个宝宝的大便性状和次数都是统一的,同一个宝宝在不同阶段的大便性状和次数也会存在差异。

(吴明远)

第十四章
人 工 喂 养

第一节　什么情况下需要给宝宝添加奶粉

【导读】

　　很多妈妈都在问："我一直喜欢母乳喂养,但是总有一天母乳是不够的,那宝宝饿了也得给他吃奶啊。"那么,宝宝在何种情况下需要添加奶粉喂养呢?

　　儿科医生会告知各位爸爸妈妈,母乳是婴儿最好的食物,除了可以满足营养需求外,还能够增进母子感情、提高免疫功能等优点。因此,世界卫生组织(WHO)也提倡母乳喂养可至出生后 2 岁。然而,当母乳喂养实在不能满足婴儿需求时,还需添加奶粉。

　　首先,纯母乳喂养只能到出生后 6 个月,这也是儿科专家一致推荐的时间,因为 6~8 个月的婴儿正处于接触各种不同食物味道的敏感期,在 6~8 个月时开始添加各种辅食,可以让婴儿接触到各式各样的食物,包括少许的奶粉(对牛奶蛋白过敏的宝宝需除外),以及米糊、肉泥、菜泥、果泥等。此时处于发育中宝宝的味蕾会容易接受,越晚开始添加其他食品包括奶粉与泥糊状食物,宝宝就越容易发生

"母乳依赖症""乳头依赖症",抗拒奶瓶和其他方式的喂养,可导致后期出现喂养困难和营养不足。

　　其次,母乳虽然是婴儿最好的食物,但是也有一定的供应期限,6个月以后大多数哺乳的母亲会感觉到"力不从心",尤其是上班族的妈妈们,哪怕是坚持天天"背奶",也可能不足以供给宝宝在家的食量需求。因此,很多妈妈也是在上班以后逐步开始给宝宝补充部分奶粉和辅食。

　　再次,母乳的营养物质成分会随着哺乳时间的延长而逐渐下降,不能满足6个月以后宝宝的生长发育需要(少数妈妈是可以继续纯母乳喂养的,而且营养也够,但大多数妈妈做不到),所以需要添加额外的营养。

　　最后,有些妈妈本身的情况不允许进行母乳喂养,比如患有严重的心脏病、肝疾病、肾疾病、传染性疾病等,经医生评估后认为确实不适合母乳喂养的,只能以奶粉进行喂养,这样也能够满足宝宝的营养需求。

妈妈问

哪种来源的奶粉更好?

医生答

　　各种以动物奶为基础所生产出的配方奶粉,并且是奶粉成分越接近母乳成分越好。在母乳喂养后宝宝还没有吃饱的情况下,以配制成液态的奶粉进行补充,这是宝宝更容易接受的液态食物(虽然奶粉冲调出来的奶液味道与母乳比较有区别,但是宝宝在饥饿时还是可以充饥的)。

(庄思齐)

第二节 怎样选择合适的奶粉

【导读】

如果宝宝纯母乳喂养满 6 个月了,妈妈感觉奶量不足时,或者没到 6 个月就出现"奶不够"的现象,此时就需要加奶粉了。爸爸妈妈和长辈们一定会纠结于选择什么样的奶粉才是最好的? 许多父母觉得一定要给宝宝吃最好的奶粉,不惜花重金选购市面上新推出的最昂贵的奶粉,或者通过国外的亲友把"洋奶粉"寄回来喂宝宝。这样做对宝宝真的是最好的吗?

通过亲友在国外实体店铺购买的奶粉,一般是比较有质量保证的(因为实体店销售的奶粉必须通过正规的途径进货,且有据可查),但是万里迢迢寄回来人力与物力成本也确实不菲。我国食品药品监督委员会对奶粉的质检水平在某些方面甚至高于国外的质检水平。某些知名品牌在中国生产的奶粉,其乳清蛋白与酪蛋白的比例是按照母乳蛋白质成分配比(60:40)的,但是境外生产的同样品牌的奶粉,其乳清蛋白与酪蛋白的比例却是按照牛乳基质的比例配制,并没有调节到符合母乳的比例,这样的蛋白质比例是不利于宝宝消化吸收的,更容易发生肠道不适应等问题。所以很多家长盲目相信"国外、境外版"比"国内版"要好,值得深思。

其实,无论国产品牌的奶粉还是进口奶粉,其基本成分都是大同小异的。按照国际统一标准的要求,都能保证蛋白质、碳水化合物、脂肪三大宏量营养素的总量和比例，以及含有各种电解质、维生素等物质。有些高价奶粉之所以很贵，是因为采取了比较先进的工艺，从不同方面对动物乳为基质的奶粉进行了改良，比如改进了蛋白质的结构成分（如在奶粉中增加乳清蛋白的比例，尤其是 α 乳清蛋白的比例，或对蛋白质进行水解处理），或者改进了脂肪的结构成分（如增加了 OPO 结构脂肪），或者增加了母乳中含有的益生菌 / 益生元 / 乳铁蛋白，这些升级改造版的奶粉确实可能对宝宝的消化吸收和免疫功能有更好的作用，但是由于改造成分或者添加某些物质的成本很高，导致奶粉的价格也很贵。如果家长真有足够的经济能力，并希望使用这类比较新颖的奶粉，当然也是可以的，但是对于普通家庭来说是没有必要倾尽所有财力去购买这些昂贵的奶粉，以免造成家庭负担过重。而普通的婴儿奶粉其营养成分也是完全能够满足宝宝生长发育需要的，所以无须过分苛求购买"洋奶粉"。

另外，如果宝宝出生前经过医生评估家族史，其父母一方甚至双方都有过敏性疾病存在的，后代发生过敏性疾病的可能性也会大大增加，这类宝宝建议出生后需延长纯母乳的喂养时间，哺乳的母亲要注意回避可能引起过敏的食物，需要添加奶粉时，最好是使用部分水解蛋白奶粉，以诱导免疫耐受，减少发生牛奶蛋白过敏的风险。具体的喂养方式会在其他章节中进行详述。

对于早产儿的喂养就更加复杂了，因为早产儿是提前出生的宝宝，他们在院内就已经面临营养不足的问题，需要使用母乳强化剂加入到母乳中，去提供母乳不充分的营养，尤其是蛋白质。如果没有母乳的，这些早产儿要使用特殊的早产儿配方,以保证其生长发育的需求。

比较罕见的情况是宝宝患有某种代谢性疾病,那么母乳喂养和普通奶粉喂养就都不合适了。对于诊断明确的新生儿,需要使用特殊的配方奶粉,如苯丙酮尿症、枫糖尿症、半乳糖血症、甲基丙二酸血症等,这些宝宝一定要在医生的指导下购买和使用奶粉,才能保证其正常的生长,以及智力发育不受影响。

妈妈问

通过海淘网购买来的奶粉就一定好吗?

医生答

通过海淘网购途径买来的奶粉,其渠道无法确定是否正规和安全,比如某著名品牌的奶粉厂家已经发布了声明,称其工厂根本没有生产并销售出统计数字那么多的奶粉,也就是说有存在"山寨版"奶粉的可能,所以妈妈们在网购奶粉时,不推荐从非知名可靠的海淘网店购买奶粉。

(庄思齐)

第三节　怎样给宝宝选择合适的奶瓶

【导读】

目前市场上的奶瓶品种琳琅满目,各种材质都有,包括玻璃奶瓶、塑料奶瓶、硅胶奶瓶、不锈钢奶瓶,甚至还有陶瓷奶瓶(少见)。妈妈们在给宝宝选择奶瓶时都会特别注意,担心某些材质制造的奶瓶会产生有毒物质,比如以前常用的 PC 塑料奶瓶就含有双酚 A 的成分,其可能对宝宝的身体发育产生影响。究竟什么样材质的奶瓶是最好的呢？各种材质的奶瓶都有哪些优缺点？

1. 玻璃奶瓶　是最早被使用，也是最传统的奶瓶。其优点在于：①安全。因奶瓶需要高温消毒，而玻璃奶瓶无论如何消毒，甚至是放入酸性或碱性液体也不会产生对宝宝有害的物质，因此使用时很放心。②容易清洗。由于玻璃的硬度大，且不容易被刮花，用温水一泡，轻轻一晃或者用奶瓶刷子刷一刷就能干净清洁了。③不容易生垢。由于玻璃奶瓶内面光滑、透明度高，所以不容易藏污纳垢。④性价比高。玻璃奶瓶的价格相对于其他材质的奶瓶来说，其价格一般较低。

但是玻璃奶瓶也有其缺点：①使用玻璃材质制作的奶瓶本身较重，再装满奶或水后会更沉，不利于小宝宝抓拿。②玻璃奶瓶不耐摔，易碎，有时候刚刚烧好的开水倒进去也会像玻璃杯那样发生爆裂，而且玻璃碎片也易伤人。所以玻璃奶瓶更适合由家长拿着来喂宝宝，也就是在宝宝出生头几个月内可以使用。

2. 塑料奶瓶　近年来，塑料奶瓶因其材质轻便，不容易摔坏，且外形美观多样，更便于外出携带等优点而大受欢迎。塑料奶瓶的材质主要有聚亚苯基砜树脂（polyphenylene sulfone resins，PPSU）、聚醚砜（polyethersulfone，PES）、聚丙烯（polypropylene，PP）和双酚 A 聚碳酸酯（polycarbonate，PC）。以前使用得最多的是 PC 塑料奶瓶，其优点有比较轻便，耐摔，不易破裂，且品牌众多，价格低廉，款式较美观，透亮度较高。但是 PC 的致命缺点是经高温消毒（超过 100℃的高温）后容易释放出双酚 A，且使用的时间越长，则释放出的物质越多，而双酚 A 可能会扰乱人体的代谢过程,对婴儿的发育及免疫力均有影响,甚至可以致癌(因 PC 的主要成分是聚碳酸酯,自双酚 A 事件爆出后,现在市场上已禁售 PC 奶瓶,但是有些小地方仍在偷偷售卖此类产品,需要引起注意)。PPSU(也称 PES)奶瓶的主要成分是聚苯砜,这种材质的化学安全性在塑料奶瓶中是最高的,其不含有双酚 A,并兼具玻璃奶瓶的无毒通透,以及 PC 奶瓶的轻盈耐摔等优越特性,加之易洗耐用,且耐热性佳,可以反复高温煮沸消毒,是塑料奶瓶中的首选,但是价格比较偏贵。PP 奶瓶的材质主要成分是聚丙烯,其化学稳定性较好,卫生性能佳,且耐热性高,理论上不含有双酚 A 成分,对人体是无害的,而且价格便宜,结实耐摔,性价比也比较高,但其通透性和洁净清洗就不如PPSU 奶瓶。

3. 硅胶奶瓶　也是一种选择。它采用液态硅胶制成,优点是无毒无味,化学性质稳定,不含有双酚 A 成分,在 −60~300℃时均能够保持良好的弹性,质地柔软轻便,不易破损,不易变形,便于携带。可反复高温消毒,使用寿命长。从材料安全性和耐久度等方面来考虑,硅胶奶瓶也许是宝宝奶瓶中的最佳选择,虽然价格略贵,但持久耐用。然而,目前市面上很多号称是硅胶奶瓶,并且价格比较便宜的产品,其实一般都是普通工业硅胶,能够达到食品级的已属难得,需注意。

4. 不锈钢奶瓶　在市面上较少售卖,其主要优点有使用寿命长,价格便宜,安全性和保温性能均较好,且清洗消毒也很方便。但是由于不锈钢材质的奶瓶不透明,所以无法看到剩余奶量,所以不建议用于小婴儿的喂养,可以作为 1 岁以上宝宝的奶瓶选择。

综上所述,从奶瓶的材质来看,最安全的是玻璃,最方便的是塑料,不考虑价格因素的可以选择 PPSU 塑料制品。然而,再稳定的塑料材质也没有玻璃安全,但玻璃材质除了强度不够,容易破碎,自身较重外,其他品质均优于塑料奶瓶。因此,更建议选择高硼硅材质的玻璃奶瓶,这种材质耐高温,不易爆裂,也就是俗称的"不怕炸的玻璃"。而塑料奶瓶最大的优点就在于其轻巧不易碎,可以让宝宝自己拿着喝奶,出门时也方便携带。总之,玻璃奶瓶更适用于小婴儿,当父母在家亲自喂养时可以使用。而当宝宝长大一些,想自己拿着奶瓶时,就要选择一些材质好的塑料奶瓶,比如 6 个月以上的宝宝用 PP 奶瓶来喝水也是一种不错的选择。

🧑 妈妈问

对于市面上众多品种的奶瓶应该如何选购呢?

👨 医生答

选购奶瓶的技巧如下,①看奶瓶的透明度。选购任何一种奶瓶,都要仔细观察奶瓶的透明度,因为优质的奶瓶透明度都很好,可看清奶水,瓶身也有清晰、标准的刻度。②试奶瓶的硬度。与劣质的奶瓶相比,优质奶瓶的硬度更高,不易变形。如果奶瓶的瓶身太柔软,在高温下易发生变形,也会有毒性物质渗出,影响宝宝的健康。③闻奶瓶的气味。购买奶瓶时,要打开瓶盖闻一下,以确保无刺激性气味。有刺激性气味的奶瓶通常是比较差的塑料制品,不安全。④看奶瓶的口径。奶瓶口径分为标准和宽口两种,宽口奶瓶冲奶更方便,也更容易清洗,更适合选购。⑤看奶瓶的容量。奶瓶的容量有很多种,通常为 120ml、150ml、200ml、240ml 等。新生宝宝用 120ml 的奶瓶就够了,较大的婴儿则需要 200~240ml 的奶瓶。如果出于经济考虑,也可以直接购买 240ml 的奶瓶。⑥看奶瓶的外形。不同月龄的宝宝对奶瓶外形的需求也是不同的,比如 0~3 个月的宝宝更适合用圆形奶瓶,因为宝宝吃奶、喝水主要依靠妈妈哺喂,圆形奶瓶内颈平滑,且液体流动更顺畅,使用起来也更方便;而 4 个月以上的宝宝更适合用弧形或环形奶瓶;1 岁左右的宝宝则需使用带有手柄的奶瓶。

(庄思齐)

第四节　什么样的奶嘴更适合宝宝

【导读】

市面上售卖的奶嘴通常有两种材料,一种是硅胶,另一种是乳胶。究竟哪种奶嘴更适合宝宝使用?那么就来看看硅胶和乳胶奶嘴的比较结果吧。

乳胶奶嘴是以天然橡胶为材料,因此会呈现黄色,而且会有一股橡胶的味道,不过这也使得乳胶奶嘴更加柔软,但是容易老化。而硅胶的奶嘴是无色、无味、无毒、透明的,耐高温消毒,因此更加安全。不过硅胶奶嘴反复消毒使用后也比较脆弱,如果出现暗纹、刮痕、牙印或小孔等破损,就应立即更换。在价格方面,硅胶奶嘴会比乳胶奶嘴贵一些。

妈妈们在购买奶嘴时,要考虑奶嘴的材质和宝宝年龄适合用的奶嘴型号。市面上一般的奶嘴以硅胶材质为主,当然也有乳胶材质的,分为 S、M、L 等几种型号。不同型号奶嘴的流量也会有所不同,还需注意开口的方式,以及型号和口径是否与已买的奶瓶匹配。目前市场上流行一种新型的"仿真奶嘴",是针对婴儿吮吸妈妈乳头时的动作进行研究后所生产出来的奶嘴,其柔软的弹性几乎与妈妈的乳头一样(当然事实上还是与妈妈的乳头有些差距,缺少了母子交流的亲切感)。当宝宝在吸吮奶嘴时,具有规律的反复平滑吸吮运动,这使得宝宝感觉如同吸吮妈妈的乳头一样,比较容易接受奶瓶喂养(但也有一些宝宝在母乳喂养后会产生乳头依赖,当需要添加奶粉时会表现出拒绝使用奶嘴,这令家长们苦恼)。

奶嘴的孔型有多种,比如圆孔、十字孔、Y 字孔、一字孔等。①圆孔小号(S),适合于尚不能控制奶量的新生儿使用;②圆孔中号(M),适合于 2~3 个月、用 S 号奶嘴吸奶费时太长的宝宝,用此奶嘴吸奶和吸妈妈乳房所吸出的奶量及所做的吸吮运动次数非常接近;③圆孔大号(L),适合于用以上两种奶嘴喂奶时间太长,但吸量不足,而体重偏轻的较大宝宝;④Y 字孔,适合于能够自我控制吸奶量,并喜欢边喝边玩的宝宝使用;⑤十字孔,适合于吸饮浓稠果汁、米粉糊或其他粗颗粒饮品时使用,也可以给较大的宝宝吃奶时使用。

小宝宝在刚刚学习吸吮奶嘴时,由于奶嘴被吸瘪时不懂得松开,让空气进入奶瓶中,从而方便下一次的吸吮,这样会使奶瓶中产生部分真空负压,使宝宝在吃奶时需要用更大的力气,以及浪费更多的时间,且吸奶量也会减少。因此,为了防止奶瓶内出现真空而影响宝宝正常吃奶,许多奶嘴都制作了自动进气孔,让宝宝在吸吮奶水的同时,使空气能够进入奶瓶。所以妈妈们在选购奶嘴时也要注意是否有自动进气孔。

另外,还需要注意的是,奶嘴吸头与基部的距离不宜过长,如果过长,宝宝在吸吮中会自然地用嘴往前用力吸,久而久之会影响宝宝上下颚的正常发育,而严重者会形成突出的"龅牙"。有些奶嘴用久了会变薄拉长,应及时更换。好的奶嘴必须外形端正,流速均匀,吸吮流量符合宝宝的需求。

奶瓶奶嘴的消毒也很重要。每次喂完奶以后,一定要把残余的奶液倒掉,及时清洗,以免造成奶渍凝结在瓶身上。市面上有专用的奶瓶刷,可以伸进奶瓶,把各个角落清洗干净。特别需要注意的是,奶瓶与奶嘴圈边缘上的旋转螺纹、奶嘴头内面、奶嘴和奶嘴圈的接缝处也要清洁干净。清洁奶嘴时不需要额外使用清洁剂,应该把奶嘴翻过来,再用奶嘴刷清洗。如果有奶渍凝结在奶嘴上,可以用热水事先泡一会儿,待奶渍变软以后再用奶嘴刷刷掉。奶嘴每天至少应消毒一次,并注意保持奶嘴的出奶孔通畅。能够使用消毒锅是最好的,如果没有也可以准备一口干净的锅,在每次喂奶后均对奶瓶和奶嘴进行清洗和消毒。具体做法:将奶瓶和奶嘴放入已加好纯净自来水的锅中,待水煮沸后再持续煮 10 分钟,然后才能关火。将奶瓶和奶嘴夹出,使奶瓶口朝下,放置于洁净的架杆上晾干,奶嘴也要分开置于小架格网上晾干。

最后告诉妈妈们一个挑选奶嘴的简便方法:其与选奶瓶是一样的,那就是找品牌。一般知名品牌的奶嘴和奶瓶的质量都较好,不会对宝宝的健康造成大的问题,当然也可以从性价比的角度考虑进行挑选。

妈妈问

1. 如何知道奶瓶的奶孔是否合适呢?

医生答

想要知道给新生儿喂奶的奶瓶的奶孔大小是否适中,可以在奶瓶里加入水,然后把奶瓶倒过来,并观察水的流量。如果流出来的水呈水滴状,且流量每秒约2滴左右,则代表吸孔大小合适。太小的开孔会造成宝宝吃奶过于费力,甚至是还没吃饱就不肯再吃了;而太大的开孔会使宝宝来不及吸吮吞咽,且容易发生呛奶事故。

妈妈问

2. 什么时候需要更换奶嘴呢?

医生答

当奶嘴出现以下情况时需要及时更换,①奶嘴损坏(比如裂痕、变形或变色、发胀或发黏);②开孔太小或太大,使宝宝吸吮时过于费力,或时常出现呛奶现象;③随着宝宝年龄的增长,要根据需要更换大口径的奶瓶和奶嘴。

(庄思齐)

第五节　怎样冲调奶粉才正确

【导读】

当母亲无法母乳喂养宝宝时,只能采取配方奶粉喂养,于是很多问题就出现了:"除了选择什么牌子的奶粉外,还应该使用什么样的奶瓶和奶嘴呢? 究竟怎样冲调奶粉(俗称"配奶")才是正确的? 如何保存已经开了封的奶粉?"

通常家长们会根据奶粉罐上的说明进行配奶,包括清洁喂奶的器具,把煮沸的白开水晾至一定温度(大多数的奶粉罐上会说明需使用 40℃的温水),然后将温水倒入奶瓶中至一定刻度,再使用奶粉罐中的勺子往装好水的奶瓶中加入适当份量的奶粉,并摇匀呈奶液状,即可对宝宝进行喂哺。

但是有的妈妈也会产生疑问:"我在某些奶粉罐上看到,冲调奶粉的水温需要 70℃,甚至是更高的温度,不同的奶粉罐上的说明也不一样吗?"原来,这 70℃的冲调水温是来自世界卫生组织(WHO)对全世界通用的一个建议:由于考虑到有些水质标准较低的不发达国家,阪崎肠杆菌的污染和感染概率较高(阪崎肠杆菌只是一种条件致病菌,但在新生儿和不足 2 个月的婴儿,尤其是早产、体重不足 2.5kg 和免疫力较弱的婴儿中感染风险最高,它能引起严重的新生儿脑膜炎、小肠结肠炎和菌血症,死亡率可高达 40%~80%),所以 WHO 建议要用煮沸至 100℃、持续 2~5 分钟的开水,使水温晾至不低于 70℃时冲调奶粉,并尽快哺喂婴儿。但是在发达国家都有自来水厂的消毒系统,经过消毒处理的自来水基本上是不会有这种细菌感染的,尤其是在欧美的大多数国家中,自来水是可以直接饮用的,这也说明了水质的安全性。

虽然听上去很可怕,但阪崎肠杆菌感染的发病率并不高,根据 WHO 的数据显示,大约每 10 万名婴儿中才会有 1 例发生感染。而对于广大健康的足月儿来说,这一疾病的感染发病率就更加低了,除了 2 个月以下的婴儿,对于 2 个月以上,特别是 6 个月以上的宝宝被感染风险极低。联合国粮农组织(Food and Agriculture Organization of the United Nations, FAO)和 WHO 在 2007 年合编的《安全制备、贮存和操作婴儿配方奶粉指导原则》中提到,阪崎肠杆菌的适宜生长温度在 37~43℃,使用 70℃的水冲调奶粉是可以杀死奶粉中任何阪崎肠杆菌的。这也就意味着要想预防阪崎肠杆菌的感染,可以使用 70℃以上的水冲泡奶粉,而且冲泡好的奶液需在 2 小时内让小宝宝喝完。

那么,既然 70℃的水温能够有效降低致病率,为什么大多数奶粉品牌商还是会标注用 40℃的水温冲泡呢? 因为在认识到婴儿奶粉中存在这些风险后,大部分国家对于奶粉中的阪崎肠杆菌含量进行了严格管控,以最大限度地保护婴儿的健康。欧盟委员会(European Commission, EC)、美国食品药品管理局和我国《GB 10765-2010 食品安全国家标准婴儿配方食品》中的要求均强调了 6 个月以下的婴儿奶粉中阪崎肠杆菌的检出量应为 0。

总之,所有经官方批准销售的奶粉都是必须经过严格检测合格、保证营养成分是无菌的。有细菌污染的奶粉是不允许出售的,一旦发现厂家会受到严厉的处罚,因此奶粉的生产也都是在非常严格的无菌环境中进行的。而冲调奶粉的水温虽然差异,主要是考虑水质的安全性,通常可以使用符合标准的自来水先放至水壶里烧开,然后再倒入奶瓶中将水温晾至 40~45℃后,再加奶粉进去,这一过程主要是为了杀灭水中的细菌,而并不代表奶粉中有细菌。因此,专家建议可以把自来水烧开再晾凉,然后再配奶,这样可以保证奶粉中的活性成分不受损失。如果是使用瓶装的无菌纯净水,可以不需要煮沸,加热至 70℃即可。

根据文献搜索结果,WHO 的建议是:对于高风险的婴儿,比如免疫功能缺陷、早产儿和 3 个月以下的小婴儿,建议使用液体奶(更加安全无菌,且开瓶即饮),或者用高于 70℃的热开水冲调奶粉;而我国官方目前没有相应的建议。如果家长们实在担心宝宝的健康,一直用 70℃的水温为宝宝冲调奶粉也是完全可以的,只是要注意某些高端品牌奶粉中的特殊营养成分可能会发生流失,且此过程也会相应地耽误一些时间(因为用 70℃的水温配奶,配好后是不能马上给宝宝喝的,需要晾凉至 37~40℃才能喂奶)。

母乳是宝宝最好的食物,目前尚未见有母乳喂养的宝宝感染阪崎肠杆菌的报道。对于实在无法进行母乳喂养,而需要使用奶粉喂养的宝宝来说,配奶时的安全、营养、便利是都要兼顾的。对于 3 个月以内的宝宝,如果担心安全问题,可以使用 70℃的水来进行配奶;对于 3 个月以上的宝宝,可以使用 40℃的温水进行配奶。与水温对比,婴儿从周围环境触及的物品器具中感染阪崎肠杆菌的概率更高,因此家长们应该更加关注奶瓶、奶嘴(含安抚奶嘴)、围脖(口水巾)等日常接触频繁用具的清洗和消毒,并在配奶前用肥皂和水清洗双手。开罐后的奶粉每次取用后一定要密封好,并保存在凉爽干燥之处,配奶后尽量做到即冲即喝,如果在 2 小时内喝不完就要丢弃,千万不要让宝宝喝残余的剩奶。

🧑 妈妈问

为什么不能直接用开水冲调奶粉?

🧑 医生答

过热的水温会对奶粉中的一些活性物质,比如乳铁蛋白和不耐热的维生素 A、C、E 等成分均造成一定的损失。所以大部分知名品牌厂商会给出冲调奶粉水温为 40℃的建议,这对于大多数国家的婴儿也是适用的。

(庄思齐)

第六节　宝宝吃多少合适

【导读】

宝宝刚出生,妈妈们常常会因为该给宝宝吃多少而犯愁,害怕宝宝因为吃不饱而被饿到,同时又担心吃多了会把肠胃吃坏,或是吃成一个"小胖墩"。那么,究竟应该如何确定宝宝的喂养量呢? 特别是由于各种原因宝宝需要添加配方奶进行人工喂养或者是只能进行人工喂养时。以下将给大家介绍人工喂养量的相关问题。

首先,宝宝出生后只要有建立喂养的条件,都应尽可能地首选母乳喂养。然而,由于妈妈或者宝宝存在某些疾病或有特殊情况时,宝宝不得已只能选择人工喂养,或采用特殊配方奶制品的人工喂养。所谓的"人工喂养"是指婴儿不能在母乳喂养的情况下所提供的一种满意的婴儿食品。婴儿喂奶量是指婴儿在正常情况下每天所需的奶量。那么,此时宝宝喂养量的确定是不是与母乳喂养一样呢?

一般新生婴儿的喂奶量主要是根据体重初步决定的,而不同年龄段的婴儿喂奶量也会有所不同,可以根据年龄、体重等计算出一个初步的喂养量。当然,在这之后妈妈们还需要观察宝宝喂养时的表现,根据宝宝实际的吃奶量、大小便和体重等个体情况来进行调整,以便更好地帮助宝宝的生长所需。

宝宝刚出生时由于胃容量很小,有的学者形象地形容初生儿的胃如葡萄大小,到 10 天左右时约为鸡蛋大小,之后会逐渐增大。医学上一般认为,新生足月宝宝的最初胃容量为 15~30ml,同时胃液分泌量也较少。由于胃的排空时间会因食物种类和性质的不同,也会有所不同。采用母乳喂养时胃的排空时间为 2~3 小时,而采用配方奶喂养时则稍有延长,可至 3~4 小时。因此,结合宝宝出生时对液体、能量、各种营养素的需求,第 1 天的喂养总量可按 60ml/(kg·d)给予,相当于 15~25ml/ 餐;后面可以逐渐增加至约 20ml/(kg·d),第 2 天就可以加到约 80ml/(kg·d),相当于 30~40ml/ 餐。以此类推,到出生后 1 周可达 150~160ml/(kg·d),相当于 60~80ml/ 餐。之后每千克体重的喂养量基本上可稳定维持在 150~160ml/(kg·d)以上,随着宝宝体重的增长,每天的喂养总量也会随之增加。为了便于理解,我们举个例子:比如宝宝出生时的体重为 3kg,到出生 1 周时按 160ml/(kg·d)给予,每日按 8 餐计算,每餐量约达 60ml,当满月时宝宝体重增加至 4kg,继续维持每日喂养总量为 160ml/(kg·d)以上,每餐喂养可增加至至少 80ml,当然这一喂养量也是会随着宝宝的需求而逐渐增加的。

以上介绍的婴儿喂奶量只是一个参考值,在实际喂养宝宝的过程中,爸爸妈妈还是应该根据自己宝宝的情况进行调整。比如,如果宝宝在准备好的奶量喂养后还是哭闹,而且面部呈现出明显寻找食物的表情,这就提示了宝宝可能没有吃饱;如果排除了宝宝需要更换尿不湿、需要拍背打嗝等因素后,宝宝还是哭闹不止,则可以再加冲一些奶粉试喂养,这时的完成量根据宝宝的情况来看,不需要强行规定补喂量,目的是让宝宝吃饱;同样,如果准备的奶量宝宝完成不了,就不要再强行喂哺了。宝宝在人工喂养时每餐的喂养量一般很接近,但有一些差异也是完全可以接受的,保证 24 小时总量差异不大即可;但如果与宝宝自身比较,连续几餐的喂养需求量都是越来越少,这就需要观察宝宝是否出现了其他情况,并应警惕是否有疾病发生。另外,还可以通过宝宝的大小便次数进行判断,一般 24 小时的小便次数应达 5 次以上,如果小便次数明显减少,则说明可能奶量不足,宝宝没有吃饱;而人工喂养的宝宝大便次数差异比较大,可以参考宝宝平素的大便次数来帮助判断是否奶量充足。当然,宝宝体重的变化也是可以比较准确地反映喂养量的,但是这需要观察一段时间,如果宝宝体重增长良好,就能够表明宝宝近期是吃饱了。第 1 个月的宝宝一般体重增长为 20~30g/d,但单日的体重增长量小,也会受大小便等因素的影响,可以连续观察 1~2 周的时间,观察宝宝的体重是否增长达到预期。6 个月内的婴儿平均每月增长体重为 600g,或者至少每周递增 125g,通常前 3 个月体重增长得更快一些,后面增长速度会逐渐下降。如果婴儿的体重增加达不到上述标准,而且相差较大,则需要进一步计算宝宝的喂奶量。如果喂奶量的确在要求量以下,则需要考虑宝宝之前有无没喂饱的情况。但是如果宝宝的喂养量计算后在要求范围内,但体重增长仍然不好时,那就需要进一步参考之前配奶的比例是否准确,也要警惕宝宝是否有疾病情况,必要时应去医院做进一步检查以便排除。

在一些特殊时期宝宝的喂养量也可能会有变化,比如宝宝在生病急性期一般都会表现为食欲降低,而在疾病恢复期则食欲逐渐恢复正常。此外,由于季节、气温的变化也可能会影响宝宝的食欲,如果宝宝其他情况都很好,爸爸妈妈就不必太过担心了。

在与宝宝相处了 1 个月后,爸爸妈妈们通常也都比较了解宝宝的情况了。满月后的宝宝喂养总量也在逐步增加中,但一般不应超过 1 000ml;4~6 个月的宝宝因为开始添加了辅食,所以喂奶量也会稍有减少;1 周岁前每天的喂奶量应维持在 800ml 左右。

妈妈问

1. 与其他同龄的宝宝相比,我家宝宝吃奶量很少,怎么喂都不肯多吃一口,该怎么办呢?

医生答

每个宝宝对于喂养的需求量会有所不同。一般新生儿在出生 1 周后,在人工喂养的情况下希望喂养量可达 150ml/(kg·d)。在此基础上有一些增减可不需要担心,关键要看宝宝的生长情况。如果宝宝的体重增长良好,则不需要强行增加喂奶量。但如果宝宝的体重增长不好,那就需要去医院让医生帮助寻找原因。而对于一些食欲较好的宝宝来说,计算后的数值可能会达到 200ml/(kg·d)。

妈妈问

2. 宝宝每天有 1~2 餐的吃奶量,特别少,但是后面一餐奶量又好了,这种情况正常吗?

医生答

通常我们会把宝宝一天的喂养总量作为观察指标,一般每天的总量值是相差不大的,而每一餐的量可以有变化,其中 1~2 餐的摄入量较少,而后面又恢复正常一般问题不大。但是如果宝宝连续出现数餐喂养量越来越少,就要当心宝宝是不是有不舒服的情况,此时需结合宝宝的其他精神、体温情况进行观察,如在短时间内情况没有得到改善就需要到医院就诊。

妈妈问

3. 宝宝吃奶时没吃几口就睡着了,让他睡一会儿后醒来了又要吃,这种情况正常吗?

医生答

这种情况在月子中会比较多见,因为妈妈抱着宝宝喂奶是宝宝感觉最舒适的状态,容易入睡,但一般一次喂养量应在 15~20 分钟内完成。对于刚出生的宝宝来说,如果在喂养过程中没有吃几口就入睡了,可以适当地通过按摩手脚、更换体位等方式将宝宝唤醒,并尽量将一餐奶一次完成,这样也能够保证宝宝后面的睡眠质量。喂养习惯一般在第 1 个月养成后,后面就会很少出现类似情况了。

妈妈问

4. 宝宝最近吃得特别多,有时一天要吃 1 200ml,需要给宝宝节食吗?

医生答

宝宝的喂养量虽然在大体上有一个参考值,但是允许个体存在差异,一般不做上限的控制。如果个别宝宝的喂养需求量多,在短期内是可以接受的,关键还是要动态观察宝宝的生长情况。

(王　瑾)

第七节 宝宝间隔多久喂奶 一次比较合适

【导读】

许多新手爸爸妈妈经常会因为宝宝喂奶量的多少而感到困惑,这一问题在前面的章节我们已经进行了介绍。还有的爸爸妈妈会说常常琢磨不定宝宝的喝奶时间,那么本节将给大家主要介绍人工喂养的频次问题。

我们积极倡导的是母乳喂养,而人工喂养是在特殊情况和疾病等状况下的替代方案。当纯母乳喂养时,宝宝的喂养量、间隔时间和频次都是按照宝宝的需要进行的,也就是所说的按需喂养。而在人工喂养时,由于宝宝所吃的配方奶与母乳相比,其消化吸收的速度会相对慢一些,所以宝宝的喂养间隔也会相对地拉长,且间隔时间也是相对固定的。

对于刚出生的婴儿,一般需要在 3 小时左右进行喂养一次,而相对应的频次也就是一天 8 次左右。在此基础上也还是要遵循按需喂养的原则,如果宝宝提前醒来或睡眠时间超过 3 小时,都可以按照宝宝的需求进行适当地调整间隔时间,提前或延迟喂养都是可以接受的。当宝宝满月后,喂奶量可按照体重逐渐增加,每次间隔可以慢慢过渡至 3.5~4 小时,通常这一间隔时间的过渡是一个自然的过程。当单次喂养量增加了,就不需要刻意强行增加频次了,这样每日喂养频次为 6~7 次,每顿摄入 80~150ml,根据宝宝的需求量给予即可。当宝宝长到3~6个月时,可以每隔4小时左右喂养1次,每天喂养5~6次,每次喂奶量也可以逐渐达到150~200ml。当宝宝6个月后,随着喂奶量的进一步增大,应掌握每天的喂奶总量一般不超过1 000ml为宜,而喂养频次也差不多逐渐到一天5次左右。4~6月龄的宝宝开始增加辅食时,早期可以单次辅食量少,喂食辅食后可再增加喂奶量,随着辅食量的增加,辅食次数也可以逐渐替代部分喂奶次数,也就是说可以一餐完全喂辅食,而另一餐完全喂奶。这样到宝宝接近1岁时,全天可安排喂奶2~3顿,每顿250ml左右,在两餐奶之间可以安排一餐辅食。注意随着辅食的添加,可以在每餐间适当地增加喂水量。

在日常生活实践中,爸爸妈妈们还需要根据宝宝的实际情况进行调整,如果连续数餐间隔时间都明显缩短,那就看是否需要增加单次喂养量了。随着宝宝的体重增长,总的喂养需求量肯定也会逐渐增加,所以喂奶的间隔时间也自然会逐渐拉长。有时也会遇到宝宝一次睡眠时间特别长,超过平时的喂养间隔时间而宝宝还没有醒,妈妈们会担心宝宝饿坏了,又觉得宝宝睡得特别香,到底要不要把宝宝叫醒吃奶呢? 如果宝宝前一餐吃得很好,偶尔一次这种情况是不用担心的,可以多等待一些时间,到宝宝自然醒来要吃奶时再喂。但如果宝宝连着两餐都没有醒,建议还是要叫醒宝宝吃奶。再有,如果宝宝这一天都莫名其妙地睡得特别多,并与平时的作息时间相差太大,则需要警惕宝宝是否有不舒服的现象,在不确定的情况下应该去医院就诊。同样,有时还会遇到宝宝刚吃完奶,吃奶量也与平时一样,睡了还没到2小时就醒了开始哭闹,妈妈们也会担心宝宝是不是又要吃奶了？还是刚才没有吃饱呢？这时可以先看看宝宝的尿片是不是需要更换了，也有些宝宝需要抱起来拍拍背，待有嗝打出来，或者宝宝身上有汗需要擦拭干净，这些做法都有可能会使宝宝不适的情况得到改善，之后如果宝宝还是哭闹就可以加喂一餐试试，而喂养量还是由宝宝自己决定。

妈妈问

1. 宝宝晚上有时会睡 5 小时都不醒来吃奶，这种情况要紧吗？

医生答

宝宝出生后的昼夜节奏需要一段时间才会形成，但也有些宝宝形成速度会比较快。如果宝宝喂奶量充足，且一次睡眠时间偏长，可能会需要减少一餐喂养的需求，只要一天的总喂养量满足要求就不用担心。

妈妈问

2. 宝宝好像总也喂不饱一样，看着睡着了，可是刚放下就又要吃奶，这该怎么办呢？

医生答

这种情况在刚出生的宝宝中是很常见的现象，这是因为宝宝的舒适感而非饱腹感造成的，此时的确容易造成一放下就醒的情况。因此，随着宝宝的成长，喂养次数也应逐渐减少，喂养应按餐次进行，宝宝一次喂奶量尽量在一餐完成，并要有间隔时间，尽量不要让宝宝养成坏习惯。

（王　瑾）

第八节 如何喂养早产宝宝

【导读】

提前到来的早产宝宝会让爸爸妈妈们在各方面都显得十分紧张。由于宝宝的提前到来,加之个头很小,且各器官还没有发育成熟,爸爸妈妈们感到束手无措也是常情,但此时切忌紧张忙乱。提到早产宝宝,各方面的问题的确不少,现在我们就来讲一讲关于早产宝宝的人工喂养问题。需要强调的是,只要条件允许的情况下,早产宝宝还是建议采用母乳喂养,特别是起初开奶时建立的喂养过程。

根据出生的孕周和体重不同,早产宝宝在出生后待遇也不同,有一小部分孕周在 34 周,且体重为 2~2.5kg 以上的早产宝宝,如果各方面情况在医生的监测下均很好,那么出生后可能会被留在妈妈的身边,在经历几天母婴同室后再准予出院。而大部分的早产宝宝由于体重较轻,或是因为呼吸、感染、血糖、黄疸、喂养等各种原因需要与爸爸妈妈分离,出生后就被收治到被称作"新生儿病房"或"新生儿重症监护治疗病房(neonatal intensive care unit,NICU)"的地方,在那里经历几周甚至是几个月才能回到爸爸妈妈身边。那么,此阶段宝宝的喂养应该如何着手呢?

早产宝宝的喂养量是需要相对严格控制的,特别是在出生前的 2 周内,不要轻易放开喂养量。如果宝宝在喂养后出现哭闹不止的现象,可以适当放开一点喂养量,但也应尽量控制在一餐不超过 5~10ml,同时要注意观察宝宝有无腹胀、吐奶等不适情况。由于宝宝的每餐喂养量是相对固定的,故间隔时间也相对固定,所以一般早期可 3 小时给予一餐。随着宝宝逐渐长大,加之肠道发育也逐渐成熟,后面喂养情况可以逐渐借鉴足月儿。如果对喂养的需求量和间隔时间有更多需求,可以逐渐放开,但要注意观察宝宝的腹部情况和消化道表现,如出现不适应该寻求医生的帮助。

当早产宝宝出院回家后,这项艰巨的任务就交到爸爸妈妈手中了。出院后的宝宝应首选母乳喂养,若妈妈不能进行母乳喂养,在选择人工喂养时,需要注意以下几项内容:

1. 早产儿配方奶的品种 ①早产儿奶是一种标准热量在 80~86kcal/100ml 的配方奶,它保留了许多母乳的优点,使蛋白质、糖、脂肪等各种营养素更利于消化吸收,同时适当提高了热量,以及强化了多种维生素以满足早产宝宝的生长需求。所以一般宝宝在住院期间都是使用这种早产儿奶,出院后大多会建议更换为热量稍低的早产儿配方奶。大部分早产儿出院后所使用的配方奶热量一般在 70~76kcal/100ml,要比出生早期住院期间早产儿配方奶的热量略低,但高于普通足月儿配方奶,所以一些体重较大的早产儿在住院期间是可以使用这种配方奶的,也同样具有适合早产宝宝需求的优点。②普通足月儿使用的配方奶与足月儿宝宝所吃的奶是一样的,其热量一般在 64~68kcal/100ml。对于体重增长良好的早产宝宝来说,当达到一定标准的年龄体重百分位点时,就可以考虑逐渐过渡到普通足月儿配方奶。总之,早产宝宝的配方奶一般是由高热量逐渐降级,但由于宝宝除体重之外,还有其他指标需要参考,所以这一过渡标准需要由医生来决定,具体还要涉及宝宝配方奶的替换时间和种类。

2. 早产儿的喂养量 小的早产儿喂养量和时间间隔由于不同孕周及不同体重需求,也会有所不同,但这一时期的喂养量都会由住院期间的医务人员来制定。因此,爸爸妈妈们需要学习的是出院后的安排,一般到出院时早产宝宝的奶量是能够达到足量全部经胃肠喂养的要求,一般在 150~160ml/(kg·d)。根据宝宝的体重就很容易计算出宝宝一天的总奶量,再根据喂养间隔算出一天的总喂养次数,相除就是宝宝一餐的奶量。比如宝宝出院时体重为 2kg,每天喂养总量为 300~320ml,医生告知每 2 小时喂养 1 次,那么一天就是 12 餐,每餐量为 25~27ml;如果医生告知宝宝已经过渡到每 3 小时喂养 1 次时,那么一天就是 8 餐,每餐为 37.5~40ml。同样,随着宝宝体重的增长,喂养量也需要逐渐增加。但是早产宝宝的人工喂养量不能轻易地像足月宝宝那样想吃多少就吃多少,特别是在宝宝还比较小的时候,需要考虑到胃肠道耐受的问题。

3. 早产儿喂养的时间间隔 小的早产儿住院期间一般都是间隔 2 小时喂养 1 次,大的早产儿可能会与足月儿一样需要间隔 3 小时喂养 1 次。如果出院时还是每 2 小时喂养 1 次,在没有医务人员特别叮嘱的情况下,待出院宝宝的情况稳定后就可以逐渐过渡到将间隔时间慢慢延长。由于间隔时间的延长,且每天的喂养量不变,则宝宝每餐的喂养量就会明显增多。此时可以逐步过渡,从原先的每 2 小时 1 次,一天 12 次,先过渡到每 2.5 小时左右

1次,一天10次。经过一段时间后,待宝宝适应了再过渡到每3小时1次,一天8次。当宝宝适应了这种情况大概1个月以上后,就可以参照足月宝宝的情况,再进一步逐渐延长间隔。但需要注意的是,由于宝宝使用的是配方奶喂养,所以应尽量做到定时、定点、定量,这一点是与母乳喂养不同的。

4. 如何判断早产宝宝的喂养是否足够 一般在早产宝宝进行人工喂养期间,需要先通过计算出的喂养量来进行喂养,最好的判断喂养足量与否的方法是监测宝宝的体重与生长情况。由于早产宝宝的初始情况各不相同,所以需要在医院专业人员的指导下,根据具体情况进行个体化的判断。宝宝每天尿量次数是否达到5次以上也可以作为参考条件,但大便次数在早产宝宝中可能存在很大的差异,所以大便次数少不一定都是喂养不足导致的,也可能是肠道蠕动功能不佳的表现。

🧑 妈妈问

1. 早产宝宝所需的热量高,我将普通奶粉中少加一点水,使冲调的奶浓一点不就行了吗,为什么要花更多的钱去购买早产儿专业奶粉呢?

🧑 医生答

千万不可以这样做。这样做严重情况下甚至会危及早产宝宝的生命。由于不同配方的奶粉除了热量不同之外,其他许多营养成分也存在差异,尤其是渗透压。早产儿专业奶粉虽然热量高,但渗透压却低于足月儿配方奶,所以更适宜于宝宝的胃肠。

🧑 妈妈问

2. 宝宝早产用配方奶喂养后,经常几天才排一次大便,这是不是说明吃得太少了呢?

医生答

由于早产宝宝的肠道功能不好,加之是在不得已的情况下选择的配方奶喂养,不如母乳消化好,所以很有可能会出现大便次数的减少。但仅凭这一点也不能就作出判断,如果宝宝平时大便次数比较规律,而近期出现了明显的变化,再结合喂养量可能会有一些参考价值。

(王 瑾)

第九节 如何进行混合喂养

【导读】

宝宝出生后,在每次吸吮妈妈乳头时都是很积极主动的,可是吃完不到1小时就又开始哭闹,而且睡得不沉,总是一会儿哭,一会儿吃。可是妈妈的奶水并不是很多,两侧乳房也都吸空了,但宝宝还是一会儿就醒了。这是不是说明宝宝吃得不够呢?是否需要添加配方奶粉吗?应该如何添加呢?

如果宝宝吃完不到1小时就开始哭闹,且睡眠时间短,而尿量也明显减少,或体重增加不明显,黄疸消退延迟,这些都可能是宝宝没有吃饱的表现。那么此时在母乳分泌不足的情况下,就要添加一些配方奶的比例了,这样才能够保证宝宝的健康成长。

这种采用部分母乳加部分配方奶粉的喂养方式,称为混合喂养。由于母乳是婴儿的最佳食品,所以在混合喂养时,应先让宝宝尽量吸母乳,一方面可以让宝宝吃到更多的母乳,另一方面还能够通过多吸吮来刺激母乳的分泌。可以让宝宝吸空两侧乳房后,再添加配方奶。对于较大的宝宝,也可以采用一次母乳和一次配方奶的轮换间隔喂养方式进行,这样更有利于保证母亲的休息。

妈妈问

母乳可以与配方奶混合在一起喂养吗?

医生答

不建议将母乳与配方奶进行混合喂养。因为妈妈亲自喂养母乳是最好的母婴感情交流方式,也有利于培养宝宝的社会适应性,并且促进母亲乳汁的分泌。同时,当混合后的母乳在经过高温冲调之后,可能会破坏掉母乳中的某些特有的成分。

(杨　杰)

第十五章
新生婴儿营养素的需求与补充

第一节 如何从新生儿期开始预防佝偻病

【导读】

宝宝生活在北方，由于冬天寒冷，加之穿衣较多，妈妈并没有对宝宝进行观察。而到了夏天，穿衣少，运动多了之后，妈妈有一天突然发现宝宝的胸廓左右有点不对称，且胸骨隆起。亲戚和朋友们一看就问："宝宝是不是得佝偻病了？"那么，如何从新生儿期就开始预防佝偻病？

佝偻病是由于钙、磷和/或维生素 D 缺乏引起的钙磷代谢失常，从而导致生长中的骨骼基质钙盐沉着障碍和/或骨样组织过多积聚。足月出生婴儿的佝偻病大多为营养性维生素 D 缺乏性佝偻病，主要是由于维生素 D 摄入不足，常见于纯母乳喂养且未及时添加维生素 D 的婴儿。因此，早产儿佝偻病也被称为早产儿代谢性骨病，主要原因是钙、磷的摄入相对不足。

人体可以通过内源性和外源性两种途径获得维生素 D，而皮肤中的 7- 脱氢胆固醇是在日光中的紫外线照射下转变为内源性维生素 D_3，大气污染、缺乏户外活动、冬季日照时间短等因素均会影响内源性维生素 D_3 的生成。新生儿外源性维生素 D 主要来源于乳品，但无论是母乳还是牛乳中的维生素 D 含量都不能满足新生儿日常所需。任何影响维生素 D 及钙磷吸收、代谢和利用的疾病，比如胆汁淤积、慢性腹泻等，以及药物和被动活动的减少都会增加佝偻病的发病风险。新生儿佝偻病主要在于预防。

无论是纯母乳喂养、混合喂养或配方乳喂养，只要是正常喂养的宝宝，其钙磷的摄入都是充足的。而纯母乳喂养的婴儿是需要及时补充维生素 D_3 的。在新生儿出生后的 2 周即可开始补充维生素 D_3 400U/d，直至 2 岁。早产儿可以更早开始给予维生素 D_3 800U/d，3 月龄后改为 400U/d。混合喂养或人工喂养的新生儿在补充过程中需要注意配方乳中维生素 D_3 的含量。早产儿需根据不同情况选择合适的肠内营养强化方案，以保证钙磷和维生素 D_3 的摄入。

对于宝宝的妈妈来说，哺乳期间应暴露于足够的日光下，并摄入钙和维生素 D_3 均衡的膳食。《指南》推荐，哺乳期妇女每日摄入钙 1 000mg，摄入维生素 D_3 400~2 000U/d 基本上可以保证婴儿达到满意的血 25-(OH)D_3 水平。若母亲因所处高纬度、季节或大气污染等因素影响而无法接受充足的日晒时，可以在医生的指导下按照推荐剂量的上限给予补充。

🧑 妈妈问

1. 纯母乳喂养的宝宝还需要补钙吗？

👨 医生答

母乳中所含的钙吸收率较高，是宝宝体内钙的最佳来源。因此，正常膳食的母亲所提供的母乳中的钙都是能够满足健康足月儿需求的,不需要额外补充钙剂。但是母乳中含有的维生素 D_3 不足,所以宝宝需要补充维生素 D_3。

妈妈问

2. 宝宝应如何晒太阳?

医生答

日光浴是补充维生素 D_3 的主要途径之一,其具有天然、性价比高等优点。所以宝宝应尽早接触阳光,只要是户外气温适宜、风力不太大时都可以抱宝宝到户外晒太阳,但要避免太阳直晒眼睛。春夏秋冬都应坚持户外活动,且每次时间可由短时间逐渐延长至 20~30 分钟。

妈妈问

3. 哺乳期的妈妈应如何补充钙?

医生答

乳制品中含有丰富的钙质,其他如豆腐、虾皮、深绿色蔬菜和沙丁鱼等食物中也含有较多的钙。因此《指南》推荐,哺乳期妇女需摄入牛奶的量应比孕前增加 200ml,使饮奶总量达到至少 400~500ml/d,再辅以其他食物以满足 1 000mg/d 的钙需求。需要提醒的是,传统的骨头汤中所含的钙质其实并不高,反而含有较多的脂肪,因此不推荐通过饮用骨头汤的途径来补钙。

(张 蓉)

第二节 如何为宝宝补充微量元素

【导读】

宝宝是全家的宝贝,但最近妈妈却愁眉不展,因为总觉得宝宝头发偏少，上网查询后担心是不是缺少微量元素，开始通过海淘途径购买各种营养品。而爸爸却觉得自家宝宝很可爱，一点都不像不健康的样子。于是妈妈带着小宝贝来到了门诊进行咨询，一进门便说道："医生，我们要检查微量元素！"。医生并不觉得奇怪，先是仔细全面地询问了宝宝的饮食情况，并进行了查体，然后开始和妈妈讲解了关于"微量元素"的事情。

微量元素是构成人体体重低于 0.01% 的矿物质，它们与宏量营养素相比需要量较小，但对维持人体健康和生长发育也是同等重要，其中铁和锌就是人体重要的微量元素。

一方面，铁在 DNA 复制、细胞代谢和氧传送中起着重要的作用。它主要参与红细胞的生成，因此缺乏时的首要表现是贫血。除此之外，铁还涉及神经发育、心肌和骨骼肌功能，所以铁缺乏还会导致认知功能低下、注意力下降、活动耐力下降和免疫功能低下等功能障碍。另一方面，铁是一种强氧化剂，有着潜在的毒性，因此过量时同样会造成细胞氧中毒及严重的组织损害，甚至是过度的铁负荷还可以直接影响心脏和肝脏的功能。

锌普遍存在于体内的众多酶中，并参与碳水化合物及蛋白的代谢，以及 DNA 复制、转录和修复都需要锌的参与。同时锌在胚胎形成和机体生长发育中也起着重要的作用。锌缺乏的症状包括生长迟滞、易激惹、厌食、脱发、食管炎、腹泻、免疫功能受损，以及手足难以修复的皮肤损害等。

宝宝出生前在妈妈的子宫内通过胎盘从母体获得铁

和锌,在妊娠后期的 3 个月内获得的量最多。因此,足月儿出生时体内所存贮的铁和锌是足够其出生后 4~5 个月内的需求。相对而言,小的早产儿体内的铁和锌就储备不足了,而足月双胎或多胎宝宝的体内储备也可能不足。

母乳是宝宝最好的食物,正常均衡饮食母亲的母乳可以满足正常健康足月新生儿除维生素 K 和维生素 D 以外的维生素及微量元素的需求。母乳中铁和锌含量虽然较配方乳含量少,但它们的吸收率高。配方乳中的微量元素也根据婴儿生长需求进行了调整和添加,因此无论采用何种喂养制剂,正常喂养的健康足月新生儿不会发生微量元素的缺乏。而一些特殊疾病,比如慢性腹泻、失血、母亲乳腺上皮细胞锌转运通道功能异常等可能会导致铁和锌的吸收障碍、丢失增加。

小的早产儿出生时铁和锌储备较少,所以出生后还存在追赶生长需求的情况,因此微量元素的需求较足月儿高。如果喂养未强化母乳或普通婴儿配方,容易发生微量元素缺乏。需要特别指出的是,早产儿喂养和营养元素的补充也不是固定的,所以应根据出生胎龄、日龄、生长情况、喂养制剂和喂养量来选择额外添加母乳强化剂或营养补充剂。早产儿一般在出生后第 4 周时铁的需求达到 2mg/(kg·d)。

需要提醒父母注意的是,即便怀疑宝宝出现了微量元素的缺乏,也不要盲目自行购买营养补充剂,应先去正规医疗机构进行评估。医生会根据宝宝的临床表现及辅助检查结果来判断是否存在微量元素缺乏,并会给出相应的饮食指导和治疗方案。

孕期和哺乳期妇女的膳食可以参考 2016 年版的《哺

乳期妇女膳食指南》,该指南推荐含铁较为丰富的食物包括瘦肉、鱼、家禽、内脏和豆类等;含锌较高的食物包括牡蛎、肝脏、瘦肉、蛋类、粗粮、核桃和花生等,建议孕妇和哺乳期妇女应均衡摄入此类食物。以植物性食物为主或喜欢素食的母亲容易造成缺铁,可以通过摄入足量的蛋和奶来弥补相应的营养素缺乏。如果母亲是严格的素食主义者则可能会缺乏优质蛋白、维生素 B_2、维生素 B_{12}、脂溶性维生素、铁、钙、锌和必需脂肪酸等营养物质,建议应在医生指导下加强这些营养素的补充。

妈妈问

1. 通过手指血或头发来检测微量元素有无意义?

医生答

手指血在采集过程中可能会混入组织液,从而导致结果不准确,而通过头发检测微量元素会受诸多因素的影响,其准确性还有待商榷。一般是采取静脉血进行血液中微量元素的检测,但有些血液的微量元素指标并不能完全反映体内微量元素储存或代谢情况,因此,对于饮食、生长正常的健康足月儿来说并没有必要去常规检测血液中的微量元素。

妈妈问

2. 妈妈有贫血,宝宝也会出现贫血吗?

医生答

这要看引起妈妈贫血的原因是什么,最好去医院进行检查后明确病因。如果是缺铁性贫血,这的确会影响到宝宝出生时的铁储存量,所以母亲在孕期和哺乳期建议补充足量的铁和叶酸,待宝宝出生后可以监测血常规,并适时补充铁剂。

妈妈问

3. 如果母亲是严格的素食主义者,那么会影响到宝宝吗?

医生答

母乳中的维生素和微量元素含量与母亲的营养及饮食之间的关系是多变的,有些无关,而有些则要依赖于母亲的营养状况。严格的素食主义母亲不能够通过蛋和乳制品的摄入来弥补膳食的不足,很有可能会出现优质蛋白、维生素 B_2、维生素 B_{12}、脂溶性维生素、铁、钙、锌和必需脂肪酸等营养物质的缺乏,建议从孕期开始就应在医生指导下加强这些营养素的补充。待宝宝出生后也可以到儿童保健门诊密切随访生长发育情况,同时进行膳食评估和指导,不建议自行为宝宝补充营养补充剂。

(张　蓉)

第三节　如何为宝宝补充维生素 K

【导读】

新生儿重症监护室外一位妈妈失声痛哭着,她怎么也没有想到宝宝会突然出现抽搐。当医生检查后告知妈妈,宝宝的抽搐是由颅内出血引起的,而出血的原因是晚发型维生素 K 缺乏症。那么,什么是维生素 K 缺乏症? 为什么会发生? 应该如何预防?

维生素 K 属于维生素中的一种,可参与体内氧化磷酸化的过程。在肝脏合成凝血因子(II 、VII 、IX 、X 、蛋白 C 和蛋白 S)的过程中,也需要维生素 K 的参与,所以其缺乏时易发生出血性疾病。

　　由于胎盘对维生素 K 的通透性差,所以新生儿体内维生素 K 的储存量较少,而早产儿则更少,因此新生儿在出生后也会存在维生素 K 摄入不足的风险。维生素 K 在人体内的存在形式有两种:维生素 K_1 和维生素 K_2。维生素 K_1 是食物中维生素 K 的重要来源,广泛存在于绿色植物中,猪的肝脏和蛋黄中也有丰富的含量,但在母乳中的含量较少。维生素 K_2 主要由肠道细菌合成,新生儿刚出生时的肠道细菌较少,腹泻和抗生素的应用也会通过抑制肠道细菌从而影响维生素 K_2 的合成。维生素 K 是脂溶性维生素,当宝宝罹患脂肪吸收不良疾病(如胆汁淤积、脂肪泻或慢性腹泻等)时同样会导致维生素 K 的缺乏。

　　维生素 K 缺乏症根据发病年龄和临床表现可以分为早发型、经典型和晚发型,其中早发型在出生后 24 小时内发病,与母亲妊娠期用药有关;经典型一般在出生后 2~7 天发病,早产儿可延迟至出生后 2 周。症状主要表现为消化道出血(呕血或便血)、脐带残端渗血和皮肤出血等,也有颅内出血的可能;晚发型多见于出生后 2 周至 3 个月的小婴儿,大多表现为颅内出血,其病死率和致残率相对较高,需引起重视。

　　在我国,新生儿出生后会常规肌内注射 1 次维生素 K_1,这也大大降低了健康足月儿维生素 K 缺乏症的发病率。对于有维生素 K 缺乏症高危因素的宝宝,比如小早产儿,罹患肝胆疾病、慢性腹泻,长期应用静脉营养和长期使用抗生素的小婴儿,均应适时追加维生素 K_1 的肌内注射。

　　需要指出的是,当孕母使用了某些特殊药物时如抗癫痫药物,会干扰维生素 K 的代谢,所以这些孕母在妊娠后期和分娩前应在医生的指导下进行肌内注射维生素 K_1。

👩 妈妈问

1. 我家宝宝是早产儿,现在是纯母乳喂养,需要额外补充维生素 K 吗?

👨 医生答

根据我国的《新生儿营养支持指南》建议,出生体重 <2 000g 纯母乳喂养的早产儿,或出生体重 >2 000g,但纯母乳喂养下体重增长欠佳的早产儿,都应使用母乳强化剂。由于母乳强化剂中已经强化补充了维生素 K,所以小宝宝无须再额外补充维生素 K。对于未达到添加母乳强化剂指征的早产儿,若出生后已肌内注射维生素 K_1,且无维生素 K 缺乏的其他高危因素,在正常纯母乳喂养下也无须额外补充维生素 K_1。

👩 妈妈问

2. 宝宝如果出现便血,是不是肌内注射维生素 K_1 就可以了?

👨 医生答

导致便血的原因有很多,而维生素 K_1 缺乏症只是其中一种,其他还包括肛裂、结肠炎、坏死性小肠结肠炎、牛奶蛋白过敏、肠套叠和梅克尔憩室等多种疾病。如果宝宝一旦出现便血,应及时去医院就诊,并根据查体和辅助检查结果明确诊断。

(张 蓉)

第十六章
婴儿辅食的添加

第一节 宝宝除了母乳是否还需要添加辅食

【导读】

随着宝宝一天天地长大，奶奶说要给宝宝喝米汤、吃米糊，但是妈妈不同意，妈妈认为母乳和奶粉的营养足够了，而且宝宝只是喝奶也长得挺活泼可爱的，身体各项指标也都很正常，为什么还要加辅食呢？可是奶奶一直很坚持地说："宝宝爸爸就是这样养大的，才长成现在一米八的大个子！"婆媳俩差点吵了起来，于是宝宝爸爸建议一起去找专家进行咨询。

随着宝宝一天天地长大，其快速生长发育所需要的营养物质也在增加，主要营养物质包括铁和维生素 D。由于乳类中铁及维生素 D 的含量较低，所以导致 4~6 月龄的宝宝容易发生缺铁性贫血和维生素 D 缺乏性佝偻病。同时，添加辅食不仅可以训练宝宝咀嚼吞咽固体食物和胃肠道的消化能力，还可以帮助宝宝在 1 岁时顺利地转换为普通饮食，以适应其生长发育的需要。添加的辅食可以让宝宝的胃肠道提前适应食物性状从流质到半流质,再到固体食物的改变,通过学习摄食方式从奶瓶到杯、碗、匙、筷子的变化还能让宝宝尝试到不同口味的食物,并逐渐接受各种食物的性状和味道。对于 4~6 月龄的婴儿来说,是食物引入的关键"窗口期",如果错过了这一时机,宝宝就很难适应食物口味的变化了。

总之,在适当的月龄引入辅助食物,不仅可以帮助婴儿更好地适应儿童期的进食,还为少年乃至成年期的体格健康发育奠定基础。

👩 妈妈问

1. 为宝宝添加辅食时,家长都需要做哪些准备?

👨 医生答

家长在为宝宝添加辅食前,最好先咨询儿科医生,以评估宝宝是否适合添加辅食,并获取添加辅食的详细信息,做好详细的计划。

👩 妈妈问

2. 市面上各式各样的即食型宝宝辅食的价格昂贵,是不是即食型辅食比家庭自制的辅食更有营养?

👨 医生答

对于有条件的家庭来说是可以自己制作辅食的,但如果选择市场销售的辅食产品,建议家长还是应该去正规的婴儿用品店选择一些知名品牌的产品。

（杨　杰）

第二节 宝宝什么时候需要添加辅食

【导读】

宝宝出生 2 个月了,奶奶说要给宝宝喝点米汤,觉得米汤有营养,用米汤泡奶粉的话营养会更好。但是妈妈却不同意,因为妈妈听说宝宝除了喂母乳与配方奶外是不需添加其他食物的。那么,到底何时需要添加辅食?都需要添加哪些辅食?带着这些疑问,妈妈找到了专家进行请教。

由于单纯的乳类食物所提供的营养已不能满足宝宝的生长需求,所以可能会造成贫血、微量元素缺乏等营养不良性疾病的发生。当宝宝长到 4 个月时,进食开始有了规律,每日奶量可达 800ml 以上,夜间喂哺次数也开始减少或停止,体重达到 6.5kg 以上,此时也可以控制头部转向食物或吃饱后再转开,这些征象均提示宝宝已经长大了,可以考虑开始添加辅食了。

添加辅食的原则有:由一种到多种;由谷物→蔬菜→瘦肉→蛋黄→鱼;每加一种新食物,遵循少→多,稀→稠,细→粗的原则;有过敏家族史的宝宝建议蛋清需要在 1 岁左右引入(因为蛋清属于异种蛋白,可能会造成过敏反应,对于有湿疹的宝宝更应该谨慎摄入)。

有的家长担心宝宝会出现积食,所以不给宝宝吃肉泥。殊不知红肉(如猪肉、牛肉、肝泥等肉类制品)是宝宝 6 个月以后食物铁的主要来源,如果担心出现积食而不吃此类肉制品,则会有出现缺铁性贫血的可能,或易患呼吸道感染及消化道感染等疾病,甚至可能会影响到宝宝的智能及运动系统的发育。

妈妈问

1. 添加辅食的禁忌有哪些?

医生答

需忌食某些口感强烈的食物,比如过甜、过酸、过咸、过于油腻的食品。初次添加辅食的禁忌有:含有麦麸的谷类食物,如早餐燕麦;花生、杏仁等坚果;鱼类与蚌壳类食品;豆制品;含盐、糖、蜂蜜等过多的食品。另外,还要注意食物的软硬、粗细、冷热等问题。

妈妈问

2. 宝宝何时可以加盐? 何时可以喝酸奶?

医生答

一般观点认为,1 岁前的宝宝是不需要加盐的,而 1 岁后的辅食中可以放少许的盐,以保证食物的口感较好。宝宝 1 岁以后可以选择喝酸奶。

妈妈问

3. 宝宝选择配方奶粉好,还是鲜牛乳好?

医生答

所有的婴儿配方奶粉都是模拟母乳成分,并适当添加了促进婴儿生长发育的营养物质,如 DHA、乳铁蛋白、益生元等。不同品牌的奶粉,其基本成分含量也是要必须遵循国家关于婴幼儿奶粉的品质控制范围而生产的,因此与鲜牛乳比起来更适宜宝宝肠道的吸收,所以建议在宝宝 1 岁之内不要摄入鲜牛乳。

（童笑梅）

第三节　辅食需要添加什么及
如何制作辅食

【导读】

妈妈说："小宝宝是不能吃盐的。"于是老人很诧异："怎么能不吃盐呢？不吃盐哪会有力气？"

辅食需要添加什么呢？

液体（母乳、配方奶粉）、泥糊状食品和固体食品是婴幼儿期食品的主要形态。母乳非常重要，而泥糊状食品对于婴幼儿同样重要。当婴儿进食规律，每日奶量达 800ml 以上，夜间喂哺减少或停止，体重达 6.5~7.0kg 以上，可控制头转向食物或吃饱后转开，这些征象提示宝宝已经长大了，可以考虑添加辅食了。辅食加量是一个循序渐进的过程，需要在 4~12 个月之间逐渐完成。

4~6 个月期间，辅食添加主要是种类的增加变化，浅尝辄止。首次添加一种新的食物时，就吃一口，宝宝如果没有出现皮疹、呕吐、腹泻等不适表现，第 2 天即可少量添加，每 5~10 天加一种新食物。目的在于促进婴儿舌部味蕾的发育，注意食物的软、硬、粗、细、冷、热及味道。6 个月左右，辅食量可逐渐增加，并逐渐加入肉泥、肝泥等，以满足机体对铁的需要；7~8 个月期间，可将中午的奶用一顿辅食替换，但全天奶量尽量不减少。

举例方法：午饭时，将宝宝安置在餐桌旁，使用专门的就餐椅，用 3 个碗装宝宝的食品，其中一碗米粉，一碗菜泥,一碗肉泥,让宝宝自己拿小勺吃,每一口吃到不同的食物,让宝宝体验到食物的不同口味。不要将所有食物搅拌到一个碗里,每一口吃到都是一个味,会让宝宝厌倦。

添加辅食的禁忌:口感强烈的食物如过甜、过酸、过咸、过于油腻,如含盐、糖、蜂蜜等过多的食品。初次添加辅食禁忌含有麦麸的谷类食物,如早餐燕麦、花生、杏仁等坚果;鱼类与蚌壳类食品、豆制品;目前认为 1 岁前的宝宝不需要加盐,但辅食中可放少许盐,以保证食物的口感好吃。1 岁后可选择给宝宝喝酸奶;鸡蛋清是异种蛋白,可能会引起宝宝过敏,有湿疹的宝宝更应该谨慎。

如何制作辅食?

以菜泥为例:水烧开后,将新鲜切好的蔬菜放入水中煮 5 分钟,捞出后直接放到食物研磨器中(是一种专门用于婴儿菜泥制作的工具),将蔬菜研磨成泥。但这样的菜泥并不太好吃,如果加入一个用开水烫过、剥了皮的小西红柿同时研磨,菜泥就会有自然的酸甜味了。

给宝宝喂辅食的理想方法是什么?

午饭时,将宝宝安置在餐桌旁,并使用专用的就餐椅。用 3 个碗装宝宝的食物,其中一碗米粉,一碗菜泥,一碗肉泥。使用宝宝自己的小勺进行喂食,要保证每一口都吃到不同的食物,使宝宝体验到不同食物的不同口味。

🧕 妈妈问

1. 将所有的食物都搅拌在一起,这样宝宝就会营养均衡了吗? 还是应该分开食用?

👨‍⚕️ 医生答

应该将每一种食物都分开,让宝宝每一口都吃到不同的口味,这样宝宝不容易产生对食物的厌倦心理。

妈妈问

2. 宝宝不爱吃怎么办?

医生答

有一种概念称为"食物厌新症",已有研究证实,持续接触一种新食物 10~15 次后,宝宝对新食物的厌恶感才会逐渐降低。所以宝宝对新食物产生拒绝心理时,需要家长保持耐心,并要不断尝试,不能因为 1~2 次的失败就放弃。

(童笑梅)

第四节　辅食添加多少合适

【导读】

宝宝生病后瘦了一大圈儿,妈妈看着心疼。于是想尽快给宝宝补一补,炖了各式各样的汤水。这样的补法宝宝能消化吗? 宝宝生病时在饮食上要注意些什么? 辅食添加多少才合适?

辅食的添加是一个循序渐进的过程,4~6 个月添加辅食主要是种类的增加变化,浅尝辄止。首次添加一种新的食物时,应只吃一口。宝宝如果没有出现皮疹、呕吐、腹泻等不适表现,第 2 天即可少量添加,每 5~10 天加一种新食物。目的在于促进味蕾的发育。6 个月之后,辅食量可逐渐增加,并逐渐加入肉泥、肝泥等,以满足补铁的需要。7~8 个月,可将中午的奶用一顿辅食替换,但全天奶量尽量不减少。

1 岁之内仍以奶类为主,保持奶量在 800ml 左右是最理想水平。如果过多的稀粥、果汁摄入,会影响宝宝的奶量,一加辅食就迅速减少奶量,这些食物营养素单一,会影响宝宝生长发育。

🧑 妈妈问

1. 我家男宝宝已经 15 个月大了,他从 6 个月时开始吃奶粉,现在的吃奶量是 150~180ml。但是不喜欢吃辅食,整个人也是瘦瘦小小的,大便也是经常呈现前干后稀的状态,有什么好的调整方法吗?

🧑 医生答

你的宝宝是一个健康的宝宝,但是确实没有养成良好的饮食习惯。对于 15 个月大的宝宝来说,全天的奶量应控制在 500ml,不要让他吃太多的奶粉,并要保证每日三餐一定要定点、定时,不给宝宝太多的零食。

🧑 妈妈问

2. 宝宝生病时的辅食添加要注意些什么?

🧑 医生答

当宝宝生病时,其胃肠道的消化功能会减弱,可能会表现为厌食、食欲缺乏,甚至是恶心、呕吐、腹泻等,此时应注意减少饮食量或辅食量,但仍需保证充足液体量,同时注意补充水分,以便将体内毒物和药物排出,保证机体的基础代谢状态。

(童笑梅)

第五节 早产宝宝如何添加辅食

【导读】

宝宝是早产儿,经过了一段时间的喂奶量迅猛增加,体重直线上升后,最近不怎么爱吃奶了。妈妈很焦急地想:"要不要给宝宝添加辅食呢? 添加辅食后宝宝的营养会不会好一些?"但同时也有担心,如果辅食添加早了,会不会对宝宝造成不良影响,毕竟早产宝宝与普通宝宝是不同的。

关于早产儿添加辅食的最佳时间,一直以来都未有明确的结论。原因是其对早产儿短期和长期健康(特别是肥胖)的影响证据极其有限。出生后第 1 年体重增加过快是低出生体重早产儿在 8 岁时引发肥胖的重要预测指标。在 4 月龄前添加辅食的早产儿与 4 月龄后再添加辅食的早产儿相比,2 岁龄时超重的发生率显著升高。因此,固体食物引入的月龄对于婴幼儿味觉的形成及进食技能的培养都是至关重要的。

每一个早产儿的固体食物都应该是个体化的,必须考虑到婴儿出生时的胎龄,早期营养摄入情况,当前的营养状况和需求,以及发育进展和准备等因素。另外,还需要考虑到早产儿发展成为肥胖儿的风险,肠道通透性增加继发的过敏风险,以及早产儿肾功能不成熟和感染住院的风险。目前唯一有效的办法是避免过早添加固体食物,特别是易引起过敏的食物,比如花生、大豆、动物性食物等。

因此,早产儿应进行定期随访,并让医生为宝宝制订科学可行的辅食添加方案,这样才能有助于早产宝宝的健康成长。

🧑 **妈妈问**

1. 由于担心早产宝宝吃得不好,能否将米糊加入奶瓶中与奶粉混合后给宝宝吃?

医生答

这样做就失去了帮助宝宝味蕾发育的作用,也会削弱宝宝咀嚼功能的锻炼。

妈妈问

2. 早产儿添加辅食的时间是按照纠正胎龄还是实际年龄开始?

医生答

一般是按照纠正胎龄开始。宝宝一旦纠正胎龄达到4~6 个月就可以添加辅食了,但是否开始添加辅食必须由随访医生来决定。

(杨 杰)

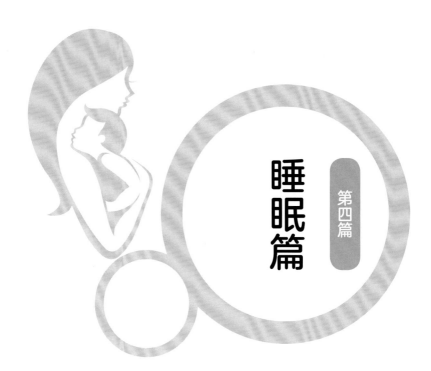

第四篇

睡眠篇

第十七章
正常新生婴儿的睡眠

第一节　宝宝的睡眠是否有规律及
与宫内是否有关系

【导读】

宝宝出院回家了，但妈妈却感觉非常疲惫。原因是宝宝"日夜颠倒"，白天睡觉，晚上哭闹。于是妈妈很焦急地想："我的宝宝为什么晚上不睡觉呢？他是不是生病了呢？"。带着这些问题，妈妈找到专家进行了咨询。

宝宝出生后不仅要从宫内环境转化并适应宫外环境，还要继续生长发育，向着成人理想的道路快速迈进。作为家人，需要帮助宝宝平稳渡过这一时期。

宝宝的睡眠有规律吗？

其实宝宝的整个胎儿期几乎都是处于睡眠状态中，新生儿最开始是不典型的脑电活动状态，随后会出现缺乏睡眠节律的交替型脑电波，并逐步向出生 2~3 个月时的交替型脑电波消失，然后向 1 岁时的快速动眼睡眠与非快速动眼睡眠周期规律发展。正如所有的物种中，快速动眼睡眠在生命早期占有重要的地位，无论是胎儿期，或是新生儿期,其最初的优势状态都是在个体发生学上,快速动眼睡眠也被认为是原始睡眠。在生命中的最早期,最初一段时间内非动眼睡眠与觉醒随着个体成熟而出现时,动眼睡眠时间则减少。快速动眼在新生儿期24小时睡眠生物节律性不明显,睡眠和觉醒在白天和晚上无规律分布,白天和晚上的睡眠时间是大致相等的。当宝宝1个月大时,生物钟节律系统迅速发展;2个月大时,夜间睡眠逐渐延长且更为连贯,白天睡眠逐渐减少;3个月大时,生物节律驱动褪黑色素以24小时节律周期分泌,宝宝体内的褪黑素在晚上逐渐升高,到凌晨2~3点时达到高峰。夜间褪黑素水平的高低可直接影响宝宝的睡眠质量和生长发育。总之,在新生儿和婴儿早期,宝宝的睡眠是毫无规律可言的。

妈妈问

1. 家长需要给宝宝模拟一个子宫内的环境吗?

医生答

宝宝出生以后失去了温暖的子宫和羊水的包围,没有了胎盘和脐带运输营养,在子宫里漂浮的感觉也消失了。当宝宝一个人躺在被窝中时,是缺少安全感的。那么,我们应该给宝宝营造一个模拟的子宫环境吗? 其实不然,爸爸妈妈只要给宝宝选择好合适的床,轻软、舒适的被子,安静的环境即可。待宝宝适应了宫外环境有一段时间后,宝宝自然就会逐渐接受这种状态,过多的关心反而会让宝宝难以哄睡和唤醒,增加养育的困难。

妈妈问

2. 家长需要干预宝宝的睡眠吗?

医生答

宝宝白天睡了很长时间,家长们担心宝宝晚上难以入睡,想赶紧弄醒宝宝起来玩耍,这样的做法是会影响宝宝睡眠质量的。随着年龄的增长,宝宝白天的睡眠时间会逐渐缩短,而清醒时间会逐渐增长,自然就开始出现睡眠节律了。

（宋燕燕）

第二节　如何建立与培养宝宝的睡眠规律

【导读】

宝宝白天睡觉,晚上哭闹,这不一定是病,是什么原因导致的? 家长需要如何做才能排除疾病?

处于新生儿和婴儿期的宝宝,他们每天大部分的时间都是在睡眠中度过的,但有些宝宝却是白天呼呼大睡,而一到晚上就精神抖擞,无论怎么哄也都毫无睡意。那么睡眠不规律有什么原因? 对其处理的办法有哪些? 现分述如下。

1. 饥饿　由于宝宝的胃容量较小,需要多次进食来满足体格的增长,如果宝宝半夜哭闹不止,说不定是肚子饿了,此时可以尝试给宝宝喂点奶,看看能否缓解哭闹的状况。

2. 尿布不适　尿液和粪便中含有尿素、尿酸和细菌等刺激性物质容易造成宝宝屁股湿疹或糜烂,所以若半夜尿布湿了,宝宝也会哭闹不安,此时应及时更换尿布。

3. 胃肠疾病　当宝宝出现肠绞痛、腹胀、腹泻和便秘时,会有腹部的不适,加上小宝宝还不会说话,只能通过哭闹的方式来表达不舒服的感觉。如果腹痛突然发作,爸爸妈妈可以给宝宝按摩腹部,来减缓腹部的不适症状。当宝宝腹部症状消失后,自然哭闹也会停止。但若宝宝出现神志不清、恶心、呕吐,且呕吐物呈咖啡色,以及出现便血等症状时,则需要到医院做进一步的相关检查以明确诊断。

4. 皮肤疾病　宝宝的皮肤非常细嫩,如果有被蚊虫、昆虫叮咬的"小疙瘩",或是因为尿布疹、异位性皮肤炎、湿疹造成的皮肤红、肿、痒、痛,都会让宝宝以哭闹的方式表达不适。此时,爸爸妈妈可以先去除宝宝产生皮疹的原因,缓解宝宝的不适,或是带宝宝到医院就诊。

5. 需要爱抚　有时候当宝宝看不到爸爸妈妈、突然被声音惊吓、想要得到爱抚而需要爸妈的关爱时,也会以哭闹的方式来表达,希望引起爸爸妈妈的注意。

6. 无睡眠需求　有些宝宝白天睡得特别香甜,到了夜晚自然精神抖擞且没有睡意,此时若宝宝希望爸爸妈妈陪伴,会通过哭闹来吸引爸爸妈妈的注意,从而得到爸爸妈妈的爱抚。

🧑‍🦰 妈妈问

当宝宝还在熟睡时,而尿布却已经湿了,这时候需要给宝宝要换尿布吗?

🧑‍⚕️ 医生答

如果宝宝长时间戴着湿尿布是很容易造成臀部发红、发炎或起红疹等现象,甚至严重时还会出现皮肤溃烂,同时也容易使宝宝养成爱尿床的坏习惯。因此,为了避免让宝宝习惯于戴着潮湿的尿布睡觉,家长应该及时纠正这种行为。但是为了能够减少宝宝在睡觉时更换尿布的情况,可以在给宝宝喂奶后、入睡前就帮助宝宝换好干净的尿布,换上干净尿布的宝宝也能舒适地入睡,使睡眠时间延长;或者当宝宝因为尿布湿了感到不舒服而醒来的时候,大人可以立即为宝宝更换尿布;再或者趁着宝宝还未醒来时,可以轻轻地将湿尿布扯出,并换上干净的尿布,尽量不要吵醒宝宝。

(宋燕燕)

第三节 宝宝的睡眠时间比别的宝宝少是否正常

【导读】

妈妈最近有些小纠结,认为宝宝的睡眠时间比邻居家的宝宝明显少,而且看起来精神也差一些。妈妈觉得睡眠质量好,睡眠时间充足的宝宝看起来才更加活泼可爱。那么宝宝要睡多久才合适呢?带着这一问题,妈妈找到了医生进行咨询。

在前 3 个月,白天的睡眠对宝宝来说非常重要。许多研究表明,宝宝出生后前 3 个月的白天睡眠时长与新生儿的认知和智能发育有着密切的关系。但是每个宝宝的睡眠时间也有一定的差异,那么宝宝到底应该睡多长时间合适?

1. 新生儿期 每天平均睡眠时间为 18 小时,每一个睡眠周期为 2~3 小时,此阶段注意夜间要叫醒宝宝吃奶,以保证喂养量的充足。

2. 1~3 个月 每天平均睡眠时间为 16 小时,白天应睡 4 次,每次 1.5~2 小时,夜间应睡 10~11 小时,半夜同样需要补充夜奶。

3. 4~6 个月 每天平均睡眠时间为 14 小时,其中上午应睡 1~2 小时,下午应睡 2~3 小时。由于白天运动量的增加,此阶段婴儿的夜间睡眠时间可以适当延长。

4. 7~12 个月 每天平均睡眠时间为 13 小时,其中上午一般应睡 1 次,每次睡 1~2 小时;下午睡 1~2 次,每次各睡 1~2 小时;夜间应睡 10 小时左右。

5. 1~3 岁 每天平均睡眠时间为 12 小时,由于白天活动时间增长,可有固定的 2~3 次小睡,夜间能一觉睡到天亮。

美国儿科学会(AAP)推荐的睡眠时长见表 17-1。

表 17-1 AAP 推荐的睡眠时长

月龄	推荐睡眠时长
0~1 个月	16~20 小时
1~3 个月	14~17 小时
4~6 个月	12~15 小时
7~12 个月	11~14 小时
12~36 个月	10~13 小时

🧕 妈妈问

夜间需要叫醒宝宝喂奶吗?

👨 医生答

受规律性胃排空的影响,一般奶液在新生儿的胃中消化时间在 3 小时左右,此时需要及时给宝宝补充奶量。因为新生儿体内的糖原贮存量较少,长时间饥饿很容易导致出现低血糖,而长期的低血糖反应可造成大脑发育的延迟,所以按时喂养很重要。白天在保证按需哺乳的情况下,新生儿的喂奶间隔时间约为 3 小时。如果宝宝睡觉时间超过 3 小时,就需要叫醒宝宝喂一次奶,而到了夜晚间歇时间可以适当地延长。尤其是早产儿,由于其吸吮能力较差,加之睡眠时间长,这样的宝宝就一定叫醒吃奶。对于 1 个月大的宝宝,其睡眠时间为 18~20 小时,清醒时间也就 3~4 小时,如果睡眠时间超过了 4 小时,就可以试着叫醒宝宝喂奶。有时候宝宝会表现得迷迷糊糊的,这时可将乳头放到他嘴里,他就会自然吮吸起来了,而长时间吸奶自己就又睡着了,此时爸爸妈妈还要注意避免乳房捂住宝宝的口、鼻部,这样很容易造成宝宝的窒息,也不要让宝宝养成含着乳头入睡的坏习惯。在新生儿阶段,宝宝一天多则吃奶十几次,少则 8 次,有时 2~3 小时就饿了,有时要间隔 5 小时。如果吃奶次数差太多,那么晚上需要叫醒宝宝再吃两次奶。大约 3 个月后,很多宝宝已经可以在睡前吃饱了,那么夜里再喂奶一次就够了,这时应该注意培养宝宝夜间 "睡长觉" 的习惯。6~8 个月后的宝宝随着消化系统的逐步发育完善,基本上能够一觉睡到天亮,这样夜间就很少再需要喂奶了。

(宋燕燕)

第四节　宝宝晚上哭闹是否有问题

【导读】

宝宝这几天半夜总是哭闹不肯入睡,妈妈感到很是头痛,但却又无能为力,有时甚至还会情绪崩溃。那么宝宝是不是生病了呢？这又可能是什么原因呢？

宝宝夜间哭闹难以安抚,不仅会损害宝宝的生长发育,也会影响到家人的身心健康。但这不一定是生病了,家长要按以下原因进行排除。

1. 饥饿　新生儿期的宝宝3小时胃就排空了,此时母乳喂养一般2~3小时需要哺乳一次,而奶粉喂养则可以3~4小时一次。如果宝宝夜间出现哭闹,说不定是宝宝饿了,可以先看下时间,判断是不是到喂奶时间了,也可以用手指轻触宝宝的两侧脸颊,如果宝宝表现出张嘴、迅速将头偏转向手指想要吸吮的动作,预示着宝宝饿了,这时就需要喂奶了。

2. 尿布不适　宝宝的皮肤是十分敏感的。对于新生儿来说,一天中尿布可以湿6~8次。如果在白天的话,父母们很容易察觉,并会及时更换,但是到了晚上由于时间稍长宝宝就会感到不舒服而大声啼哭。所以当夜间宝宝哭闹时,家长可以先打开宝宝的尿布检查一下,看看是否有尿液或者大便,如果有的话要及时更换尿布。因为尿液和粪便中含有尿素、尿酸和细菌等刺激性物质,很容易造成宝宝的臀部出现湿疹,甚至是皮肤溃烂,所以一定要保持臀部的干燥,必要时可以涂抹一些用于治疗尿布疹的氧化锌软膏之类的药物。如果皮肤溃烂比较严重,宝宝会因为疼痛明显而出现哭闹难以安抚,此时就需要到医院就诊。

3. 发热　婴儿正常的体温在腋窝处为36~37.2℃。如果宝宝有发热,但体温没有超过38.5℃,且精神好,无明显不适,可以先给予密切观察。如果宝宝体温超过38.5℃,可先进行物理降温,在额头、手腕、小腿上各放一块湿冷的毛巾,其他部位应以衣物盖住。若高热仍不退,则需要及时就医。

4. 胃肠道不适 新生儿和婴儿的消化系统功能尚未发育完善,消化能力较弱,很容易出现腹泻、便秘、胀气等不适。因此,平时应注意合理喂养,可在医生指导下添加一些益生菌,且不要随意更换奶粉品牌,也不要过量喂养。对于添加辅食的宝宝应注意尽量避免食用寒凉、油腻及不容易消化的食物。如果宝宝哭闹不止,且难以安抚,并反复出现呕吐,并吐咖啡色样物质,以及有腹泻或便血等症状,则需要及时到医院就诊。

5. 缺钙、锌或维生素 D 等微量元素 如果宝宝夜间经常哭闹,还要注意是否因缺乏微量元素所引起(详见营养章节)。

6. 情绪问题 有些家长会给予宝宝过多地关照,一直以来有求必应,这种情况下宝宝的哭闹不止很有可能就是情绪问题。宝宝可能是在通过哭声提醒大人,他需要大人的关注和安抚。因此,过多的心理依赖并不利于宝宝的身心发育,同时也会加重养育的负担,所以要让宝宝对你形成的是信任,而不是依赖。

🧑 **妈妈问**

1. 宝宝胃肠不适时应该如何安抚宝宝?

🧑 **医生答**

当宝宝出现严重哭闹时,我们可以将宝宝抱起放在肩上,将手掌拱起呈空心形,轻拍宝宝的后背,可以起到安抚及拍嗝的作用。也可以坐直拍嗝,让宝宝坐在你的大腿上,身体前倾,用手托住他的下颌部,扶着他的肩膀,用另一只手轻拍或抚摸宝宝的背部。

妈妈问

2. 宝宝夜间入睡后头上总是会出很多的汗,这是缺钙的表现吗?

医生答

婴儿正处于生长发育的快速阶段,其新陈代谢比较旺盛,加上宝宝皮肤中的水分含量较多,微血管分布广泛,且神经系统发育尚未完善,因此对冷热的调节能力较差,所以温度稍有变化时就很容易出汗,这并不一定就是缺钙的表现。

（宋燕燕）

第十八章
新生婴儿的睡眠安全

第一节　如何为宝宝选择睡床

【导读】

　　宝宝回家后,妈妈想给予宝宝除了关爱和母乳外,还想为宝宝营造一个舒适的睡眠环境。但让妈妈感到困惑的是,市面上的婴儿床各式各样,让人难以下手,那么如何为宝宝选择一个合适的婴儿床?

　　选择婴儿床的前提是必须符合国家检验的各项指标,严禁含有有害残留物,因为超标的有毒物质可能会对宝宝的智力发育造成影响。

　　床沿栅栏应尽量选择圆柱形,栅栏之间的距离不能超过6cm,且栅栏间没有装饰性的镂空,以免宝宝头部从中间空隙处伸出卡住而造成窒息,或从床上跌落。婴儿床栅栏的顶部应距离床垫顶部至少50cm,当宝宝长高后,可以根据身高定期降低床垫,并预防宝宝自行翻栅栏而发生跌落。

　　一般不建议2岁前的宝宝使用枕头,也不建议在床上搁置枕头。对于月龄稍大一点的宝宝应选择高度及软硬适中的枕头,且长宽与肩宽一致,不宜使用过软、过硬、过高或过低的枕头。2 岁以后的宝宝可以选择高度为 1~2cm 的枕头即可。

妈妈问

1. 婴儿床需要安装栅栏软垫吗?

医生答

一般来说是不需要安装栅栏软垫的。因为栅栏软垫通常材质柔软,掉落后容易盖住较小宝宝的口、鼻部,从而造成宝宝出现窒息的危险。如果一定要使用栅栏软垫,建议选择材质较薄,且能够牢牢固定在婴儿床上的产品,以确保栅栏软垫不会脱落掉到婴儿床上。

妈妈问

2. 婴儿床的床垫应该如何选择?

医生答

婴儿床的床垫大小要与婴儿床相适应,能够紧密相连,不要出现与床之间有过多的空隙。如果床垫太小,可能会将宝宝的四肢或头部卡在床垫边缘与婴儿床栏杆之间造成骨折,严重时甚至会出现窒息而死亡。如果床垫太大,床垫放入婴儿床后会凹凸不平,可能会导致宝宝容易出现气道受限,严重时可能会窒息死亡。另外,床垫也不宜过软,过软的床垫宝宝睡在上面易产生凹陷,容易发生窒息。床垫的材质可以选择泡沫或弹簧床垫,泡沫床垫价格便宜,而内置弹簧床垫性价比更好,且更耐用。

(宋燕燕)

第二节　如何为宝宝选择床上用品

【导读】

年龄越小的宝宝往往在床上渡过的时间也就越多。因此,妈妈要为宝宝置办舒适的床上用品,以便为宝宝创造良好的睡眠环境。但是小宝宝不会说话,即使有不舒服也不会表达,那么应该如何为宝宝选择床上用品呢?

第一,床上用品必须要安全。不仅要确保宝宝的床上用品无有害添加物,还要确保没有甲醛、致癌芳香胺等有害物质,以保证所用材料不会引起宝宝皮肤过敏。

第二,床上用品要易于清洁。因为宝宝的床上用品极其易脏,每天都会被口水、奶渍,甚至是尿液和大便等所污染,为了宝宝的清洁与卫生,宝宝的床上用品(包括枕芯、被芯、床垫)必须是可以水洗,并容易更换的。

第三,宝宝的床上用品要柔软、透气性强。为了宝宝使用时的舒适度考虑,建议使用材质应为丝织品或透气棉,同时也要注意避免所使用的床上用品因盖住婴幼儿口、鼻而引起的窒息可能。

第四,宝宝的床上用品颜色应尽量选择浅色系。因为深色的床单比较容易脱色,会对宝宝娇嫩的皮肤会造成一定的影响。

妈妈问

1. 如何帮助宝宝选择床单?

医生答

床单的大小要适中,如果床单太小,会从角落处溜走缩成一团;如果太大,还会串在一起。一般夏天每周换一次床单,冬天半个月左右换一次,当然特殊情况除外。因为宝宝排出的汗水及吃奶时的奶渍都会在上面,所以要经常清洗,避免细菌滋生,有条件的可以高温杀菌,或在阳光下进行暴晒杀菌。

妈妈问

2. 如何帮助宝宝选择被子?

医生答

2岁以下的宝宝建议使用婴儿睡袋,目的就是防止被子遮住宝宝的口、鼻部而引发窒息。使用睡袋前,先要把宝宝包好,再将宝宝放进睡袋。包裹宝宝时要让宝宝的手能动,但是脚不能动,这样宝宝就不会自行动开睡袋。建议选用宽松型的睡袋,不要给宝宝束缚感,比如葫芦式、信封式的睡袋。2岁以上宝宝的被子要根据不同的季节来准备,如果是夏季,被子可以稍微薄一点,冬季就得用厚实柔软的被子。

妈妈问

3. 如何帮助宝宝选择枕头?

医生答

2岁以下的宝宝平躺睡觉时,背部与后脑部会在同一平面上,而颈部和背部肌肉要自然松弛。此时宝宝的头部较大,几乎与肩部同宽,侧卧时头部与身体也在同一平面。因此,原则上没有必要使用枕头。若床垫较软,使用一些低的枕头也是无妨的。选择新型的记忆棉枕芯或传统的棉枕芯都是可以的。而枕套建议选择纯棉质地的最佳,其吸湿性好,更贴近肌肤,无不适感。

(宋燕燕)

第三节　成人陪伴宝宝睡眠有无好处

【导读】

　　妈妈采用母乳喂养,并与宝宝同睡一张大床,为了方便夜间喂奶,而且妈妈觉得同宝宝一起睡,会睡得安稳一些。可是爸爸却不同意,认为不安全。那么到底成人陪伴宝宝睡眠有无好处呢?

　　越来越多的研究表明,家长与宝宝同床睡眠有诸多的不利因素。《新英格兰医学杂志》发表的一项研究表明,与父母同床睡的婴儿猝死的风险比独睡的婴儿高出4倍。母婴同床是婴儿猝死综合征发生的重要危险因素,因此,大人应尽量避免与宝宝同睡一张床。原因有哪些?

　　第一,母婴同床是婴儿猝死综合征发生的重要危险因素,大人应尽量避免与宝宝同睡一张床。据报道,婴儿猝死综合征是2月龄至1岁婴儿最常见的死亡原因。父母由于日间照顾宝宝过于疲劳,晚上入睡程度较深,会疏于对宝宝的观察与照顾,甚至如果在睡梦中挪动被子,都有可能会造成被子蒙住宝宝口鼻部而导致窒息的危险。

　　第二,新生儿与父母同床睡,会使母婴睡眠质量均受影响。睡眠时家长由于担心会压到宝宝,很难完全进入睡眠状态,进而影响睡眠质量。宝宝也容易被父母的睡姿和打鼾声影响,出现睡眠日夜颠倒的现象。由于宝宝体内的褪黑素和生长激素主要在夜间睡眠过程中分泌,所以夜间激素水平的高低会直接影响宝宝的睡眠质量和生长发育。因此,当宝宝的睡眠常常受到干扰时,其生长发育也难免会受到影响。

第三,母婴同睡也易导致呼吸道疾病的感染与氧缺乏的发生。父母在与宝宝同床睡时,通常会将宝宝放在中间,而成人的呼吸频率比较深,会呼出大量的二氧化碳,这也会导致宝宝周围的氧气减少,从而降低宝宝呼吸时吸入体内的氧气含量,造成因脑部氧气不足而出现的脑部和身体发育障碍。同时宝宝的免疫系统尚未发育成熟,对很多病菌、支原体的抵抗能力远不如成人。而成人免疫力强于婴儿,尽管他们没有表现出任何症状,但却也有可能是某些病原体的携带者。尤其是在某些流行性疾病的高发期,如果父母与宝宝同床睡,很容易通过呼吸将病菌传播给宝宝,从而导致宝宝出现呼吸道疾病。

第四,宝宝与父母同床睡还会直接影响到夫妻关系的亲密度,造成夫妻之间没有单独相处的时间,使感情受到非常大的影响。所以说并不是养育好宝宝就是婚姻的全部。

妈妈问

1. 什么是婴儿猝死综合征?如何预防?

医生答

婴儿猝死综合征是指引起婴幼儿突然死亡的一种综合征,该综合征根据患儿的健康状态及既往病史完全不能预知。因此,为了预防婴儿猝死综合征的发生,美国儿科学会(AAP)的最新指南建议,婴儿与大人采取同房不同床的睡眠方式应该至少持续至出生后 6 个月。

妈妈问

2. 怎样才是宝宝最好的睡眠方式？

医生答

宝宝最好的睡眠方式是家长与宝宝同房而不同床，这样既能为宝宝提供独立的空间，又能保证安全和预防疾病，对宝宝的身心成长更为有利。

（宋燕燕）

第四节　关于婴儿安全睡眠的建议

【导读】

美国每年有超过 3 500 名婴儿在睡觉时由于婴儿猝死综合征或因窒息而意外死亡，我国尚无具体的统计数字。为了降低宝宝在睡眠中发生死亡的风险，美国儿科学会（AAP）制订并更新了婴儿安全睡眠的建议。

那么美国儿科学会（AAP）关于婴儿安全睡眠的建议都有哪些内容？以下我们将进行解读。

1. 睡眠姿势应为仰卧位　为了减少婴儿猝死综合征的风险，在 1 岁前宝宝每次睡觉时都应采取仰卧位，而趴睡或者侧睡都是不安全的。趴睡容易捂住宝宝的口、鼻而造成窒息；侧睡时宝宝容易因翻身使睡姿变为俯卧位。

2. 尽早与妈妈进行肌肤接触及母乳喂养　除了早产儿在新生儿重症监护治疗病房（NICU）需要暂时留下治疗，除此之外，宝宝应尽可能在出生后尽快与母亲进行肌肤接触，当母亲需要睡觉或宝宝睡着时，再放回婴儿床。这样做的目的是增进母子感情,促进和谐的母乳喂养,减少在养育过程中出现的困难。除非有特殊的禁忌,都应该采取纯母乳喂养 6 个月,添加辅食后继续母乳喂养至少到 12 个月。另有研究也已经证明,母乳喂养对婴儿的免疫保护高于其他喂养方式,母乳喂养的宝宝抵抗疾病的能力也高于其他喂养方式的宝宝。

3. 合理使用床上物品　宝宝睡在太软的床垫上出现身体凹陷,也有可能会被床单等物覆盖住口鼻部而造成窒息。除了床垫和床单,不应放其他任何物品在床上,包括填充玩具、被子、毛毯、枕头等可能造成窒息的物品。如果宝宝在安全座椅或摇篮中睡着,在安全的情况下应尽快将其转移到婴儿床上,防止因疏忽而发生意外。如果担心宝宝睡眠时穿着太少而感冒,可以使用婴儿睡衣或睡袋,通常宝宝所穿着的衣服只比家长多一件即可。

4. 与宝宝同房而不同床睡眠　已经有很多新闻报道过,熟睡的家长不小心压到宝宝,或者床上的被子不小心盖住宝宝的口鼻,造成窒息死亡的消息。所以最好能够与宝宝同房而不同床睡眠。同房不同床便于妈妈对宝宝进行观察,同时也能方便喂养和安抚宝宝。以下情形更加不建议与宝宝同床睡眠:①宝宝月龄不超过 4 个月;②宝宝为早产儿(出生胎龄 <37 周),或低出生体重儿(出生体重 <2 500g);③宝宝的父母都是吸烟者(即使是家长不在卧室内吸烟);④家长需要药物来维持睡眠,此时难以及时发现宝宝在床上发生的意外;⑤家长饮用酒精,可以通过呼吸将酒精带入宝宝体内;⑥不应与宝宝睡在表面柔软的家具上,比如水床、旧床垫、沙发或扶手椅上;⑦床上不应配有柔软的床上用品,比如枕头、填充玩具或毯子。

5. 合理使用襁褓　注意襁褓需固定在宝宝身上的位置，确保襁褓始终固定在宝宝背上。襁褓不应太紧，这会使宝宝难以呼吸，或固定在宝宝的臀部，同时双腿要留有活动空间，使宝宝的腿能自然地呈现"青蛙腿"的姿势。

6. 使用安抚奶嘴　有研究报道，睡眠时给予宝宝安抚奶嘴可以降低婴儿猝死综合征发生率。如果宝宝拒绝使用安抚奶嘴，家长可以等宝宝大一点后再尝试。在奶嘴的选择上，不要选择带有玩具或者其他物品的产品，也不要将安抚奶嘴悬挂于宝宝的颈部，以免引起窒息。如果在睡眠过程中，奶嘴从宝宝口中脱落，则不要再次放回去。母乳喂养的宝宝使用奶嘴应该在母乳喂养稳固之后，可以在出生后 2~3 周开始使用，人工喂养的宝宝随时都可以开始使用安抚奶嘴。

7. 孕期和哺乳期需避免吸烟、饮酒和使用非法药物　妈妈在孕期吸烟、饮酒、使用非法药物，或出生后将宝宝暴露在吸烟的环境中，都是婴儿猝死综合征的主要危险因素。因此，妈妈不应在孕期和哺乳期吸烟、饮酒或使用非法药物，同时其他的家庭成员也不要在孕妇或者婴儿附近吸烟。

8. 不应使用任何与安全睡眠无关的产品　市面上各类婴幼儿商品层出不穷，而且多喜欢宣称具有某些特殊的作用和功效，但没有证据表明这些产品具有效果，比如定位器、婴儿呼吸检测仪、婴儿心跳检测仪等。大多数产品只是商家的噱头，比如各类定型枕、隔离垫，或者其他宣传可以帮助固定姿势（如睡姿或者头位）的产品，以及能够帮助宝宝与大人同床时互相隔离的产品。这些产品对于宝宝来说不仅是根本不需要的，而且还存在一定的安全风险。

9. "扁头"的处理 很多家长都担心宝宝会睡出"扁头",建议在宝宝清醒时多采取伏趴的姿势,不仅可以帮助宝宝练习抬头,还可以增加颈肩部位的肌肉力量,同时也能减少"扁头"之类的体位性头形异常的问题。那么一天中需要伏趴多长时间为益呢? 这在指南中并未有明确的说明,但是通常来讲是以宝宝舒适为前提,如果宝宝哭闹拒绝,那自然应该及时停止。

10. 按时接种疫苗 疫苗可以预防某些致命感染性疾病,是宝宝早期强有力的保护罩。

妈妈问

宝宝睡觉时需要枕头吗?

医生答

美国儿科学会(AAP)建议,宝宝在 2 岁前不应该睡在水床、羊皮、枕头、沙发、扶手椅或其他过于柔软物品的表面。婴儿床上也不得出现厚厚的毯子、羽绒被及大而柔软的毛绒玩具。如果婴儿被笨重的被褥遮盖住口、鼻,或者面部被压在枕头上时均容易造成窒息。

(宋燕燕)

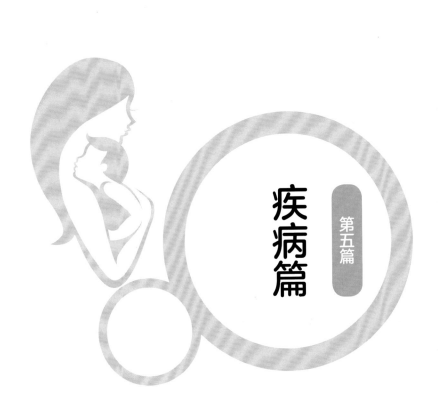

疾病篇

第五篇

第十九章
新生儿黄疸

第一节　宝宝皮肤发黄的原因与危害

【导读】

宝宝出生已经4天了，可是让人担心的是皮肤一天比一天发黄，去看医生说是新生儿黄疸，可是妈妈对新生儿黄疸的知识了解得也不多，但是看到宝宝皮肤黄得很严重而有些担心。那么宝宝为什么会皮肤发黄呢？皮肤发黄有什么害处吗？

新生儿黄疸指的是出生28天以内的婴儿出现胆红素升高，导致皮肤黄染的现象。新生儿出现黄疸的原因是由于宝宝在妈妈腹中时血红蛋白的水平远高于成人，在出生后的数日内导致多余的红细胞破裂，产生了较多的胆红素，而肝脏不能及时完全分解，从而导致了皮肤颜色变黄。

一般认为，生理性黄疸多在出生后2~3天出现，4~7天可达到高峰，一般7~10天恢复正常。足月儿黄疸不应超过2周，早产儿不应超过4周。

如果黄疸出现的时间过早（比如出生后第1天就出现了），持续的时间太长，或者胆红素的水平较高（分为总胆红素水平异常和每日胆红素升高幅度太快两类），或者有黄疸的同时排白陶土样大便，均称为病理性黄疸。家长应带宝宝到医院就诊以进一步查找病因，常见的病理性黄疸原因包括母婴血型不合、蚕豆病、地中海贫血、胆道发育异常等。

新生儿黄疸可以进行以下检查：

1. 胆红素检测　是新生儿黄疸诊断的最主要方法之一，可以抽取静脉血测定血清胆红素，也可以经皮肤测试胆红素水平。经皮测胆红素仪是无创性的检测方法，操作简便，容易接受。但是此方法做测定皮肤部位的厚薄与肤色影响，可能会误导黄疸的情况，只能作为筛查工具。一旦达到预警界限值，仍然需要检测血清胆红素作为诊断依据。

2. 实验室检查　目的是了解高胆红素血症的原因，以及了解其对身体的影响，包括血常规、血型、红细胞脆性试验、肝功能等。

3. 其他检查　包括腹部肝、胆、脾超声和脑干诱发电位等，也可以协助了解黄疸的原因及对身体的损害。

妈妈问

什么是核黄疸？有哪些危害？

医生答

新生儿黄疸的严重并发症为胆红素脑病，过去称为核黄疸，现在称为胆红素脑病。当血清胆红素重度升高，或同时存在其他危险因素时，可以使血内的胆红素进入脑部，导致胆红素脑病。多见于出生后 1 周内，最早可以在出生后的 1~2 天就出现神经系统症状。

（吴婕翎）

第二节　母乳喂养的宝宝是否
　　　也会出现黄疸

【导读】

　　宝宝这几天出现了黄疸症状,妈妈听邻居说:"孩子得这种病是母乳喂养的结果。"妈妈现在不知道该怎么办,如果继续喂母乳,黄疸不消退的话,会不会影响到宝宝的健康呢?

　　母乳性黄疸根据宝宝黄疸出现的早晚可分为两种情况。发生在出生后第 1 周内的被称为母乳喂养不足性黄疸(早发型)。出生后 2~3 周出现,黄疸持续的时间较长,可以持续到第 2 个月才逐渐消退称为晚发型母乳性黄疸。此类患儿黄疸期间若停喂母乳 3~4 天,黄疸症状可明显减轻。若重新再给予母乳喂养,部分婴儿的黄疸症状还会再次出现,但程度会低于原有的水平。

　　母乳喂养导致宝宝黄疸的具体原因迄今尚未完全明确。目前研究认为,早发型母乳性黄疸多与宝宝出生后早期喂养不当有关。新生宝宝刚出生 1 周内,妈妈身体尚未恢复稳定,与自己的宝宝还没有建立起完全的熟悉及默契度,不知道如何护理喂养好宝宝。加之自己的乳汁分泌会出现各种状况,缺乏哺喂技术的知识,因此会出现喂奶频率不够,喂养量不足,新生宝宝的有效吸吮欠佳,以及给新生儿喂水、葡萄糖或其他饮品等问题。这些问题也会导致宝宝存在喂养不当的情况,造成宝宝脱水、热量摄入不足、促进胆红素排出的转氨酶活力减弱,以及肠蠕动减慢、肠道正常菌群建立延迟,加上通过大便排出的胆红素减少,使胆红素的肠道回吸收增加,从而引发"饥饿性黄疸"。

晚发型母乳性黄疸的病因母亲方面还不清楚,推测可能与以下原因有关:母乳内缺乏转化胆红素的菌群,使肠道未结合胆红素增加;母乳中特殊脂肪酸、β葡糖醛酸糖苷酶导致未结合胆红素肠道重吸收增加;遗传因素的影响等。

🧑 妈妈问

1. 宝宝满月了,但仍然存在母乳性黄疸,是否可以打预防针?

👨 医生答

首先应该到医院就诊,若明确为晚发型母乳性黄疸可以按时预防接种。

🧑 妈妈问

2. 我家宝宝被诊断为母乳性黄疸,停喂母乳后黄疸消退了,现在我能重新喂母乳吗?

👨 医生答

若考虑为晚发型母乳性黄疸,目前不建议停喂母乳,需按时复查即可。

(吴婕翎)

第三节 妈妈血型与宝宝不同是否会引起溶血性黄疸

【导读】

妈妈比较粗心,自己的第一个宝宝因为与自己的特殊血型不合，出生后很快就出现皮肤发黄，像一个"小橘人"，赶紧送到新生儿科住院治疗后才好转。如今怀有第二个宝宝，妈妈在孕期检查时产科医生一再告知她，因为她与宝宝会血型不合，可能会导致胎儿或新生儿出现一些严重的并发症，但是这对父母并没有重视，侥幸地认为不好的事情不会发生在自己身上。怀孕后期 B 超监测胎儿有水肿，待宝宝出生后就出现了重度黄疸和贫血，送到新生儿科进行抢救、光疗和两次换血治疗后，最终康复出院。哪种母婴血型不合容易引起新生儿溶血病呢？

　　人类红细胞血型系统有 26 种，在医学上 ABO 血型系统和 Rh 血型系统最为重要。ABO 血型系统分为 O 型、A型、B 型和 AB 型 4 类。Rh 血型系统含有 5 种抗原，即 C、c、D、E、e。凡红细胞含 D 抗原者为 RhD 阳性血型，否则为 RhD 阴性血型。医院测定个人血型时，只检测 ABO 血型和 RhD 血型结果。母婴血型不合大多是指母亲与胎儿或新生儿 ABO 血型或 Rh 血型不一样，若母亲的血型抗体通过胎盘进入胎儿体内会引起胎儿或新生儿红细胞破坏，导致新生儿出现溶血病。

　　母婴血型不合溶血病的宝宝会有哪些症状？主要表现为皮肤黏膜发黄，少数严重的宝宝在出生后不久即出现黄疸，当胆红素进入大脑，可出现抽搐等神经系统症状。有些宝宝会出现贫血、肝脾大的表现。少数情况会在妈妈孕期就出现胎儿水肿，甚至是流产、死胎或死产。

　　母婴血型不合溶血病如何治疗？轻症的宝宝可以仅采用照蓝光治疗就能减轻黄疸程度，也可以静脉滴注大剂量的免疫球蛋白有效抑制患儿体内的溶血程度,使胆红素产生减少。极少数严重的患儿需要换血疗法,以置换出患儿血液循环中的胆红素、致敏红细胞和免疫抗体,从而纠正贫血。近年来,除了严重的新生儿溶血病以外,高胆红素患儿通过适当的光疗或药物治疗大多能够取得满意的退黄效果。

如何预防母婴血型不合溶血病呢? 迄今为止对于新生儿溶血病的预防仅限于母婴 RhD 血型不合溶血病。在母亲流产或分娩 RhD 阳性婴儿后的 72 小时内,可接受 1 剂 300μg Rh 免疫球蛋白肌内注射,以预防下一胎发生 RhD 血型不合溶血病。对于未致敏的 RhD 阴性孕妇,在妊娠 28 周时可先注射 1 剂 Rh 免疫球蛋白,如果婴儿为 RhD 阳性,出生时再给予 1 剂。在妊娠期间,如果有任何可能增加孕母输血的特殊事件,包括流产、羊水 / 脐带穿刺和产前出血等都有可能增加 RhD 致敏的危险,应该进行额外的 RhD 免疫球蛋白预防注射。

🧑 妈妈问

1. 哪些血型会发生母婴血型不合?

🧑 医生答

在 ABO 血型系统中,如孕妇为 O 型,丈夫血型为 A 型、B 型或 AB 型,可分娩出与母亲血型不一样的 A 型或 B 型宝宝。在 Rh 血型系统中,如孕妇为 RhD 阴性,丈夫血型为 RhD 阳性时,会分娩出 RhD 阳性宝宝,从而发生母婴血型不合。

🧑 妈妈问

2. 所有的母婴血型不合都会发生新生儿溶血病吗?

医生答

　　母婴血型不合可发生于孕妇为 O 型,丈夫为 A 型、B 型或 AB 型;或孕妇为 RhD 阴性,丈夫为 RhD 阳性时。ABO 溶血病第一胎可发病,临床表现较轻。Rh 溶血病一般发生在第二胎,临床表现较重。ABO 血型不合所致新生儿溶血病多见于 O 型血孕母所生育的 A 或 B 型胎儿。

妈妈问

　　3. 父母血型不合会影响怀孕吗?

医生答

　　如果有母婴血型不合,母体会产生抗体,而这种抗体经胎盘进入胎儿体内,如果在宫内出现严重的溶血病,会导致胎儿贫血、胎儿水肿、流产、死胎或死产。虽然不是所有血型不合的夫妻都会导致新生儿溶血病,但为了尽量避免,夫妻双方一定要在怀孕前进行血型检查,尤其是曾经反复流产的人,更要去做检查以排除是否存在血型不合的因素。一旦夫妻双方在怀孕前发现有血型不合的情况,在怀孕期间就要加强监测,以预防出现不良妊娠结局的发生。

妈妈问

　　4. 为什么 Rh 血型不合溶血病比较严重?

医生答

　　Rh 血型无天然抗体,其抗体多由输血(RhD 阴性者被输入 RhD 阳性血液)或妊娠(RhD 阴性母亲孕育着 RhD 阳性胎儿)免疫生成。一旦形成抗体,如再输入 RhD 阳性血液,可发生严重的输血反应。当再次孕育 RhD 阳性胎儿可能会发生新生儿溶血病。因此,RhD 阴性的女性在输注了 RhD 阳性血后,血液中就会产生抗体,则不利于再妊娠 RhD 阳性宝宝,否则胎儿或新生儿会出现严重的溶血、贫血、黄疸,甚至是流产、死胎或死亡。

(李占魁)

第四节 对于黄疸持续 1 个月的宝宝要如何处理

【导读】

宝宝出生 1 个多月了,与同龄宝宝在一起时他看起来总是黄黄的、胖胖的,像一个"小柠檬达人"。妈妈也觉得宝宝刚出生时还粉嫩粉嫩的,怎么皮肤颜色越来越黄? 到医院咨询后才知道,这是新生儿黄疸的延迟消退,为什么她的宝宝黄疸就消退不了呢?

黄疸消退延迟可以有多种原因,这需要带宝宝到医院进行详细的检查,以查明原因。造成黄疸消退延迟的可能原因如下:

1. 葡萄糖 -6- 磷酸脱氢酶缺乏(详见本章第七节)。

2. 胆道闭锁,由于胆汁分泌异常,宝宝的大便颜色呈灰白色。

3. 遗传代谢疾病,宝宝通常体重增长欠佳,且生长发育迟缓。

4. 晚发型母乳性黄疸,宝宝生长发育情况良好,精神反应好。

妈妈问

如何确定宝宝是母乳性黄疸?

医生答

目前尚缺乏实验室检测手段确诊母乳性黄疸,可以根据宝宝黄疸的特点来确定。一般以纯母乳喂养或以母乳喂养为主的足月新生儿多见。根据病史、医生的查体和各种必要的检查,认真将各种其他可以引起黄疸的原因逐一排除。如果宝宝的一般状况良好,生长发育正常,可以试停母乳 1~3 天后待黄疸明显消退,血胆红素迅速下降 30%~50% 即可确定。

（李占魁）

第五节　为宝宝进行光疗有什么作用

【导读】

宝宝出生 4 天后到医院进行复查,医生检查发现宝宝黄疸很严重,建议留院观察或住院进行照蓝光退黄治疗。但是爸爸妈妈很是焦虑,觉得让宝宝脱光了进行光照射很受罪,甚至认为照射的蓝色"紫外线"会对宝宝有害,但因黄疸严重,如不尽快治疗,继续加重可能会发生高胆红素的毒性损害,导致大脑、听力和牙齿发育异常,甚至会造成功能残疾。那么到底什么是光疗? 光疗的作用是什么?

在新生儿高胆红素血症的治疗手段中,最有效、最简单、最经济的方法就是光照疗法,可以明显且有效地降低血清中的高未结合胆红素。光照疗法是一种通过光的作用把浅层毛细血管或间隙中的胆红素从脂溶性转变为水溶性,经胆汁通过粪便或经尿液排出体外,以降低血中的未结合胆红素的方法。

是不是所有的光线都能用于照射退黄?不是的,所以家长们不必担心,光疗所使用的光线并不是紫外线。医学研究发现,胆红素能够吸收的光线以波长 450~460nm 的光最强,由于蓝光的波长主峰在 425~475nm,被认为是人工照射最好的光源。而绿光波长主峰在 510~530nm,较蓝光更易穿透皮肤,所以也有很好地降低黄疸的作用。特殊蓝光灯是近年来最有效的光源,主要发射蓝 - 绿光谱,疗效显著高于普通蓝光灯,常用于治疗严重的高胆红素血症。因此,爸爸妈妈们可以放心,是绝对不会使用紫外线对宝宝进行照射退黄的。

什么情况下必须使用光疗退黄?各种原因所致的高未结合胆红素血症性黄疸均可以进行光疗,但光疗不能代替危重程度黄疸的换血疗法,可在一定程度上减少换血次数。对于早产儿大脑发育不成熟,高胆红素易造成神经系统损伤,治疗应更积极。有疾病的宝宝可以适当放宽光疗的指征。

在医院一般是怎样进行照光治疗?医务人员会先将宝宝有污物的皮肤进行清洁,并佩戴避光眼罩,脱去衣裤,保护臀部及皮肤易损的部位。做好准备工作后,将宝宝放入事先已调整好湿度和温度的光疗箱中开始照射,要使皮肤均匀受光,并尽量广泛照射,以达到良好的效果。照射时会有专人巡视,以免有意外情况的发生(比如出现液体渗漏、吐奶、异常症状等)。同时监测宝宝的体温和光疗箱的温度,注意保暖和防止过热,并保证宝宝充分的喂养和营养。在整个光疗过程中,医生会观察宝宝的皮肤颜色变化、精神反应、生命体征及大小便情况等,以判断光疗的效果。其效果主要与皮肤暴露的面积大小、灯源的距离和效率、照射的时间、患儿是否便秘(胆红素主要通过大便排出)等因素有关。

🙋 妈妈问

1. 光疗对宝宝有不良反应吗?

👨‍⚕️ 医生答

通过几十年的临床应用结果发现,光疗效果相对安全,虽然有时会有一些不良反应,但一般并无危害。最常见的不良反应有宝宝体温升高、大便变绿及次数增多、暂时性皮疹等。因为光疗时需要佩戴防透光眼罩对宝宝的眼睛进行保护,所以只要做好保护和护理工作,光疗一般对宝宝并无明显的影响。

🙋 妈妈问

2. 在家庭中可以进行光疗吗?

👨‍⚕️ 医生答

很多宝宝在出生后很快就会从医院回到家中,所以很多新生儿出现黄疸的高峰期一般是在家庭中渡过的。现在国外家庭光疗已经被广泛使用,而国内也可以购买到可以家庭使用的光疗设备,比如光疗盒、光纤毯等,其具有治疗较安全,便于家庭式护理,减少母婴分离,不中断母乳喂养的优点。但是家庭光疗仅适用于高胆红素血症的预防,而不是有效的治疗,所以仍需要对黄疸宝宝进行密切的随访观察,以免耽误救治时机。

(李占魁)

第六节　出院回家后的黄疸宝宝要如何进行观察

【导读】

　　妈妈顺产后只住院 2 天就出院了。出院时虽然医生嘱咐过 3 天后需要到医院随访新生儿黄疸的情况，可是家里的老人讲究"坐月子"不能出门，要门窗紧闭，不得通风，害怕产妇和宝宝受风，甚至少见光。宝宝快满月时，家里来了客人，见到宝宝就觉得宝宝的皮肤黄黄的不正常，妈妈也觉得宝宝这两天没有精神，而且吃奶也明显减少了。于是一家人带着宝宝来到了医院，医生看到宝宝发黄的表现，立即给予检测宝宝的黄疸数值，结果显示已经达到了危急值。如果当初妈妈能够遵照医生的嘱咐，在出院后 3 天按时随访宝宝的黄疸情况，也就不会造成现在的结局。

　　近年来，因为"坐月子"而不让宝宝及时到医院随访，导致宝宝黄疸严重，甚至是死亡的情况在全国各地每年都会发生几例。新生儿出院后黄疸的监测和随访对于预防重度高胆红素血症和胆红素脑病具有十分重要的意义。2004 年，美国儿科学会（AAP）关于新生儿高胆红素血症的诊疗指南中明确指出，应对所有的新生儿在出院前进行高胆红素血症发生风险的评估，以及制订相应的随访计划。该指南实施后，调查发现美国达到换血指标的新生儿从 0.45% 下降至 0.17%，这也表明了及时的随访干预是防控重度黄疸和胆红素脑病的主要措施。

随着围产医学的发展和分娩技术的改进,无论城市还是农村,母亲分娩后早出院(<72小时)已成为普遍的现象。大多数新生儿在黄疸峰值到来之前就已经出院,所以出院后黄疸的监测尤为重要。对于存在高危因素的新生儿,出院后的随访时间可以考虑提前,出院后需务必按照医生的出院指导回院监测黄疸情况。高危因素包括:纯母乳喂养存在喂养不足和/或体重下降明显(>8%~10%);有免疫性或其他溶血性疾病;有头颅血肿或皮肤明显瘀斑等。

妈妈问

1. 宝宝在哪种情况下容易发生重度黄疸?

医生答

包括出生后24小时内出现黄疸;合并有同族免疫性溶血症或其他溶血病(如葡萄糖-6-磷酸脱氢酶缺乏症);胎龄在37周以下的早产儿;头颅有血肿或明显瘀斑;单纯母乳喂养且因喂养不当导致体重丢失过多等。

妈妈问

2. 在家中如何观察宝宝的黄疸情况?

医生答

当宝宝从医院回到家中后,宝宝和妈妈的居所要定期通风,要能够见到阳光,白天不要总拉着窗帘。室外环境空气好及太阳光充足的时候,鼓励将宝宝抱到室外适当活动及晒太阳,太阳光照到宝宝裸露的皮肤时不但有利于宝宝的黄疸消退,还有利于钙的吸收促进体格发育。定期在光线好的地方观察宝宝皮肤的颜色,爸爸妈妈可以用自己手心皮肤的颜色对比宝宝颜面或身上的皮肤颜色。为了更加清楚地观察,爸爸妈妈还可以用手指轻轻地按压宝宝的皮肤,然后迅速弹开,观察一瞬间按压处宝宝的皮肤颜色与自己手心皮肤颜色的差异。按照图 19-1 和图 19-2 显示的黄疸范围及程度进行比对,做到心中有数,及时就医,以免耽误宝宝的病情。

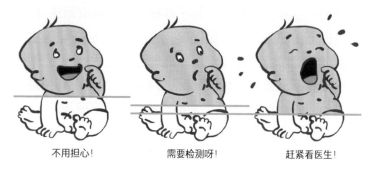

不用担心! 需要检测呀! 赶紧看医生!

图 19-1 判断宝宝黄疸程度及范围的示意图

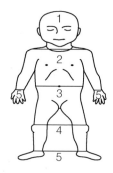

皮肤黄疸范围	黄疸程度
1	70~100μmol/L
2	100~150μmol/L
3	140~200μmol/L
4	190~250μmol/L
5	>250μmol/L

(注:胆红素的换算 1mg/dl=17.1μmol/L)

图 19-2 胆红素水平的简单评估图

妈妈问

3. 在家庭中应如何预防或减轻宝宝的黄疸症状?

医生答

鼓励让宝宝多吃多拉;在宝宝还没有满月之前,每天最好要保证哺喂次数大于 8 次以上,夜间也需要坚持哺喂;增加大便的排出次数,减少肠道对胆红素的重吸收;可以在保持正常体温的前提下多晒太阳,让阳光接触到宝宝的皮肤,有利于皮肤黄疸的减轻(图 19-3);适度保暖,避免因捂热导致的过度出汗,预防感染,不可滥用药物。

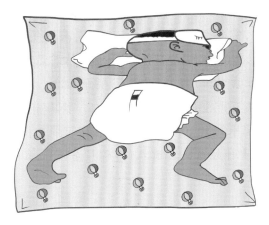

图 19-3　为宝宝进行家庭日光浴的示意图

(李占魁)

第七节　葡萄糖 -6- 磷酸脱氢酶(G-6-PD)缺乏症的宝宝能否用中草药洗浴退黄

【导读】

宝宝出生后 2 天就回家了,全家高兴地迎接着新生命归来。可是过了几天,宝宝的皮肤开始发黄了,像橘子一样的黄色,爸爸妈妈有些担心,想带着宝宝去医院。没想到奶奶说:"这没什么,在我们乡下,用中药洗洗就好了,不用去医院。"于是,老人家买来了金银花、川连、黄连等中药材,要为宝宝进行洗药浴。没想到才洗了两天,宝宝的黄疸不但没有退，反而更黄了，哭声也变小了，而且吃奶比之前越来越少，尿的颜色也越来越深，手还时不时地握拳抖动。爸爸妈妈觉得不对，立即将宝宝送到医院。来到医院后医生检查发现，宝宝呼吸微弱，抽搐，全身皮肤重度黄染，需要立即进行抢救。于是，采取气管插管，呼吸机通气，扩容改善循环等治疗，检验结果显示宝宝的黄疸值（胆红素水平）极高，达到了换血标准。经进一步检查，宝宝患有严重的 G-6-PD 缺乏症。换血前，医生极为严肃地找家长进行谈话，告知家长宝宝可能会出现由黄疸导致的严重神经系统后遗症（俗称核黄疸）。家长听后后悔不已。

葡萄糖 -6- 磷酸脱氢酶（G-6-PD）缺乏症是最常见的以红细胞酶异常为病因的遗传性溶血性疾病，表现为进食蚕豆等食物或部分药物后引起溶血性贫血。40% 以上的病例有家族史，在我国以广东、四川、广西、湖南、江西为最多。该病对人类健康最有威胁的表现是核黄疸所致患儿智力低下或死亡。

贫血、黄疸、尿色改变是 G-6-PD 缺乏症最常见的三大症状。其他症状包括发热、呕吐、腹痛、中枢神经系统症状，以及与溶血本身相关的症状。肝肾损害、胆红素升高，则与红细胞的破坏相关。有报道，我国食用蚕豆及蚕豆制品是引发本病的最常见诱因（占 78.3%），其次是与其他诱因的组合（占 12.4%）。

那么，如何预防 G-6-PD 缺乏症的发生？首先，高发地区应常规开展 G-6-PD 缺乏症的新生儿筛查。对于 G-6-PD 缺乏症患者及家属需及时给予健康教育，避免进食干鲜蚕豆及其制品,同时避免接触樟脑丸等日用品,尤其要避免使用禁用、慎用氧化类药物(表 19-1)。其次,开展遗传咨询,为育龄人群提供 G-6-PD 缺乏症的宣传教育和遗传咨询,尤其是父母双方或一方为 G-6-PD 缺乏症患者或携带者,新生儿出生后应尽快行末梢血或脐血 G-6-PD 缺乏症的筛查或诊断性检测。

表 19-1　G-6-PD 缺乏症禁用及慎用的部分药物

药物分类	禁用	慎用
抗疟药	伯氨喹,氯喹,扑疟喹,戊胺喹,阿的平	奎宁,乙胺嘧啶
砜类	噻唑砜,氨苯砜	
磺胺类	磺胺甲噁唑,磺胺二甲嘧啶,磺胺吡啶,柳氮磺胺吡啶	磺胺嘧啶,磺胺甲嘧啶
解热镇痛药	乙酰苯肼,乙酰苯胺	氨基比林,安替比林,保泰松,对乙酰氨基酚,阿司匹林,非那西丁
其他	呋喃坦啶,呋喃唑酮,呋喃西林,呋喃妥英,小檗碱(黄连素),硝咪唑,硝酸异山梨醇,二巯基丙醇,亚甲蓝,三氧化砷,维生素 K_3、维生素 K_4	氯霉素,链霉素,异烟肼,环丙沙星,氧氟沙星,左氧氟沙星,诺氟沙星,萘啶酸,布林佐胺,多佐胺,甲氧苄啶,普鲁卡因酰胺,奎尼丁,格列本脲,苯海拉明,扑尔敏,秋水仙碱,左旋多巴,苯妥英钠,苯海索,丙磺舒,对氨基苯甲酸,维生素 C,维生素 K_1
中药	川连,珍珠粉,金银花,腊梅花,牛黄,茵栀黄(含金银花提取物),保婴丹	

妈妈问

1. G-6-PD 缺乏症的宝宝有很多药物不能服用,如果生病了该怎么办?

医生答

一定要带宝宝到医院就诊,并且就诊时要告知医生宝宝患有 G-6-PD 缺乏症,家长不能自行给宝宝服用药物。

妈妈问

2. G-6-PD 缺乏症的宝宝是否可以服用中成药物?

医生答

G-6-PD 缺乏症的宝宝可以服用中成药物,但需遵医嘱进行服用。

妈妈问

3. G-6-PD 缺乏症的宝宝如果出现发热可以服用退热药吗? 应该如何退热?

医生答

由于 G-6-PD 缺乏症的宝宝可以使用的退热药很少,所以家长要学会进行物理降温的方法,同时建议应带宝宝到医院就诊,特别是在第一次发热时。

（杨　杰）

第二十章
呼吸系统疾病的症状与防治

第一节　新生儿呼吸器官与
##　　　　大宝宝有何不同

【导读】

　　宝宝从医院回家后，睡觉时总是发出"呼哧呼哧"的声音，像有痰鸣一样，有时还打呼噜。妈妈担心宝宝是不是感冒了，或者是得了肺炎？于是赶紧带着宝宝来到了医院。医生对宝宝进行听诊并详细检查后告诉妈妈，宝宝并没有呼吸道感染，出现这样的表现与宝宝呼吸系统的特点有关。

　　新生儿的呼吸器官有哪些特点？与大宝宝有什么不同？

　　1. 新生儿的鼻腔狭窄，黏膜柔嫩，感染后常可使鼻黏膜发生肿胀，造成鼻腔更加狭窄，出现鼻塞、吃奶困难和哭闹等表现，严重者可出现喘憋症状。

　　2. 新生儿由于会厌较大，舌的位置高且短厚，难以用口呼吸，只会用鼻呼吸，但这种情况也是宝宝防止窒息和保持吸吮功能的基本条件。

3. 新生儿气管较短,右侧支气管较直,类似于气管的直接延续,因此支气管异物以右侧多见。

4. 从新生儿到成人,肺的重量和肺容量也增加了 20 倍,气管长度增加了 3 倍,直径增加了 4 倍,支气管仅增加 2 倍。所以,新生儿的呼吸通气效率比大宝宝低。

妈妈问

我家宝宝的喉咙部总有痰鸣的声音,这是气管炎或肺炎的前兆吗?

医生答

宝宝患有呼吸道疾病时会伴有痰鸣,但有痰鸣音并不等于患有呼吸系统疾病。新生儿的呼吸器官有别于大宝宝,由于宝宝的气道发育还不成熟,所以会有痰鸣音、声音嘶哑、打呼噜等情况,大多是正常的。如果症状迁延不愈,影响到宝宝的正常呼吸时,就需要及时就医检查。

（童笑梅　刘子源）

第二节　宝宝出现咳嗽该怎么办

【导读】

宝宝出现咳嗽的现象是很常见的,可能意味着存在各种不同的问题,而宝宝不能表达,爸爸妈妈很难掌握恰当的时机去看医生。在秋冬季节,尤其是居住在北方的宝宝们,当雾霾天气或冷空气同时袭来时,宝宝娇嫩的呼吸道就开始出现反应了,宝宝很难受,妈妈们更是焦虑,想着赶紧服用药物进行止咳,使宝宝尽快停止咳嗽,但由于不了解药物的作用反而有可能让宝宝的症状"雪上加霜"。因此，宝宝咳嗽的关键是要找到咳嗽的原因，而不是一出现咳嗽就马上给宝宝喂止咳药。

咳嗽是一种重要的排异防御性反射，通过咳嗽可以排出咽喉部的痰液及鼻后滴漏（鼻涕从喉咙后面滴落）或反流的食物，保持呼吸道的畅通。

宝宝偶尔出现咳嗽是很正常的现象，但有时咳嗽也是某种疾病的提示。从宝宝的咳嗽声音上判断，一般可以分辨出是"干咳"还是"湿咳"，也就是说咳嗽时听着是否是"呼噜呼噜"的痰声；还可以分辨出宝宝咳嗽程度是否严重，是轻微的单声咳嗽，还是阵发性的剧烈咳嗽，有时咳嗽剧烈时也会影响到宝宝的呼吸，会发现宝宝的脸"憋得通红"，这种剧烈咳嗽就需要看医生。干咳是指发生在宝宝感冒或过敏症时，有助于清除鼻涕，也可能是咽痛的刺激导致的。湿咳通常为细菌感染引起的呼吸道疾病。宝宝气道中产生的痰液或黏液（包含白细胞来杀灭细菌）也会引起咳嗽的排痰反应。

宝宝咳嗽的原因有哪些？常见原因为呼吸道感染，呛奶或异物，过敏。

1. 普通感冒或流感　表现为鼻塞或流鼻涕、咽喉痛，听起来像干咳，夜间会出现轻微的发热。虽然家长可能很想给宝宝一些药物来缓解咳嗽，但是美国儿科学会（AAP）建议，不要给 6 岁以下的小宝宝使用咳嗽药和感冒药，因为这些药物可能会带来一些严重的不良反应。最好的方法是听从医生的指导，等待症状自然消退。

2. 喉炎　有时候宝宝在半夜醒来时，会出现犬吠样的咳嗽(声音很特别)和呼吸困难。通常宝宝从白天就开始出现了感冒症状或流鼻涕,可以先让宝宝安静下来,再使用冷雾加湿器,有条件的家庭可以先给宝宝进行雾化吸入,随后尽早前往儿科急诊进行就诊。

3. 肺炎 是由多种原因引起的肺部病毒或细菌感染。咳嗽的声音听起来像是湿咳有痰,宝宝表现为很疲乏,有时会伴有呕吐、呛奶。治疗取决于病因是病毒感染还是细菌感染,所以需要看儿科医生。特别是如果宝宝出现发热,则细菌性肺炎的可能性很大,通常病情更为危险,最常见的是链球菌肺炎感染。

4. 婴儿喘息或毛细支气管炎 常常发生在感冒后,并伴有咳嗽和流鼻涕。宝宝可有湿疹病史,或者有过敏和哮喘的家族史。一般认为,婴幼儿喘息是气道反应性疾病。小宝宝毛细支气管炎绝大多数是由呼吸道合胞病毒(respiratory syncytial virus,RSV)引起,可引起宝宝出现严重的喘息、青紫,甚至是呼吸困难。严重时可能危及生命。因此,要密切注意宝宝的呼吸频率,如果出现呼吸增快(每分钟呼吸 50 次或更多),提示您的宝宝肯定是有呼吸困难。此时需拨打"120",至儿科急诊进行就诊。不管怎样,当您听到宝宝喘息时最好及时就医,此时即使是宝宝没有明确诊断为哮喘,医生也会使用一些平喘药物对喘息进行治疗。

5. 百日咳 是由百日咳杆菌引起的急性呼吸道传染病。过去该病曾是导致婴儿呼吸道疾病和死亡的主要原因,直到 20 世纪 60 年代起在国际上广泛接种了百白破疫苗后,该病才几乎被根除。近几年发现,该疾病又开始逐渐增多。大多数情况下,患百日咳的宝宝无感冒或发热症状,可出现干咳,持续并逐渐加重,出现特征性阵发性痉挛性咳嗽,咳止时伴有深长的鸡鸣样吸气性吼声。对于疾病的预防是关键,需要确保您的宝宝接种过百白破疫苗。因为宝宝在注射 3 剂疫苗前尚无充分的保护,所以您和您周围接触宝宝的家人最好也应接种破伤风、白喉、百日咳疫苗。

如果您怀疑您的宝宝患有百日咳,请立即就医。如果诊断为百日咳肺炎,还需要住院治疗,给予静脉应用抗生素和吸氧治疗。

6. 异物　某些食物如胡萝卜或三明治是最常见的窒息原因。如果宝宝在吃或玩小玩具时突然开始大喘气或剧烈呛咳,并在嘴里可找到明显的异物,通常可以自己咳出来。如果异物完全阻塞了宝宝的呼吸道,会表现出明显的呼吸困难,不能发声或听不到哭声,甚至是出现面色苍白或发绀症状。人体的呼吸道解剖结构见图 20-1。

如果怀疑异物完全堵塞了气道,需立即把宝宝翻过身来,在其肩胛骨之间进行 5 次捶打,同时拨打

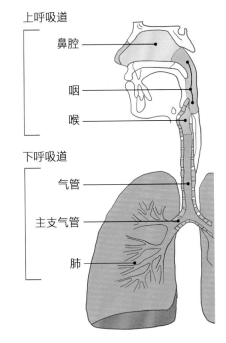

图 20-1　呼吸道解剖结构示意图

"120"。如果部分堵塞气道,可以尝试帮助宝宝咳嗽。具体方法:让宝宝低下头部,轻轻地拍一下他的背部。如果怀疑异物进入了宝宝的气管内,但宝宝似乎不能咳嗽,需要去医院拍摄胸部 X 线片进行检查。医生会为您推荐一位能进行支气管镜检查的专家,并于全身麻醉下,为宝宝取出异物。

发生咳嗽了该如何治疗呢? 治疗方案主要针对宝宝咳嗽的原因进行制订。比如,有些感染引起的咳嗽需要应用抗生素治疗;如果感染是由细菌引起的,可以在医生指导下使用抗生素治疗;如果由病毒引起的感染(如普通感冒),则一般不需要使用抗生素治疗;如果是百日咳,需要到医院进行规范治疗。

妈妈问

1. 宝宝出现咳嗽是不是要赶紧吃止咳药,预防进展成肺炎呢?

医生答

咳嗽只是一种症状,而止咳药也只是缓解咳嗽的症状而已,且大多数止咳药是不适合新生宝宝服用的。因此,妈妈们需谨慎,对于宝宝咳嗽需就诊后由医生帮助找出原因,才能对症下药。

妈妈问

2. 什么情况下出现咳嗽需要看医生?

医生答

出现以下情况时,需要带宝宝看医生:宝宝月龄小于 4个月;出现呼吸费力,呼吸声音大,呼吸急促;出现咯血,或者咳出黄色或绿色痰;长时间不吃奶,不喝水;有发热,精神状态不如从前;咳嗽剧烈,并伴有呕吐;咳嗽持续 1 周,仍没有好转。

👩 妈妈问

3. 爸爸妈妈们能做些什么来缓解宝宝咳嗽呢?

👨‍⚕️ 医生答

可以少量多次地给宝宝喂水,并保持口腔卫生;保持室内空气新鲜,以及适宜的温度和湿度;可以使用加湿器,并注意定期清洁;当宝宝发生呛奶时,让宝宝侧卧,面部朝下,以避免呛到气管内;怀疑由过敏导致的咳嗽时,需回避过敏原;家中少用地毯、吸尘器,不养宠物,春季出门时佩戴口罩。

(童笑梅　刘子源)

第三节　宝宝吃奶时有痰声是否正常

【导读】

有的宝宝在吃奶时总是发出"呼哧呼哧"的声音,或者哭声中带着痰的声音;有时宝宝喜欢晃脑袋,但不影响吃奶量;有的宝宝会伴随着有呼吸的改变及吃奶量的改变;有的宝宝鼻塞时常常表现为不能很好地吃奶,哭闹,情绪烦躁不能安抚,呼吸急促,甚至是张口呼吸。那么遇到以上这些问题时,爸爸妈妈们应该如何识别和处理呢?

宝宝喉咙中为什么会有呼噜声呢?

第一,生理解剖因素。由于婴幼儿鼻腔较成人短,没有鼻毛,后鼻道狭窄,且黏膜柔嫩,血管丰富,使上呼吸道易于感染。而炎症可致鼻黏膜充血肿胀,同时炎性渗出增多,使得原本狭窄的鼻腔更加狭窄而不能正常通气。

　　在正常情况下,空气通过气道较窄处出现嘈杂的声音。鼻腔在正常情况下的分泌物容易积聚在鼻腔内,所以小宝宝的鼻音较重;如果没有明显的感冒症状,可注意观察鼻腔内有无鼻痂,使用小棉棒或者海盐水清除干净即可。

　　第二,喉咙内有一块会厌软骨。宝宝刚出生时由于发育还不成熟,会厌软骨较软,在吸气时会震动发出打呼噜的声音,大多数症状轻微,观察即可,会随着慢慢长大而逐渐改善(图 20-2A、B)。家长平时应注意给宝宝补充维生素 AD 滴剂,建议坚持吃到 2 岁,并多到户外晒太阳,以促进钙的吸收。

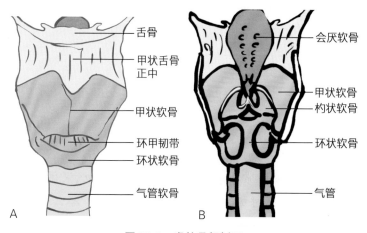

图 20-2　喉软骨解剖图

A. 正面观;B. 冠状位

　　第三,什么是痰液呢? 痰液是一种黏液样物质,可出现在肺部和气管内(图 20-3),呈透明或白色黏液状,通常可以通过咳嗽咳出或呕吐吐出。当怀疑宝宝患有支气管

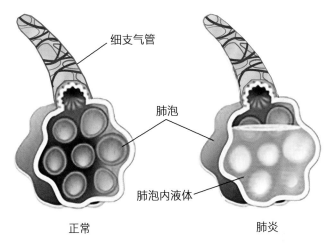

细支气管

肺泡

肺泡内液体

正常　　　　　　　肺炎

图 20-3　痰液的分泌机制

炎或肺部疾病时,医生会要求留取痰液做检查,找到引起感染的病因,这是由于引起各种肺部感染的细菌或病毒会驻留在感染者的痰液中。

妈妈问

1. 宝宝吃奶时喉咙处有痰声,爸爸妈妈该怎么办?

医生答

应注意保持空气清新,以及宝宝房间的空气流通;冬天有暖气时,使用加湿器以避免空气干燥;室内温度要控制在 20℃左右,湿度在 60% 左右;给宝宝喂温水或足够的母乳;当宝宝喉咙处有痰时,应保证充足的液体摄入,这样可以稀释宝宝喉咙中黏稠的痰液,有利于宝宝咳出痰液。

妈妈问

2. 家长该怎样为宝宝拍痰?

医生答

如图 20-4 所示是在帮助宝宝进行拍背排痰。具体

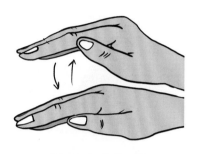

图 20-4　拍背手法

方法：家长将手指并拢弯曲，使手掌呈现空心状。让宝宝侧躺或家长竖着抱起宝宝，用空心的手掌，由下至上，由外向内，拍击宝宝的背部。拍背区域如图 20-5 所示的绿色区域（左胸壁区或右胸壁区），应避免叩击骨骼及关节突出部位和重要的脏器部位。拍痰后可让宝宝侧躺，擦去口、鼻部的分泌物，避免发生呼吸道的阻塞。由于小宝宝还不会主动把痰液吐出，所以常常会将痰液吞咽后经消化道通过大便排出。

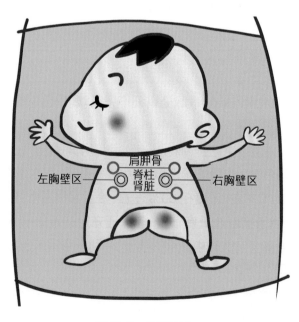

图 20-5　拍背区域

妈妈问

3. 家长可以给宝宝服用药物吗?

医生答

爸爸妈妈是不能随便给宝宝服用药物的,必须在医生指导下用药。

妈妈问

4. 宝宝吃奶时喉咙处总是发出"呼噜呼噜"的声音,这种情况需要看医生吗?

医生答

大多数这种情况是正常的生理现象。随着宝宝月龄的增长,这种现象会有所好转。但是,如果伴有并出现某些病理性表现,比如伴有剧烈的咳嗽、严重的鼻塞、呼吸困难、呕吐等症状时,需及时就医。

(童笑梅　刘子源)

第四节　宝宝吃奶时呼吸急促是否正常

【导读】

有很多宝宝在吃奶时会表现出呼吸急促的现象,这种现象对于小宝宝来说,可以是生理性的,也可以是病理性的,那么对于爸爸妈妈来说应该如何判断呢?

由于新生儿呼吸系统尚未完全发育,且代谢旺盛,需氧气量较高,只能通过增加呼吸频率以维持生理需要。正常新生儿呼吸频率一般为 40~60 次/min,由于新生儿呼吸中枢发育不全,所以呼吸时快时慢、时浅时深。爸爸妈妈可以自己数一下宝宝的呼吸频率,无论是休息或是吃奶时,宝宝的呼吸次数持续超过 60 次 /min 时,则可能是呼吸困难,需要及时去医院就诊。

鼻痂阻塞也是造成宝宝吃奶时呼吸急促的另一原因。鼻黏膜每天都会有一定量的分泌物,当分泌物积存在鼻道内时间久了,就会变得干燥变硬,便形成了鼻痂。当鼻痂黏附在鼻腔外口或深处,阻塞狭窄的鼻道后,宝宝吃奶时便会出现呼吸急促现象。

其他病理性原因还包括呼吸道感染、先天性喉软骨发育不全、膈疝等。

🧑 妈妈问

1. 宝宝吃奶时比较费力,吃完后总会喘气,该怎么办?

👨 医生答

喂奶时妈妈需要调整喂奶姿势,比如可以在宝宝吃奶时,用手指夹住乳头,避免乳房堵塞宝宝口、鼻引起危险;不要平躺喂奶,可以抬高宝宝的头部;避免喂奶后剧烈运动,可以让宝宝趴于肩上,轻拍其背部,以避免发生呕吐;抱起和放下宝宝时动作要轻柔。

🧑 妈妈问

2. 家长如何帮助宝宝清理鼻痂?

👨 医生答

如果鼻痂堵在鼻孔口,可用消毒小棉签轻轻将其卷出。如果鼻痂在鼻腔较深处,可先用生理盐水、冷开水或母乳往鼻孔内滴 1~2 滴,让鼻痂慢慢软化,然后轻轻地挤压鼻翼,促使鼻痂逐渐松脱,再用消毒小棉签将鼻痂卷出。如分泌物较多,可使用吸鼻器吸除。清除鼻痂时,应避免用手抠宝宝的鼻腔,以免损伤宝宝娇嫩的鼻腔黏膜,引起出血和感染。

（童笑梅　刘子源）

第五节　宝宝出现吐奶或呛奶该怎么办

【导读】

宝宝有时吐奶，妈妈刚开始没有重视，之后发现宝宝吐奶越来越频繁，每次吃奶后都会吐奶。吐奶的同时还会出现呛奶，呼吸急促。于是妈妈开始担心，宝宝是不是有什么疾病？

宝宝吐奶一般分为 4 种类型：溢乳、一般呕吐、反复呕吐、喷射性呕吐。不同的类型预示着不同的情况。

溢乳是指新生儿的胃由于呈水平位，胃部肌肉发育不完善，贲门松弛，哺乳后即从口角溢出乳汁，不影响生长发育，常于出生后 6 个月左右消失，不属于真正的呕吐。一般 6 个月之后，宝宝不再出现溢乳。

呕吐是指依靠腹部和胸壁肌肉收缩，把胃内容物经口腔中排出。呕吐物通常有轻微的黄色物质，这是由于少量胆汁回流到胃引起的。呕吐物呈现绿色或亮黄色，表明胃中有大量胆汁；胆汁性呕吐常与疾病有关，如肠梗阻。

胃 - 食管反流不同于溢乳。如果宝宝因反流引起的不适和反复哭闹，或出现呼吸问题，如呼吸困难、呛咳、咳嗽、喘息，严重者可引起吸入性肺炎；因呕吐使宝宝得不到足够的营养，并出现体重增长缓慢。那么如何帮助胃 - 食管反流的宝宝呢？如图 20-6 所示,可以让宝宝在哺乳后保持直立位 30 分钟,使乳汁在重力的帮助下留在胃中;需确保哺乳后宝宝的胃内没有压力,比如至少等待 30 分钟后再将宝宝放到座椅或小床上,每次哺乳后都需要拍嗝。

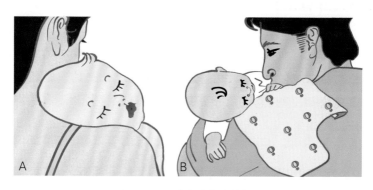

图 20-6　哺乳后宝宝姿势

A. 哺乳后宝宝由妈妈竖抱着睡着;B. 哺乳后宝宝由爸爸竖抱着睡着

妈妈问

1. 宝宝溢奶、吐奶有什么区别?

医生答

溢奶是正在吃奶或刚吃完奶的宝宝从嘴角流出少许的奶水。吐奶是因为宝宝食管与胃连接处的贲门括约肌比较松弛,易把胃内容物经口腔排出。

妈妈问

2. 看到宝宝溢乳后妈妈该怎么办?

医生答

如果只是轻微的吐奶或溢奶,比如吃奶后奶水从嘴角边流出来,妈妈可以在每次喂奶前避免宝宝哭闹,喂奶后需轻轻竖起宝宝,缓缓拍其背部,帮助宝宝胃排空。待听到宝宝打嗝后,再把宝宝放在床上,头背部垫高30°,使宝宝头侧向一边。需要注意的是,如果喂奶后宝宝已经吐奶了,应首先让宝宝头侧向一边后拍背,促使宝宝咳嗽后呕吐。如果立即把宝宝竖起来,很有可能会使奶水呛到气管中。

🧑 妈妈问

3. 宝宝在什么情况下需要去看儿科医生?

👨 医生答

宝宝出现以下情况时,需要及时就医:①反复呕吐,无规律,呕吐物不含胆汁。主要见于胃-食管反流。②喷射性呕吐,突然发生,呕吐量大,并随着日龄的增长,呕吐物可见于奶汁样、乳酪样,具有腐酸味,不含胆汁。主要见于大量的空气吞入、胃扭转、幽门梗阻等。

🧑 妈妈问

4. 有什么喂养技巧可以避免宝宝吐奶呢?

👨 医生答

可以经常给宝宝排嗝(每喂40~60ml乳汁就可以排嗝一次),防止胃内空气积聚;喂奶的速度要慢一点,或者使用较小的奶瓶和奶嘴,使胃内容物充分排空到肠道;注意不要一次喂奶太多,当宝宝看起来吃饱了,就要停止喂奶;到了添加辅食的时候,可以在奶液中添加米粉增稠,也是一种选择;喂奶后,可以竖立抱起宝宝至少30~45分钟,在重力的帮助下,防止胃内容物反流。

（童笑梅　刘子源）

第六节 如何判断宝宝是否有呼吸困难

【导读】

对于妈妈来说,宝宝的健康是最重要的。由于宝宝最近总是出现喘憋、哭闹的表现,让妈妈感到很担心,不知道宝宝是不是存在呼吸困难? 那么如何判断宝宝是否发生呼吸困难?

呼吸困难是儿科最常见的临床问题之一。与成人相比,宝宝的肺部发育还不成熟,对氧气的需求较高,发生呼吸困难时往往病情较重,甚至可以出现呼吸停止。因此,早期识别、积极干预对改善预后是十分重要的。家长们可以通过评估宝宝的外观、呼吸和皮肤来评估宝宝是否发生呼吸困难。若宝宝哭声响亮、肌张力正常、反应正常,则提示病情不重;反之,若宝宝哭声弱、无力、反应弱,则提示病情较重。宝宝出现呼吸困难时,往往也会出现呼吸代偿,可表现为呼吸急促(>60 次 /min)、节律不规则、鼻翼扇动、呼气呻吟和肋间隙吸凹征(图 20-7)。危重的宝宝可能会出现皮肤青紫、冰冷等。如果出现上述严重情况或表现时,必须立即带宝宝去儿科急诊就诊。

妈妈问

1. 如何数新生儿的呼吸频率?

医生答

正确的做法是要数满 1 分钟,数呼吸时注意一吸一呼为一次呼吸。由于小儿呼吸时胸廓上下运动幅度较小,

呼吸困难　　　　　　　　呼吸正常

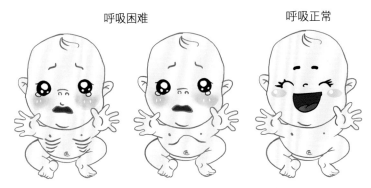

图 20-7　婴儿呼吸困难与呼吸正常的表现

以腹式呼吸为主。因此,观察腹部运动更为方便,数出来的呼吸次数也更为准确。另外,要在小儿安静时数呼吸,不要在小儿哭闹、吃奶或刚吃奶后数,以免受其他因素的影响。

妈妈问

2. 宝宝睡眠时出现呼吸困难该怎么办?

医生答

首先应观察宝宝面色、唇色,是否与平时一样,红润则正常,发紫则要警惕;其次是查看宝宝的口腔和鼻腔情况,是否有分泌物堵塞,去除分泌物后若好转,则无碍;再次是察看被服,看是否盖得太重或太紧,松开被服时如有改善,说明要给宝宝盖适宜的被子;最后是调整睡姿等。如果采取以上措施后宝宝的呼吸困难均没有缓解,则需要及时就医。

（童笑梅　刘子源）

第七节　宝宝出现鼻塞该怎么办

【导读】

　　宝宝鼻塞了,睡觉时总是发出"呼哧呼哧"的响声,还伴有咳嗽。妈妈很焦急,急忙带着宝宝去看医生,那么宝宝发生鼻塞该怎么办呢?

　　由于新生儿鼻腔狭窄,黏膜柔弱,且血管丰富,无鼻毛,感染后鼻黏膜易充血肿胀,常常使狭窄的鼻腔更窄。因此,鼻塞也容易引起宝宝的不适,甚至是呼吸困难。继而因鼻塞导致鼻腔内压力升高,使细菌或病毒在耳道内蔓延,从而引发中耳炎。由于药物对于缓解新生宝宝鼻塞的作用有限,且药物不良反应较多,所以建议家长应采用物理方法进行鼻腔的家庭护理,以缓解宝宝的鼻塞不适。洗鼻不失为一种较好的物理清理鼻腔的方法,不仅可以清除病毒或细菌,还能减轻鼻黏膜的肿胀,从而降低感染的机会,使宝宝呼吸更舒畅。家庭常用的洗鼻方法有盐水洗鼻法、盐水喷鼻法、盐水滴鼻法。在洗鼻效果方面排序依次为:盐水洗鼻法 > 盐水喷鼻法 > 盐水滴鼻法,而舒适度方面排序依次为:盐水滴鼻法 > 盐水喷鼻法 > 盐水洗鼻法。

　　滴鼻、喷鼻、洗鼻的方法有什么区别?

　　1. 盐水滴鼻法　是一种使用生理盐水自然地滴入鼻孔,使鼻腔湿润的方法,比较适用于新生婴儿。当鼻腔中有干掉的鼻垢或少量非常黏稠的鼻涕时,可以滴入生理盐水将鼻垢软化后,再用小镊子夹出或用吸鼻器吸出鼻垢,也可以等小宝宝自己打喷嚏时带出鼻涕，建议在医院或药店购买一支10ml的生理盐水操作就可以（图20-8）。

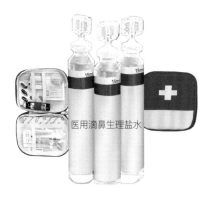

图 20-8　医用滴鼻生理盐水

2. 盐水喷鼻法 是一种通过泵头将生理盐水打成细小的雾化颗粒喷入鼻腔的方法，可以使盐水扩散至鼻腔深部，但缺点是水量较小，洗鼻的效果比盐水洗鼻要弱。对于新生婴儿来说，盐水喷鼻比洗鼻更容易操作和被接受，且不容易诱发耳痛、呛咳等不良反应。这类产品主要的差异在于泵头的喷雾量和喷雾压力，使用时可以让宝宝侧躺，喷 1~3 下（根据宝宝月龄的大小），直至鼻腔内的分泌物从鼻孔或嘴中流出（图20-9）。

3. 盐水洗鼻法　是一种使用洗鼻壶（也可以采用注射器）冲洗鼻腔的方法，优点是水量比较大，同时可挤压洗

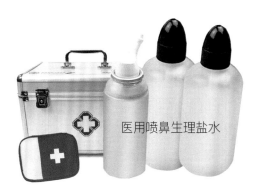

图 20-9　医用喷鼻生理盐水

鼻壶产生正压,将分泌物冲出。所以当鼻塞严重、鼻涕较多时,可先用洗鼻壶进行大量盐水冲洗作为辅助治疗的效果更好。但是由于小宝宝可能不太合作,这时需要由 2 位家长配合进行操作,让宝宝平躺在床上,一人固定宝宝的头部和肩部,另一人负责滴鼻或洗鼻,换另一侧鼻孔时可重复上述步骤。为了避免宝宝对洗鼻产生恐慌和排斥心理,家中有哥哥姐姐的或者由家长自己先按照婴儿洗鼻流程做洗鼻示范,以减轻宝宝的恐惧心理。

妈妈问

1. 生理盐水与生理海盐水哪种可以用于洗鼻?哪种效果更好?

医生答

生理盐水(浓度为 0.9%)就是与人体渗透压相同的溶液,其中 1%~3% 的高渗盐水冲洗鼻腔可以清除分泌物,缓解鼻塞。家长在购买市面上出售的用于洗鼻的盐水产品时,需要注意其浓度和 pH 值。尽管商家会宣传产品中含有所谓的"杀菌、消炎、抗过敏"微量元素,但这些产品间的差别都很微乎其微。海盐水的制作工艺是来源于海水,其成分更多,过敏的风险也比生理盐水高。

妈妈问

2. 家庭中如何配制生理盐水?

医生答

可将 0.9g 氯化钠 + 蒸馏水稀释至 100ml,但需要注意由于食盐中大多为含碘盐,且有杂质,因此含碘盐对鼻腔会有一定的刺激性,加之新生婴儿的鼻黏膜娇嫩,所以不宜使用。在家庭中配制洗鼻盐水时,需要注意以下两点:一是要用烧开后并晾至温度合适的温水或蒸馏水进行配制,不可以使用自来水,因自来水中的病原体会引发严重的鼻腔感染。另外,不要使用加碘盐,因碘对鼻黏膜也会有刺激反应;二是自行配制时也要精确计算出无碘盐和水的比例,精确称量食盐的用量,才能配制出等渗盐水(浓度为 0.9%)。如果随意加盐,配制出的盐水其渗透压是不合适的。

👩 妈妈问

3. 使用盐水洗鼻确实有效,但可以经常使用吗? 是否会产生依赖?

👨 医生答

使用等渗盐水是不会对鼻黏膜产生不利影响的,因此可以长期使用,不会导致依赖。

👩 妈妈问

4. 宝宝反复鼻塞,一直使用盐水喷鼻也没有改善,该怎么办?

👨 医生答

鼻塞通常是呼吸道感染的症状之一,而使用盐水喷鼻只是改善呼吸道感染症状的日常护理方法之一。如果无好转,应及时到医院就诊,并根据医生的医嘱用药。

👩 妈妈问

5. 当婴幼儿出现鼻塞时,可以使用风油精、清凉油、精油之类的产品吗?

👨 医生答

此类产品中含有的薄荷脑成分确实具有清凉通气的效果,但是薄荷脑并不适合于低幼龄的婴儿使用。

👩 妈妈问

6. 如何选择洗鼻器?

医生答

①手动式洗鼻器(或称手压式洗鼻器或球囊吸鼻器),其价格便宜,操作简单。但缺点是操作者容易疲劳,吸力不稳定且不强,对于黏稠或顽固鼻涕需进行多次操作。②电动式吸鼻器,其操作简便轻松,吸力稳定可调,对于分泌物较多或顽固的分泌物均易清除。但缺点是价格较昂贵。③口吸式洗鼻器,其价格便宜,操作期间还可以进行母婴互动交流,以增进母婴感情。但缺点是操作略显繁复,较难调控吸力的强弱,对于顽固或黏稠的鼻涕需进行多次操作。

(杨 杰)

第二十一章
消化系统疾病的症状与防治

第一节　宝宝便中有血丝可能是什么问题

【导读】

　　宝宝吃奶一直都很好,但是细心的妈妈却突然发现宝宝的大便中带有血丝,妈妈很担心,心想:"宝宝会不会患有什么严重的疾病? 要不要去医院找医生? 还能继续给宝宝喂奶吗?"

　　很多新手爸妈第一次见到宝宝便中带血的情况时,都会表现出十分的惊慌和害怕。临床上关于婴儿便血的鉴别诊断疾病相当多,很多家属直觉地怀疑是由痔引起的,事实上痔在儿科疾病中相当罕见。那么宝宝为什么会出现便血呢?

　　第一,新手爸妈们要区分出宝宝是什么部位出血。比如,上消化道出血常有呕血,如有便血则血液与粪便充分相混,像柏油样的颜色;下消化道出血时血液不与粪便相混,或仅在便后滴血。

　　第二,要根据宝宝的年龄进行判断。刚出生的新生儿便血大多是由于咽下了母亲产道内的血液,而母乳喂

389

养的宝宝有可能是吸入了妈妈破裂的乳头中的血液。另外,还有可能是便秘、某些病理因素导致的新生儿自然出血症、出血性坏死性小肠炎、消化道畸形等原因导致的出血。

第三,现在很常见的便血是食物过敏,比如牛奶、蛋白等过敏引起的便血。

宝宝出现便中带血该怎么办?

不管什么原因的新生儿出现出血的现象,如呕血、柏油样大便,大便带血丝,都要及时到医院就诊。

妈妈问

1. 什么是食物过敏?

医生答

食物过敏是食物不良反应的一种,是指一种或多种特定食物成分进入人体后使机体致敏,再次反复进入可导致机体对之产生异常免疫反应,引起生理功能紊乱和 / 或组织损伤,进而引发的一系列临床症状。

妈妈问

2. 食物过敏有哪些表现?

医生答

食物过敏是以消化道症状为主要表现的一类疾病。临床上通常表现为呕吐、反流,以及喂养困难、拒食、易激惹、腹痛、腹胀、腹泻、便秘、消化道出血、生长发育障碍等。

妈妈问

3. 常见的过敏原都有哪些?

医生答

通常以牛奶较为常见,其他还有鸡蛋、大豆、南瓜、豆类蔬菜、燕麦、米、大麦、马铃薯、鱼、鸡、火鸡等。

妈妈问

4. 宝宝母乳喂养为什么也会出现便血？

医生答

这是因为妈妈摄入的食物蛋白诱导的小肠结肠炎综合征，可以在出生后第 1 周，甚至是出生后几小时内发病，在出生后 6 个月内发病最为常见。主要临床表现为腹泻，其中以粪便性状改变为多见，有时为正常便，有时为黏液便、血便（从便中带有少量血丝到以较多的血便为主）。

妈妈问

5. 母乳喂养的宝宝出现过敏反应该如何处理？

医生答

此时家长在喂养过程中要回避豆类、鱼、鸡蛋、小麦、牛奶等食物。对于确诊为牛奶蛋白过敏症的婴儿，经母乳喂养的母亲可以继续哺乳，直至婴儿月龄至少达 6 个月，同时需回避牛奶蛋白及奶制品的摄入。如果有以下情况时，可以考虑暂停母乳喂养，改为氨基酸奶喂养：尽管母亲进行了饮食回避，但婴儿症状持续存在且很严重；婴儿出现生长发育迟缓和其他营养缺乏表现；母亲因饮食回避导致自身严重的体重减少和健康影响；母亲无法应对某些心理负担。

妈妈问

6. 人工喂养的婴儿出现过敏反应该如何处理？

医生答

此时人工喂养者需回避牛奶蛋白及奶制品的摄入，给予婴儿深度水解配方奶粉喂养（以腹泻为主要表现者可给予无乳糖配方，无腹泻者可给予含乳糖配方），对于病情严重者可喂养氨基酸奶粉,需喂养 6 个月或者至婴儿达到 9~12 月龄。

(陈冬梅)

第二节 宝宝一天排便几次是正常的? 发生腹泻该如何处理

【导读】

宝宝出生后全家都很开心,但是宝宝一天排便 7~8 次,每天都要给宝宝换好多次尿布,这是正常的吗? 妈妈感到很迷茫,听一听医生怎么说。

新生儿的肠管较长,约为身长的 8 倍(成人仅 4.5 倍),且大肠与小肠的长度比例为 1∶6。小肠的主要功能有运动、消化、吸收及免疫。大肠的主要功能是贮存食物残渣,进一步吸收水分及形成粪便。胃肠道是全身最大的淋巴器官,对于危重患者的免疫反应起着重要的作用。正常新生儿由于肠上皮细胞中磷酸酯、中性脂肪及甘油酯等脂质成分较高,使膜结构具有更大的流动性,通透性高,有利于吸收母乳中免疫球蛋白,但也易对其他蛋白分子(牛乳、大豆蛋白)产生过敏反应。对吞入的微生物及毒素等有害物质杀灭、抑制和清除作用较差,易产生胃肠功能障碍。肠腔内毒素和消化不全的产物较易通过肠壁而进入血流,引起中毒症状。乳液通过肠道的时间个体差异较大,为12~36 小时,人工喂养者可延长至 48 小时。由于新生儿大脑皮质功能发育尚不完善,进食时常引起胃 - 结肠反射而产生便意,所以大便次数多于成人。

妈妈问

1. 吃母乳与配方奶的婴儿大便有什么不同?

医生答

吃母乳的新生儿大便呈金黄色,偶尔会微带绿色且比较稀;或呈软膏样,均匀一致,带有酸味且没有泡沫,一般每天排便 5~6 次。吃配方奶的婴儿大便通常呈淡黄色或土黄色,比较干燥、粗糙,如硬膏样,排便次数会比母乳喂养的婴儿少。

妈妈问

2. 如何辨别宝宝的大便是否正常?

医生答

宝宝头一次排的大便是墨绿色的糊状,称为胎便。在喂养合理的情况下,一般 3~4 天就可能转成黄色的正常大便。吃奶粉与吃母乳的宝宝,大便的性状情况也存在着差异。吃奶粉的宝宝大便多呈淡黄色,可以成形。吃母乳的新生儿大便呈金黄色,偶尔会微带绿色且比较稀;或呈软膏样,均匀一致,带有酸味且通常没有泡沫,一般每天排便 5~6 次。如果大便次数突然增多,每天排便 7~8 次或者大便性状发生了改变,比如排稀水样便,或者便中带血丝、脓液,就可能发生腹泻了,此时要及时咨询医生。

妈妈问

3. 为什么新生儿会发生腹泻呢?

医生答

新生儿腹泻是由多种病原和因素引起的,是以大便次数增多和 / 或大便性状改变为特点的一种消化道综合征,也是新生儿期最常见的胃肠道疾病之一。由于新生儿的消化功能尚不成熟，且发育得又快，所需热量和营养物质也较多，因此一旦喂养或护理不当就容易发生腹泻。

🧑 妈妈问

4. 新生儿腹泻都有哪些分类？

👨‍⚕️ 医生答

按照新生儿腹泻的病因可以分为感染性腹泻、非感染性腹泻和抗生素相关性腹泻三大类。感染性腹泻是由于细菌、病毒、真菌等感染所引起的新生儿腹泻。非感染性腹泻是由于喂养不当或肠道外感染、吸收不良及其他原因所造成的腹泻。

🧑 妈妈问

5. 如何预防腹泻？

👨‍⚕️ 医生答

预防腹泻主要是注意严格消毒喂养新生儿所使用的奶瓶、奶嘴等物品。一般奶瓶和奶嘴用水煮 30 分钟，即可杀死所有的细菌。为了防止交叉感染，应避免长期和大量使用广谱抗生素，同时需注意调整饮食，并继续进食。采用母乳喂养的新生儿应继续母乳喂养，若新生儿不是母乳喂养，可以在医生的建议下转为腹泻奶粉（即无乳糖奶粉）喂养。

🧑 妈妈问

6. 发生腹泻该如何处理？

👨‍⚕️ 医生答

应注意观察并记录大便的次数、性状、颜色及量的变化，为医生制订治疗计划提供依据；还要注意观察病情，如果新生儿在家治疗护理期间病情不见好转，且出现水样便次数频繁，口渴明显，双眼凹陷，尿量明显减少等脱水表现及高热等症状时,应带新生儿到医院做进一步的检查和治疗。

(陈冬梅)

第三节　宝宝排绿色粪便正常吗

【导读】

　　妈妈对于宝宝的护理非常上心,每天都会记录宝宝大小便的情况。宝宝每天的大便都是黄色的,可是今天的大便却变成了绿色。这也急坏了妈妈,于是匆忙地带着宝宝来到了医院,并找到了医生,听一听医生是怎么说的。

　　首先,家长需了解正常新生儿的粪便特点,新生儿一般在出生后 12 小时内就开始排出黏稠、墨绿色的胎粪。胎粪是由脱落的肠黏膜上皮细胞,咽下的羊水、胎毛和红细胞中血红蛋白的分解产物胆绿素等物构成。胎粪一般在出生后 2~4 天排完,之后转为黄色大便。新生儿胎粪排出延迟会导致黄疸加重,如果出生后 24 小时内无胎粪排出,应考虑是否因消化道畸形所致。母乳喂养的婴儿大便呈黄色或金黄色,软膏样,味酸,不臭,每日排便 1~4 次。人工喂养婴儿大便色淡黄,均匀较硬,有臭味,每日排便 1~2 次。

　　其次,新生儿的粪便量减少,且粪便中有深绿色的肠黏液,则称为"饥饿粪"。多见于长期喂养不足的新生儿,只要能够做到足量喂养,即可逐渐恢复正常。

妈妈问

　　1. 如果宝宝的胎便排完后,又开始排绿色的粪便该怎么办?

🧑 医生答

假若宝宝排绿色粪便,且量少,便次多,这就表示宝宝喂得不饱,是由饥饿引起的。当宝宝出现排绿色粪便的现象,如果是母乳喂养,只要宝宝奶量正常、情绪好、睡眠好、体重正常增加,一般无须给予特别的处理。如果是混合喂养的宝宝,则要判断宝宝是否吃饱了,如果宝宝在没有吃饱的情况下,肠道蠕动加快,也会排出绿色的大便。这种情况只要增加喂奶量,让宝宝吃饱就可以了。

👩 妈妈问

2. 宝宝排绿色粪便除了是由饥饿引起的,还有什么原因?

🧑 医生答

受凉也是导致肠蠕动过快,产生绿色大便的常见原因之一。在小婴儿中也会有由于胃肠型感冒,而表现为腹泻,解绿色大便的可能。因此,针对腹泻给予处理,粪便的颜色也就会正常了。

(陈冬梅)

第四节　宝宝口腔内的白膜需要处理吗

【导读】

宝宝出生后一直吃妈妈的母乳,每次都吸得很开心,但是妈妈发现这两天宝宝突然开始不好好吃奶,而且在吃奶的过程中总是紧皱着眉头。于是妈妈用手电筒照了照宝宝的嘴巴,发现有很多奶瓣一样的东西,用棉签也抹不掉,使劲抹掉后发现底部的皮肤黏膜开始出血,宝宝也痛得哇哇大哭。这到底是怎么回事?妈妈赶紧咨询了医生,原来宝宝得了鹅口疮。

新生儿鹅口疮是一种由白念珠菌等真菌引起的口腔黏膜的炎症,多发生于新生儿期,亦称口腔念珠菌病(oral moniliasis)、急性假膜型念珠菌性口炎或雪口病。据报道,新生儿鹅口疮的发病率为 2%~82%,多见于营养不良、腹泻、长期应用广谱抗生素或激素的新生儿。

妈妈问

1. 鹅口疮是什么原因导致的?

医生答

白念珠菌在健康人体的皮肤表面、肠道、阴道内寄生,多由于乳具消毒不干净,乳母的乳头不干净,或喂奶人员手指污染所致。也可在出生时经产道感染,或见于腹泻、使用广谱抗生素或肾上腺皮质激素的新生儿。据文献研究报道,新生儿鹅口疮的发生与胎龄、出生体重、住院时间、喂养方式及抗生素使用等有密切关系。胎龄越小、体重越低的新生儿,其鹅口疮的发病率也越高。另外,新生儿免疫系统不成熟也是易于感染鹅口疮的原因。由于早产儿的免疫功能更差,其 IgG 水平较足月新生儿低,更易成为易感人群。

妈妈问

2. 如何判断宝宝是否得了鹅口疮?

医生答

新生儿鹅口疮主要表现为口腔中出现不规则的白色斑块红斑,常见于颊或舌黏膜上下唇内侧牙龈、上腭等处,有时甚至深及咽部。此种白膜不易拭去,如强行剥落,局部黏膜可溢血,且白膜又可迅速生成。大多数婴儿可无症状,而一些婴儿可能会表现为因为喂养不适导致的接触损伤而拒绝吃奶。

妈妈问

3. 鹅口疮严重吗?

医生答

当全身抵抗力低下时,病变可蔓延至咽后壁、食管、肠道、喉头、气管、肺等处,出现呕吐、呛奶、吞咽困难、声音嘶哑、呼吸困难等症状。此菌偶可侵入血液中形成败血症、脑膜炎等严重的并发症。

妈妈问

4. 患了鹅口疮该怎么办?

医生答

轻症的一般可自愈。大多数患儿需要治疗,可先用2% 碳酸氢钠溶液清洗口腔后,再将制霉菌素片磨成粉状涂抹局部,每日 2~3 次。病变面积较大者,可用新配制的制霉菌素溶液(10 万~20 万 U/ml)涂抹口腔,每日 3 次。对于反复发生的鹅口疮,近年来国外报道可用氟康唑 3~6mg/(kg·d) 口服或静脉滴注治疗,每日 1 次。由于该病病原清除率高,症状清除快,因此应用时需要注意观察患儿的肝肾功能指标。

妈妈问

5. 鹅口疮是否会反复发作? 该如何预防?

医生答

鹅口疮容易反复发作,这与消毒和卫生操作不到位有关,大多数宝宝的鹅口疮反复发作也是这一原因。比如,妈妈直接用手拿消毒后的奶嘴,或者妈妈的乳头不注意清洁卫生等。因此,建议新生儿的用具要严格消毒,奶瓶、奶嘴清洁后煮沸5~10分钟,护理人员在接触婴儿前要洗手,母亲在哺乳前应洗净乳头。

(陈冬梅)

第五节　宝宝出现呕吐是正常的吗

【导读】

看着宝宝辛辛苦苦吃进去的奶水都被大口大口地吐了出来,妈妈既心疼又担心,急忙带着宝宝来看医生。妈妈有太多问题需要咨询医生,比如宝宝总是呕吐是正常的吗?会不会影响宝宝的生长发育?遇到宝宝呕吐后该怎么办?还能继续给宝宝喂母乳吗?

新生儿呕吐是新生儿期较为常见的一种状态,有多种原因,可以由生理解剖因素所致,也可能是消化功能紊乱或消化道梗阻的主要表现,其解剖结构和生理因素都会导致新生儿比较容易出现呕吐现象。生理性的呕吐可以通过家庭护理改善症状,但病理性的呕吐就要及时就医。根据引发呕吐的原因,大致可分为内科性及外科性两类。原因不同,其呕吐的轻重程度及可能导致的后果也大相径庭。

1. 内科性疾病

(1)消化道功能失调:包括胃-食管反流、胎粪排泄延迟、牛奶蛋白过敏等,其中胃-食管反流是比较常见的新生儿呕吐的原因之一,通常表现为溢乳、反复吃奶后呕吐等。

（2）呼吸道感染：新生儿在出现呼吸道感染时，如有鼻塞、气促等情况，易在吃奶时因换气不畅导致呛咳、呕吐，需要注意清理鼻腔及呼吸道分泌物、拍背排痰，出现呕吐时应将新生儿侧卧，防止奶液误吸。

（3）肠道感染：除呕吐症状之外，可能出现腹泻、腹胀、发热等表现，严重感染如败血症等可伴有全身状态改变，甚至出现脱水、休克。

（4）中枢神经系统疾病：如缺氧缺血性脑病、中枢神经系统感染等引起的颅内高压，导致出现呕吐。该类呕吐通常为喷射样，查体可发现前囟饱满、张力增高，还可伴有球结膜水肿。

（5）代谢性疾病：也可有呕吐症状，并多伴有反应低下等症状。

2. 外科性疾病

（1）肥厚性幽门狭窄：主要表现为呕吐、上腹部可见胃蠕动波和触及幽门肿块。一般于出生后 2~3 周起病，初起为溢乳，逐渐加重至喷射性呕吐，呕吐物主要为乳汁及胃液，不含胆汁，呕吐后再次进乳可正常。

（2）先天性食管闭锁、食管气管瘘：主要表现为出生后即口吐泡沫，喂奶后立即呕吐，因唾液及奶汁吸入气道易伴有呼吸急促等表现。

（3）胃扭转、食管裂孔疝：一般在出生后早期即可出现呕吐，呕吐物以乳汁为主，不含胆汁，可引起体重不增长和生长发育不良。

（4）先天性肠闭锁：是新生儿肠梗阻中最常见的原因之一。除了呕吐外，主要还表现为不排胎粪，或仅排少量胶冻样便。

(5) 肠旋转不良、肠扭转、肠坏死、肠穿孔:一般在出生后有正常的胎粪排出,出生后3~5天起出现反复呕吐,含有胆汁,排便减少或不排便。当出现肠扭转后,病情可突然加重,呕吐频繁,腹胀明显。若出现肠坏死、肠穿孔时,则会出现呕吐血性物。

(6) 坏死性小肠结肠炎:该病多发生于早产儿,可出现呕吐、腹胀、便血表现,并伴有明显的全身感染中毒症状。呕吐物可先为奶液,后为胆汁样及咖啡样。

(7) 其他外科疾病:如膈疝、环状胰腺、十二指肠隔膜、胎粪性肠梗阻、胎粪性腹膜炎、先天性巨结肠、先天性肛门开口异常、肠套叠、肠重复畸形、胃穿孔、腹腔占位、腹股沟嵌顿疝、睾丸扭转、泌尿系统肿瘤占位、泌尿系统感染,以及神经外科疾病,如大量颅内出血、颅内占位、脑积水等,也可以有呕吐的表现。

3. 新生儿呕吐的处理　根据新生儿呕吐绝大多数为喂养不当,因此应做到喂奶前后要使新生儿安静,以免哭闹而吐奶。目前提倡母乳喂养,但是如果人工喂养时,应注意选择的奶嘴孔大小要适中,避免吸进空气而引起呕吐。新生儿发生呕吐时,一定要让宝宝侧着脸,以免呕吐物吸入气管发生窒息。在新生儿吸奶后,将新生儿竖抱,用手掌轻轻拍打新生儿的背部,直到新生儿出现打嗝的现象,然后再让新生儿躺下,这样就能避免新生儿吸奶呕吐的现象。如果新生儿反复呕吐,应查明新生儿呕吐的原因以对症处理。

🧑 妈妈问

1. 在家中观察宝宝呕吐时,需要注意哪些细节?

医生答

要注意观察呕吐发生的时间,呕吐物的性质,呕吐的严重程度,是否存在伴随的其他症状,以及初步判断可能引发呕吐的原因。

妈妈问

2. 呕吐的宝宝还能不能继续进食?

医生答

生理性的呕吐只需要注意喂养方式,喂奶后拍背即可缓解,可以继续进食;牛奶蛋白过敏症的宝宝可以母乳喂养或调整低敏奶粉喂养;多数内科性疾病原则上可以继续进食,但肠道感染引起的严重电解质紊乱、休克等情况,则需禁食纠正内环境紊乱;外科性呕吐需禁食,等待手术治疗。

妈妈问

3. 呕吐的宝宝来医院就诊时可能需要做哪些检查?

医生答

根据初步判断的不同疾病,选择不同的检查方法。比如,牛奶蛋白过敏症的新生儿除了呕吐外,还可能有腹胀、腹泻、湿疹等其他表现,可以检测血嗜酸粒细胞、IgE;肠道感染引起的呕吐,则可以检验血常规、粪常规、粪病毒、粪细菌培养;另外,腹部立卧位 X 线片、消化道造影、腹部超声对鉴别外科疾病有着不同意义的作用,需要根据患儿的不同症状和体征进行选择。

妈妈问

4. 什么是生理性呕吐? 该如何处理?

医生答

生理性呕吐主要是因为新生儿因食管相对较短,胃大弯起始部呈水平位,喂食过快、过慢或奶瓶呈水平均可造成吞气过多而引起呕吐。很大程度上是因为喂养不当而引起的,所以我们必须注意奶量不能太多,也不能太烫或者太冷,而喂养之后不要立即让宝宝平卧或过多翻动宝宝。而随着月龄增加呕吐现象就会慢慢好转。

妈妈问

5. 什么情况下需要及时就医?

医生答

一旦宝宝症状加重,且呕吐物的颜色变成胆汁样或血性,呕吐持续时间过长,体重下降,或伴有发热、腹泻、精神萎靡等其他症状,就要当心,需及时就医。如果妈妈不能评估宝宝的病情,也要及时找医生帮忙诊治。

(裘　刚)

第六节　宝宝出现打嗝正常吗

【导读】

宝宝动不动就打嗝,每次持续时间还很长。妈妈很焦虑地想:"难道是给宝宝喂多了?还是宝宝天生体质太弱?"如果宝宝一直打嗝,妈妈该怎么办?如何做才能减少宝宝打嗝?

新生儿神经系统发育尚不成熟,受到刺激后就较容易出现打嗝。打嗝亦称呃逆,是由于膈肌和肋间肌的突然不协调收缩,紧接着咽部关闭,气流突然冲击进入肺部发出的一种特殊声响(图 21-1)。新生儿打嗝首先比较常见的

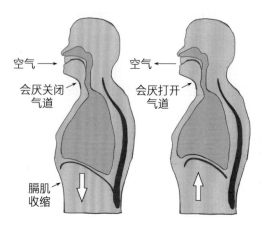

图 21-1 打嗝的生理机制

原因是喂养不当,多由于吃奶时哭闹、吃奶过急过快、喂奶时有大量空气进入胃部所引起的,或者由于奶量过多、奶液温度较低、更换奶制品等刺激因素导致。其次是由于护理不当,导致腹部受凉等。除此之外,一些药物的应用也会诱发打嗝。

对于喂养或护理不当导致的打嗝,一般不需要过于担心,大多能很快自然停止,对新生儿的生长发育也不会构成影响。但如果长时间不中止,且超过 48 小时,称为打嗝持续状态;超过 2 个月,则称为难治性打嗝。遇到这些情况时,妈妈一定要带宝宝及时就医,以排除中枢神经及外周神经损害的可能,如颅内占位、脑血管畸形、纵隔占位、病毒感染、电解质紊乱等疾病。

妈妈问

1. 新生儿打嗝妈妈能做些什么?

医生答

通常打嗝是自限性的,不需要特殊处理。在日常护理

过程中,妈妈可以采取以下方法来缓解宝宝的打嗝现象:
①喂奶时注意姿势正确,避免在喂奶时因"空吸"而导致
大量的空气咽下;②少量多餐的喂奶方式;③避免在新生
儿因饥饿哭吵剧烈时哺乳;④人工喂养时需要注意奶液的
温度,避免过凉或过烫;⑤避免喂奶过急过快,必要时在喂
养过程中休息片刻后继续喂养;⑥在喂奶后轻轻拍背,以
帮助胃内空气排出(图 21-2),或者可以轻柔地顺时针按
摩腹部排气,可有效预防打嗝及吐奶;⑦捂面、压眼眶、惊
吓刺激等方式对新生儿可能存在其他风险,因此并不推荐
使用。

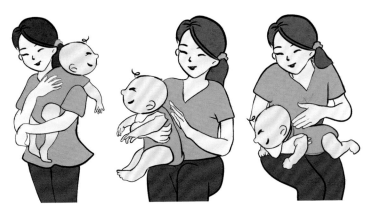

图 21-2 给宝宝拍嗝的方法

妈妈问

2. 宝宝反复打嗝,日常护理也很注意,但没有改善,
怎么办?

医生答

如果新生儿老是出现打嗝、吐奶等表现,需要注意排
除是否存在胃-食管反流的情况。可在喂奶后轻轻拍背,

抬高头位等以减少反流。如果症状较严重,影响胃口,导致体重不增等情况,则需要进一步检查,必要时给予药物治疗。如果人工喂养的新生儿除了打嗝外,还伴有吐奶、腹泻、皮疹等症状,应警惕可能存在牛奶蛋白过敏症,可予以回避治疗。

（裘　　刚）

第七节　宝宝一天没排便了正常吗

【导读】

宝宝没排便,肚子也有些胀,有时甚至出现呕吐、哭闹现象,妈妈很着急,总感觉宝宝排便不正常会肚子疼,怀疑宝宝肠道有问题,自行给宝宝吃各种益生菌。宝宝一天不排便,算不算便秘?要处理吗?

新生儿便秘是指有非正常的延迟排便或者排干燥硬结的粪便,常常伴有排便费力和/或疼痛。新生儿早期出现便秘,可能与新生儿肠道蠕动功能差相关,但必须要注意排除先天性消化道畸形。正常新生儿出生后 48 小时之内要排胎粪,如果生后 48 小时未见胎粪排出,必须警惕消化道畸形。常见的与便秘有关的消化道畸形包括:先天性肛门闭锁或肛门狭窄;先天性肠闭锁;胎粪性肠梗阻或胎粪排泄延迟;先天性巨结肠;肛周脓肿、肛裂;脊髓发育异常。在排除外科性疾病基础上,新生儿便秘可能的其他因素包括:代谢及内分泌疾病;神经肌肉疾病;药物引起的便秘;喂养因素。

新生儿便秘的处理,首先是要明确便秘原因。如果是由于外科疾病导致,需要通过外科手术治疗。如肛门闭锁,需要外科肛门成形术或者肠造瘘术治疗。肠闭锁需要进行肠切除肠吻合术治疗。先天性巨结肠需要反复清洁灌肠,并可能需要行结肠造瘘术及根治术治疗。如因脊髓栓系、脊膜膨出等疾病导致,则需要进行神经外科手术治疗。如果是由于内科疾病引起,以治疗原发疾病为主,先天性甲状腺功能减退的患儿需要给予口服甲状腺素治疗;由于代谢或电解质紊乱导致的便秘,需要保持水电解质平衡;神经肌肉疾病则可能需要免疫治疗;药物引起的便秘可能需要调整药物的使用。

🧑 妈妈问

1. 母乳喂养与奶粉喂养的宝宝大便情况一样吗?

👨 医生答

正常母乳喂养的新生儿大便一般每日 3~4 次,大便较稀,次数多,但每次量较少。有些宝宝会较多天才排便 1 次,出现"攒肚子"的现象,只要是软便就属于正常。奶粉喂养的新生儿一般每日排便 1~2 次,大便偏硬一些,次数较母乳宝宝少,且一次量较多,而大便颜色从黄色至绿色,形状从条状至糊状粪便都有,会因奶粉品牌的不同而有所不同。因此,家长需注意观察宝宝每天的排便情况,如果新生儿时期出现便秘,应查找便秘的原因,并针对具体的原因进行有效地预防及治疗。

🧑 妈妈问

2. 正常宝宝的大便一般是什么颜色的?

👨 医生答

宝宝在出生后的第 1 次排便称为胎便,为墨绿色的黏便。第 2~3 天后开始转变为黄褐色且呈糊状的粪便,之后大便颜色的变化多与喂养方式及奶粉种类相关。

妈妈问

3. 发现宝宝排便困难时,给予哪种益生菌比较好?经常吃益生菌会不会对宝宝肠道有影响?

医生答

便秘时应及时查找便秘的原因,有针对性地给予治疗干预。益生菌的使用有可能会减轻或改善便秘的症状,必要时可以选用。但每个宝宝都有自己正常的肠道菌群,过度补充外界的益生菌可能会影响宝宝本身的菌群平衡。不过,短时间的口服益生菌是不会对宝宝的肠道产生影响的。

妈妈问

4. 宝宝吃一种奶粉出现排便困难时,需不需要及时更换奶粉的种类?

医生答

若宝宝吃一种奶粉出现反复的排便困难,在排除了其他外科及内科疾病后,是可以更换奶粉的。

妈妈问

5. 宝宝出现排便困难时,在家中有什么好的推荐处理方法?

医生答

若新生儿便秘严重,出现腹胀,并影响胃口时,可以考虑给予甘油灌肠。对于严重的病例,可以考虑口服乳果糖软化大便处理。但是不建议给予新生儿口服番泻叶、比沙可啶等导泻的药物。

（裘　刚）

第八节 宝宝出现腹胀需要处理吗

【导读】

宝宝哇哇大哭,妈妈发现宝宝的肚子胀得像一个小皮球似的,有时宝宝还伴有吐奶,妈妈很焦急,担心宝宝是不是积食了?此时还能继续给宝宝喂奶吗?经过观察,妈妈还是拿不定主意,于是急忙带着宝宝找到了医生。如果宝宝出现腹胀,妈妈该怎么办?

正常新生儿的腹部外形膨隆,形似"蛙状",其腹围大小受多因素的影响,包括胎龄、日龄、进食等。腹胀为新生儿期常见且不具有特异性的症状,其原因复杂,需要结合其他的伴随症状进行具体分析,询问相关病史,仔细查体有助于判断新生儿腹胀原因。新生儿腹胀病因较多,可分为生理性腹胀(图 21-3)及病理性腹胀(图 21-4)。生理性

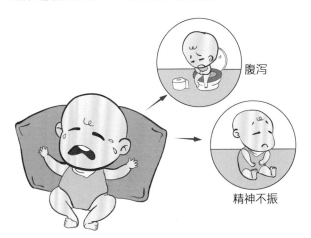

图 21-3 生理性腹胀

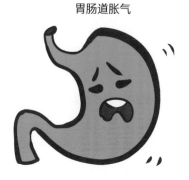

胃肠道胀气

图 21-4 病理性腹胀

腹胀多与新生儿腹壁肌肉薄、以腹式呼吸为主、消化道产气较多等有关,通常在喂奶后出现,有时还有溢乳。但如果宝宝在安静状态时腹部柔软,摸不到肿块,且排便正常,生长发育良好,也不影响食欲,是不会影响生长发育的,可以进一步观察随访。

引起病理性腹胀的病因较多,如消化道疾病、全身性疾病都可能引起新生儿腹胀,其中以感染性疾病最为常见,其次是喂养不当、电解质紊乱、先天性遗传代谢性疾病等。外科疾病如先天性巨结肠、肠套叠、肠旋转不良等也会导致腹胀。因此,当发现宝宝腹胀时,首先要查明原因,从而针对不同原因采取具体有效的措施,包括建立正常肠道菌群并保持肠道菌群平衡,倡导母乳喂养,注意科学合理喂养,密切观察宝宝腹胀情况,及时配合医生进行原发疾病的治疗。

妈妈问

1. 宝宝发生腹胀伴有哪些情况时,需要到医院就诊?

医生答

①腹胀进行性加重,短时间内腹围迅速增大;②影响新生儿的每日喂奶量;③出现伴随症状,如频繁呕吐、便秘、腹泻、哭吵不安、精神差、不吃奶、发热、黄疸等;④腹壁较硬、发亮、发红,有时可见小血管显露(医学上称为"静脉曲张"),可摸到肿块;⑤解白色大便、血便、柏油样大

便等。

妈妈问

2. 如何判断宝宝的腹部大小?

医生答

腹部的大小可以通过腹围来衡量。腹围的测量方法:使新生儿处于仰卧位,用皮尺经脐部(或腹部最大处)绕腹一周后,读取所测量的尺度。

妈妈问

3. 什么情况下的喂养不当会引起腹胀?

医生答

①宝宝进食、吸吮得太急促,而使腹中吸入了空气,尤其是当宝宝饿了很长时间才喂奶时;②奶瓶的奶嘴孔大小不适当,造成空气通过奶嘴的缝隙而进入宝宝的体内;③宝宝过度哭闹。

妈妈问

4. 腹胀时可以给宝宝按摩腹部吗?

医生答

可以。顺时针按摩 5 分钟,或使用温毛巾敷盖腹部,有助于促进肠胃蠕动和气体排出,从而改善消化吸收功能;也可以使用开塞露进行通便。

妈妈问

5. 宝宝发生腹胀时,妈妈的饮食需要注意什么?

医生答

如果母乳中含有的糖分过多,那么糖分会在宝宝的腹中发酵,也容易使宝宝出现肠胀气,此时妈妈就应该注意限制自己的摄糖量了。此外,如果怀疑自己的进食可能引起宝宝腹胀,则母乳喂养的妈妈就应该将那些有嫌疑的食物,比如豆类、玉米、红薯、花菜及辛辣食物从食物表中剔除出去。

(裘 刚)

第九节 宝宝体重不增长是吸收不良吗

【导读】

宝宝出生后母乳喂养,一直不见增长,快出生2周了,但体重还不如出生时。妈妈担心母乳不够,于是又加了配方奶。谁知加入配方奶后,宝宝的大便更稀,次数也更多了,而且大便似乎很油,颜色泛白。没几天,宝宝更瘦了。一家人赶紧带着宝宝来到了医院。医生看到宝宝后,赶紧让宝宝住院治疗。病房的医生在与家长谈话时说了一堆的医学名词,让全家人感到云里雾里,似乎还不太明白宝宝病情的轻重。另外,医生还说宝宝的肠道吸收功能有问题,不能消化和吸收母乳和配方奶,目前只能通过静脉补充营养液,接下来需要给宝宝做很多的检查。宝宝究竟得了什么病?

新生宝宝体重不增,也就是所说的"不长肉",有很多的原因。有些可能就是与新手妈妈的喂养经验不足,导致宝宝没有吃饱有关。这种情况在改进母乳喂养方法,增加母乳喂养次数,或者在额外添加配方奶后就能很快让宝宝的体重恢复增长。但有少数的新生宝宝体重不增是由一组病因各不相同和复杂的疾病所引起的。这些疾病通常都比较少见,不易诊断,需要通过各种特殊的检查才能确诊,在确诊前则统称为"新生儿肠吸收不良综合征"。

新生儿肠吸收不良综合征的主要表现有:出生后体重增长慢或不增长,甚至下降;大便次数多而稀,有些宝宝的大便颜色泛白;部分宝宝还伴有呕吐、黄疸等;也有些宝宝母乳喂养时还可以,添加配方奶后才出现腹泻等症状。由于摄入的营养不能被消化和利用,最终导致新生宝宝的体重增长不良,以及生长发育迟缓,甚至引起代谢紊乱危及生命。

由于新生儿肠吸收不良综合征是由一组疾病引起的,因此能否有效治疗主要取决于对疾病的诊断,以及疾病本身的情况。医生需要详细了解宝宝的情况,比如腹泻、呕吐等症状的初发时间,以及与母乳喂养或配方奶喂养的相关性,还有药物使用情况等。医生还需要详细询问与观察新生宝宝的排便频率、性状及排便量,包括粪便的颜色,比如脂肪吸收不良宝宝的大便发白、油腻,而胆道闭锁宝宝的大便像白陶土;同时观察新生宝宝的面部特征,如皮肤、毛发、水肿、脱水等情况也有助于鉴别诊断。

医生根据宝宝的临床表现做出大致的判断后,还需要借助一系列的化验检查才能做出进一步的诊断,比如对粪便、血液进行化验,以及进行 B 超、X 线片检查,必要时还需要进行小肠活检、染色体及基因检查等。

新生儿肠吸收不良综合征的治疗,一方面是明确病因,然后给予相应的治疗;另一方面给予临床营养支持。很多宝宝需要先从静脉补充营养液开始,然后再逐渐过渡到肠内补充营养。新生儿肠吸收不良综合征的预后在于能否鉴别各种疾病,得到确定的诊断,但其预后与原发疾病密切相关,部分疾病仍缺乏有效的治疗手段。

妈妈问

1. 新生儿肠吸收不良综合征可由哪些疾病引起?

医生答

新生儿肠吸收不良综合征包括如下,①先天性、遗传性疾病,如先天性微绒毛萎缩症、Tufting 肠病、先天性葡萄糖 - 半乳糖转运缺陷、先天性乳糖酶缺乏、先天性失氯性腹泻、先天性胆酸吸收不良、先天性肠激酶缺乏等;②肠道解剖结构异常,如短肠综合征、肠襻淤滞综合征等;③源于肝胆的疾病,如胆道闭锁、胆汁淤积等;④免疫缺陷病,如人类免疫缺陷病毒(human immunodeficiency virus, HIV)感染、先天性 T 细胞或 B 细胞缺乏症等。

妈妈问

2. 如果怀疑新生儿肠吸收不良综合征时需要做哪些检查?

医生答

(1)粪便化验包括粪便脂肪、碳水化合物、pH 值测定。通过对粪便的化验可以鉴别宝宝具体对母乳或配方奶中哪种营养素的消化和吸收不良。粪便脂肪检查时可取少量粪便滴入数滴水或与苏丹红染色剂混合,在显微镜下就能识别粪便中是否有脂肪滴。如每个低倍镜下脂肪滴多于 6~8 个就为异常,必须进行 72 小时粪便脂肪定量试验,以确定宝宝是否符合脂肪泻。显微镜下粪便脂肪检查是判断脂肪肠吸收不良最常用的筛查试验。但在确定有脂肪肠吸收不良后,还需要进一步确定引起脂肪肠吸收不良的不同病因。粪便碳水化合物检查时可以用 Clinitest 试剂测试粪便中的还原糖,或用 pH 值试纸测试。如果粪便还原糖阳性或粪便 pH 值 <5.6,说明有碳水化合物肠吸收不良。不过,同样需要进一步确定引起碳水化合物肠吸收不良的病因。粪便检查还包括粪便 α1 抗胰蛋白酶、粪便钙防卫蛋白检测等。

(2) 血液检查从血常规、血清白蛋白、血清免疫球蛋白等,一直到各种特殊的代谢物的检查等,需要根据宝宝的临床表现、粪便检查结果等来选择。

(3) 腹部 B 超、X 线片等检查也是常用的检查手段,可以初步识别宝宝的腹部病变,如肠祥淤滞综合征、肠旋转不良、胰腺肿块、肝胆系统异常等。

(4) 少数宝宝需要通过肠镜、手术等方法获得小肠黏膜活检才能识别病因,如先天性微绒毛萎缩症。冷冻黏膜标本还可以检测双糖酶活性,如乳糖酶缺乏、蔗糖 - 异麦芽糖酶缺乏等。

(盛晓阳)

第十节　宝宝出现湿疹是牛奶蛋白过敏吗

【导读】

宝宝出生后,妈妈迟迟没有奶水,不得已只能喂配方奶。从宝宝出生第 2 周开始,妈妈就发现宝宝的湿疹越来越多,大便也越来越稀,而且每天排便近 10 次,体重增长得也不理想。偶然间妈妈发现宝宝大便中混有鲜血,妈妈赶紧带着宝宝来到了医院。医生在仔细询问了宝宝的喂养、大便和湿疹情况,特别是了解到妈妈自己小时候曾患有哮喘史,现在还有过敏性鼻炎,而宝宝的爸爸也有过敏性鼻炎后,医生告知妈妈,宝宝很可能是牛奶蛋白过敏。医生建议妈妈尽量采用纯母乳喂养,如果必须添加配方奶,则要换成氨基酸配方或深度水解配方,改换喂养2周左右再来复诊。

牛奶蛋白过敏是宝宝最早出现的食物过敏,也是最常见的食物过敏之一。牛奶蛋白过敏是指人体免疫系统对牛奶中的蛋白质产生了过度反应,把对人体有益无害的牛奶蛋白当成侵入人体的异物进行攻击。按照免疫反应类型,牛奶蛋白过敏可分为由 IgE 介导或非 IgE 介导的两大类。IgE 介导的牛奶蛋白过敏的临床表现多样,常涉及一个或多个器官,如皮肤、胃肠道、呼吸道,严重者可致休克,甚至死亡;而非 IgE 介导的牛奶蛋白过敏则以消化道症状为主。牛奶蛋白过敏常见的消化道症状有腹痛、呕吐、恶心、腹泻、胃肠道出血;皮肤症状以湿疹、荨麻疹、皮肤红斑、瘙痒、血管神经性水肿等多见;呼吸系统症状往往与其他症状同时存在,常见有鼻痒、流涕、慢性咳嗽、喘息等。

本例宝宝的症状提示很可能是牛奶蛋白过敏,但能否确诊就看接下来的喂养情况,同时需要妈妈的仔细观察和记录。妈妈准确可靠的观察和饮食记录对确诊宝宝牛奶蛋白过敏有很高的价值。因此,妈妈需要重点记录以下内容:宝宝配方奶摄入时间及摄入量与症状的相关性;对于母乳喂养的宝宝,应记录妈妈自己牛奶摄入时间及摄入量与宝宝症状的相关性。在妈妈详细记录的基础上,再通过过敏检测,如皮肤点刺试验和血清特异性 IgE 检测等,进一步确定是否对牛奶蛋白过敏。但由于免疫系统发育不完善，小宝宝过敏检测试验易出现假阴性，而且以上检测只能确定 IgE 介导的过敏，而无法确认非 IgE 介导的过敏。因此对于免疫系统发育还不成熟的小宝宝，牛奶蛋白过敏确诊主要依赖于牛奶蛋白激发试验。

所谓的牛奶蛋白激发试验，第一步是回避牛奶蛋白 2~4 周，也就是不喝牛奶，不吃任何含牛奶的食物。对于只能喝奶的小宝宝，需要根据情况选用氨基酸配方或深度水解蛋白配方来替代普通配方奶喂养；母乳喂养宝宝则需要妈妈严格回避牛奶、鸡蛋、大豆等易过敏的食物。在回避牛奶蛋白 2~4 周后，如宝宝症状无明显变化，则排除牛奶蛋白过敏，恢复原来的普通配方奶喂养或继续母乳喂养；如果宝宝症状明显改善则进一步肯定为牛奶蛋白过敏，应行牛奶蛋白激发试验以确定诊断。

牛奶蛋白激发试验需要在医院由专业医生实施。宝宝的牛奶蛋白激发试验应从小剂量开始，从先将 1 滴牛奶滴在宝宝的嘴唇上，逐渐增加到 0.5、1.0、3.0、10、30、50、100、200ml。一般每次增量的间隔时间为 20~30 分钟。激发过程中需要密切进行监测，并记录宝宝的相关症状。当激发试验诱发出症状，即可确诊牛奶蛋白过敏。一般激发试验完成后需临床观察 2 小时，为避免漏诊迟发型反应。激发试验 1 周及 2 周后应安排临床回访。

对于以消化道症状为主的疑似牛奶蛋白过敏宝宝，由于以非 IgE 介导的牛奶蛋白过敏的可能性较大，需要根据情况采用胃镜、肠镜检查来辅助诊断。

回家后妈妈应遵照医嘱，自己不喝牛奶，不吃鸡蛋和大豆，努力采用母乳喂养宝宝，偶尔可以额外添加少量的氨基酸配方。于是,宝宝再也没有出现便血,湿疹也慢慢减轻,大便也没有以前那么稀了。2周后妈妈如约来复诊,医生了解到宝宝这2周的变化,告诉妈妈大致可以肯定宝宝就是牛奶蛋白过敏,需要妈妈继续回避牛奶并坚持纯母乳喂养,或用氨基酸配方或深度水解蛋白配方喂养。不过,要确诊宝宝是否牛奶蛋白过敏还需要进行激发试验,妈妈不舍得折腾宝宝,就一直坚持母乳喂养宝宝,偶尔会添加一些氨基酸配方奶。但有一次妈妈让宝宝爸爸帮忙冲奶粉,宝宝爸爸不小心误拿了宝宝以前喝的普通配方奶,宝宝喝下去没多久就开始显得很烦躁,湿疹又一次出现,大便也开始变稀,第2天妈妈又看到了宝宝便中带血,这可把妈妈吓坏了,赶紧带着宝宝来到医院。医生在了解了全过程后,告诉妈妈这次的小事故其实就是给宝宝做了一次激发试验,幸好宝宝对牛奶蛋白过敏还不算严重,才没有引起严重的后果。

🙍 妈妈问

1. 牛奶蛋白过敏的宝宝什么时候才能喝牛奶? 是不是就只能一直喝氨基酸配方奶?

🧑‍⚕️ 医生答

随着宝宝的成长及肠道器官的成熟,宝宝对牛奶蛋白的过敏反应会逐渐耐受。1岁时有45%~50%的牛奶蛋白过敏宝宝会获得耐受,2岁时为60%~75%,而3岁时可达80%~90%,但也有少数宝宝对牛奶蛋白过敏长期持续。目前治疗宝宝牛奶蛋白过敏唯一且有效的措施是暂时回避牛奶蛋白。使用配方奶喂养的宝宝应以氨基酸配方或深度水解蛋白配方为主。由于存在交叉反应,不建议牛奶蛋白过敏宝宝以大豆蛋白配方或羊奶配方喂

养。因为牛奶蛋白可以通过乳汁,而极少数母乳喂养的
宝宝也会发生牛奶蛋白过敏,这时就需要严格地限制妈
妈的牛奶蛋白摄入,必要时还需要同时限制鸡蛋和大豆
的摄入。

妈妈问

2. 宝宝为什么会对牛奶蛋白过敏? 应如何预防?

医生答

牛奶蛋白过敏涉及遗传、胎儿宫内因素、婴儿肠道
屏障功能、肠道菌群及环境等多种因素,但具体原因仍
不明确。人类对于过敏性疾病的认识也就是近 20~30
年间。2010 年,我国重庆、珠海和杭州三城市流行病学
调查结果显示,0~2 岁婴幼儿牛奶蛋白过敏的检出率为
0.83%~3.5%。

当父母有过敏性疾病家族史时,宝宝发生牛奶蛋白等
食物过敏的可能性就会大大增加。而剖宫产、出生后配方
奶喂养也会增加宝宝发生牛奶蛋白过敏的风险。另外,空
气污染、接触二手烟等也是增加过敏风险的因素。因此,
建议妈妈应避免不必要的剖宫产;尽量采取纯母乳喂养宝
宝,特别是要保证宝宝的第一口奶应该是母乳;同时还要
避免"二手烟"对于宝宝的毒害等。

对于已经发生牛奶蛋白过敏的宝宝,应规范地应用氨
基酸配方或深度水解配方喂养,并适时转换配方,使宝宝
早日获得耐受,并减少宝宝将来可能发展为过敏性鼻炎、
哮喘等过敏性疾病的风险。

(盛晓阳)

第十一节 宝宝腹泻是乳糖不耐受吗

【导读】

宝宝出生后一直是母乳喂养,但宝宝的大便一直很稀,而且每次换尿布时都能看到尿布上有一点点黄色的粪便。虽然宝宝长得白白胖胖的,但妈妈不免还是有些担心。这天妈妈的朋友带着 1 岁大的宝宝来探望妈妈,妈妈赶紧向朋友讨教经验。朋友说:"宝宝是不是腹泻?是不是乳糖不耐受啊?我家宝宝上个月得了轮状病毒性腹泻,腹泻 1 周也不好,医生说是乳糖不耐受,让喝无乳糖的奶粉,喝了 1 周腹泻总算好了。你家宝宝也换成无乳糖的奶粉吧"。妈妈一脸疑惑地问道:"不是都说母乳喂养好吗,我的母乳那么好,真的要断了母乳让宝宝喝奶粉吗?"朋友说:"我还听说可以吃乳糖酶,不过具体需要问医生"。

那么究竟什么是乳糖不耐受呢?乳糖是母乳碳水化合物的主要成分,母乳中乳糖含量达到 7.2g/L,是宝宝碳水化合物的主要来源,可为宝宝提供约 20% 的能量。乳糖需要经过由肠黏膜细胞分泌的乳糖酶水解为葡萄糖和半乳糖后,才能被吸收利用。当小肠黏膜分泌的乳糖酶不足或缺乏时,乳糖就不能在小肠中被完全分解和吸收,而未被消化吸收的乳糖进入大肠,就会被大肠中的细菌发酵,产生二氧化碳、氢气和甲烷等气体,以及短链脂肪酸、乳酸和其他发酵产物,致使肠腔内的渗透压增加,刺激肠道后从而引起肠鸣、腹痛、腹胀、腹泻等不适症状,称为乳糖不耐受。

乳糖不耐受有因先天性乳糖酶缺乏而引起,但这种情况很少见。先天性乳糖酶缺乏宝宝在出生后不能母乳喂养或用含乳糖的普通配方奶喂养,而必须采用无乳糖的特殊配方奶喂养。由于不能消化乳糖,导致能量缺乏,这些宝宝出生后可发生严重的营养不良,甚至死亡。胎龄不足32周的早产宝宝,刚出生时可能会有暂时的乳糖酶分泌不足而有乳糖不耐受。足月出生的宝宝且生长良好,是不会出现先天性乳糖酶缺乏的。

最常见的乳糖不耐受是发生在宝宝急性感染性胃肠炎后,因小肠黏膜表面绒毛受损,可导致继发性的乳糖酶缺乏;其他一些造成小肠黏膜损伤的胃肠道疾病,也可导致继发性的乳糖酶缺乏,从而引发乳糖不耐受。这些宝宝需要暂时采用无乳糖配方奶喂养,待肠道黏膜修复,乳糖酶分泌回归正常后再恢复原来的喂养方式。

另外,随着宝宝的长大,喝奶量也会减少,3 岁以后肠道上皮细胞分泌乳糖酶逐渐下降,随之出现乳糖不耐受,称为原发性迟发型乳糖不耐受。全世界约有 70% 的人群会出现这种类型的乳糖不耐受,在我国大多数成人都有乳糖不耐受。宝宝的腹泻不是因为乳糖不耐受而引起的,可以继续采用母乳喂养,而不需要用无乳糖配方奶来喂养宝宝。

一般原发性迟发型乳糖酶缺乏者还是可以耐受至少9~12g 的乳糖(相当于 200ml 牛奶)。可以通过少量多次饮奶,与其他食物同时食用及饮用酸奶等增加奶类的摄入量。必要时可以饮用无乳糖、低乳糖奶,或先服用乳糖酶,或将乳糖酶加在牛奶中等乳糖分解后再饮用。

　　如果需要明确确诊乳糖不耐受,十二指肠黏膜活检是检验的"金标准",通过检测十二指肠乳糖酶、蔗糖酶、麦芽糖酶的活性,以及乳糖酶/蔗糖酶比值进行确诊,而基因检测乳糖酶基因或其控制基因也可以明确是否存在原发性迟发型乳糖酶缺乏。对于大宝宝和成人还常用呼气试验来确定是否有乳糖不耐受,呼气试验是在空腹状态下口服乳糖,然后每 10~15 分钟定期检测呼出气体中的氢气或甲烷,但整个检测时间约持续 3 小时,比较烦琐。小宝宝则常用大便酸性试验,由于乳糖不耐受时,乳糖被结肠细菌分解产生酸性物质,其大便 pH 值 <5.5,提示乳糖不耐受。

🧑 妈妈问

1. 新生宝宝大便增多该怎么办?

👨 医生答

　　建议妈妈的饮食可以清淡一点,不要吃得太油腻。因妈妈吃得太油腻,母乳中的脂肪含量偏高,也会造成宝宝大便稀、次数多。当然,确实如果有母乳不足或不能哺乳而需要给宝宝添加配方奶时,可以短期采用无乳糖或乳糖含量较低的配方奶喂养。

🧑 妈妈问

2. 什么情况下必须用无乳糖配方奶粉喂养?

👨 医生答

　　确诊为先天性乳糖酶缺乏的宝宝必须用无乳糖配方奶粉喂养,除此之外,在患胃肠道感染性疾病后出现暂时的乳糖不耐受时,可以用无乳糖配方奶粉过渡喂养,待胃肠道功能恢复后再恢复原来的喂养方式。

(盛晓阳)

第十二节　宝宝过度哭闹是肠绞痛吗

【导读】

宝宝出生了,全家人都很欢喜。但小宝宝似乎是天生的"坏脾气",刚出生时还可以,满月以后就越来越会哭闹。当宝宝出生 42 天时,妈妈带着宝宝一起到产科医院做了体检,医生还说宝宝长得好。哪知,当天傍晚时分宝宝开始不依不饶地大哭大闹,不管是妈妈喂奶,还是换尿布,或是抱着都没有用,宝宝依旧哭闹,一直持续了近 2 小时,这可把妈妈急坏了,正当爸爸妈妈准备带着宝宝去医院时,宝宝的哭闹说停就停,喝完奶后乖乖地睡觉了。到了第二天宝宝又能吃能睡了,也没有表现出特别地哭闹。但是第三天傍晚时,宝宝又开始大哭起来,妈妈实在是不放心,于是带着宝宝去了医院。医生在询问了宝宝哭闹的情况,并做了仔细地体检后告诉妈妈,宝宝的这种情况可能是"肠绞痛"。妈妈焦急地询问:"肠绞痛是不是就是肚子痛? 宝宝的肚子有什么问题吗?"

"肠绞痛"是指 5 月龄以内的婴儿,在无明显诱因的情况下发生难以安抚的长时间哭闹、烦躁或易激惹。肠绞痛的宝宝在哭闹时喜欢蜷缩着腿部,腹部会有点发胀,类似腹痛的状态。但腹部 B 超检查除了可能看到有肠胀气以外,并没有其他的异常,宝宝也没有呕吐、腹泻、便秘等胃肠道的症状。当然,如果宝宝出现过度哭闹还伴随以下症状时,就需要考虑是疾病的因素,需要及时就诊:①频繁地溢奶、呕吐、吐血；②发热；③便血；④口唇或眼睑肿胀、皮疹；⑤发作性咳嗽；⑥表情痛苦或异常姿势，类似斜颈的"公鸡头样"姿势；⑦突然出现阵发性哭闹，伴有面色改变，且反复发作；⑧身长、体重、头围增长缓慢。

宝宝因为肠绞痛而过度哭闹，只是宝宝生长发育过程中的一过性现象，具体原因还不明确，但大多数的宝宝会在满5个月前消失。有些研究者认为，肠绞痛可能是由于宝宝胃肠功能紊乱、食物不耐受、乳糖酶降低、牛奶蛋白过敏、胃-食管反流或肠道菌群失调而引起的症状。也有一些研究者认为，小宝宝长时间哭闹和难以安抚是由于中枢神经发育不成熟所致。一般来说，出生6周的宝宝最爱哭闹，可持续至12周，以后会慢慢好转。大多数的肠绞痛宝宝是可以平稳过渡的。

当然，宝宝过度哭闹会让妈妈和家人背负沉重的心理负担，可能造成不良的养育行为，甚至因情绪失控而造成"摇晃婴儿综合征"等严重后果。因此，当肠绞痛的宝宝哭闹时，爸爸妈妈们不要太过紧张，如果没有伴随其他异常表现，说明宝宝没有生病。此时爸爸和其他家庭成员应该与妈妈共同分担养育宝宝的重任，大家轮流替换，以保证用良好的心态和耐心去应对哭闹的宝宝。爸爸妈妈最好能够认真记录下宝宝哭闹时的情况，比如哭闹发生的时间点、频次和持续时间，以及宝宝的饮食、生长发育情况等。通过采取记录宝宝哭闹时的日记形式来缓解家长的焦虑情绪，如果能够关注到宝宝良好积极的信号，比如哭闹频次的减少、时间的缩短、生长发育良好等，则妈妈的育儿信心就会大大增强；而如果妈妈确实发现宝宝有异常情况，也能为医生的诊断提供线索。

🧑 妈妈问

1. 宝宝哭闹时有什么缓解的办法吗？

🧑‍⚕️ 医生答

当宝宝哭闹时，可以采用以下一些方法进行缓解：①襁褓法。采用改良的"蜡烛包"，用大方巾包裹住宝宝，主要是让宝宝的上肢贴着胸部，裹住腹部，而下肢仍呈现较放松的状态，给予宝宝类似子宫一样的束缚，让宝宝获得安全感。②按摩法。以肚脐为中心做顺时针方向的按摩抚触，或者以温热毛巾敷盖腹部。③嘘声法。对着宝宝的耳朵有节律、柔和地发出单调的"嘘嘘"声；也可以用洗衣机、吸尘器、汽车引擎的声音，或有节律的声音、音乐来安抚宝宝。④摇晃法。最好将宝宝竖抱在胸前，让宝宝的腹部紧贴着大人的胸腹部，像袋鼠一样，轻轻地摇晃宝宝。⑤吮吸法。让宝宝吸吮安抚奶嘴也可以有效安抚哭闹的宝宝。

🧑 妈妈问

2. 肠绞痛的宝宝应该如何喂养？

🧑‍⚕️ 医生答

肠绞痛的宝宝最好是采取母乳喂养。妈妈要特别留意观察宝宝发出的动作、表情、声音等信号，及时喂养。对于那些脾气特别大，得不到及时满足就会大哭的宝宝，妈妈不要一哭就喂，否则会因未满足宝宝的真实需求而引发持续哭闹。而且过多地喂奶也会导致宝宝吞入的空气过多，而加重腹胀和哭闹。因此，妈妈需要对宝宝的喂养有预见性，一般在白天时每 2~3 小时喂一次，每次喂奶时间以不超过 20 分钟为宜。除了补充维生素 D 以外，尽量不给予过多的补充剂。在喂奶结束后需给宝宝进行拍嗝，使宝宝排出胃内的气体；喂奶后 1 分钟可以进行腹部按摩，帮助宝宝排出胃肠气体,促进排便。当母乳不足或不能哺乳时,可以根据宝宝的情况选择特殊配方奶。如果宝宝哭闹的同时还伴有明显的胀气、稀便,可以暂时选用无乳糖或低乳糖配方奶。当宝宝哭闹并高度怀疑牛奶蛋白过敏时,可按照牛奶蛋白过敏的诊治规范进行诊断和干预。

(盛晓阳)

第二十二章
神经系统疾病的症状与防治

第一节　新生儿惊厥

【导读】

　　妈妈抱着宝宝急匆匆地冲进了急诊室,焦急地询问着医生:"医生,我的宝宝刚才两眼上翻,全身僵硬,他这是怎么了？ 以后再有这种情况我该怎么办？"

　　惊厥,俗称抽风,它是婴幼儿常见的一种急症。其最多见的病因是由高热引起的,也可以是其他病因导致的。新生儿也会发生惊厥,但基本上都是由病理情况所导致的,而非高热惊厥,需要寻找病因并给予及时治疗。

　　惊厥最常表现为突然意识不清,双眼上翻、凝视或斜视,面部肌肉僵硬、口吐白沫,四肢肌肉强直或不停地抽动,一般一次发作可以持续数秒钟至数分钟。惊厥多数是由于脑细胞的异常放电引起的,惊厥频繁发作或持续时间长可以引起窒息,加重神经系统的损害,可以危及生命或遗留严重的后遗症,新生儿惊厥的病因有很多种,一般分为感染性和非感染性。治疗需要积极寻找病因,及时控制惊厥。

　　新生儿惊厥可以表现为前述的全身性强直、阵挛大发作,也可以表现为仅有部分或单侧肢体,或者仅有面部、口、眼动作异常的部分性发作。因此,当家长在辨识不清时,如果情况允许可以拍摄视频带给医生辨别。

新生儿有可疑惊厥动作时,爸爸妈妈都需要立即带宝宝就诊,以明确是否为惊厥,并积极寻找病因。通常需要完善脑电图、头颅磁共振等检查,必要时还需要住院进一步观察治疗,甚至需要口服或静脉用药来控制惊厥发作。

在家中如果宝宝发生惊厥,家长可以采取以下措施帮助宝宝:

1. 保持气道通畅。让宝宝安静躺下,衣领松开,头可以偏向一侧,便于口、鼻腔内的分泌物流出,防止误吸。不要大声哭叫或摇晃宝宝,也不要给宝宝喂水或喂药,避免发生呛咳。

2. 防止咬伤。用柔软洁净的布包着竹筷放在宝宝的上下牙齿之间,以防宝宝痉挛时咬伤自己的舌头。

3. 降温。如果宝宝有发热,要松开衣被散热,可用湿冷的毛巾敷前额,并经常更换(图 22-1);或者使用湿冷毛

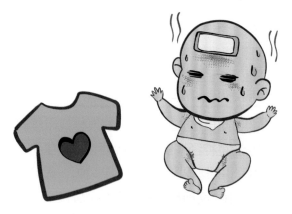

图 22-1　对发热宝宝进行物理降温

巾擦拭腋下、头颈、大腿内侧等大血管分布的位置，帮助降温；还可以肛塞小儿退热栓降温。

4. 仔细观察宝宝的发作症状，记录发作时间，最好能录制视频。

5. 对于发作超过 5 分钟以上或者是曾经有过癫痫持续状态的宝宝，需要拨打"120"急救电话，可以开通免提通话方式，以便于在工作人员指导下进行急救。

6. 如果是宝宝第一次发生惊厥，一定要带宝宝去医院进行详细地检查，以便寻找病因。

🧑 妈妈问

1. 宝宝在服用抗惊厥的药物，能否自行停药吗？

👨‍⚕️ 医生答

爸爸妈妈们一定要注意，如果医生已经建议宝宝开始口服抗惊厥药物，一定要坚持到神经专科门诊进行定期随访。根据宝宝的病情及检查结果，在医生指导下调整剂量或增减药物，绝对不可以自行突然停药，否则可能引发宝宝出现更严重的惊厥。

🧑 妈妈问

2. 我的宝宝有时会有"斗鸡眼"，还有斜视，这是抽痉的表现吗？

👨‍⚕️ 医生答

新生宝宝的眼肌，特别是调节眼球活动的一些肌肉发育还不完善，双眼共同协调运动的能力较差；由于婴幼儿时期鼻梁较低平，导致眼内侧的皮肤（内眦）会遮住部分眼白，所以有时候小宝宝会出现短时间的内斜（斗鸡眼）和外斜视或者翻白眼，这种情况绝大多数是正常的。但是如果持续时间较长，且同时出现神志不清、口吐白沫、面部肌肉僵硬及肢体抽动等表现,那就是惊厥,需要立即处理,并到医院查明病因。

妈妈问

3. 医生说我的宝宝有惊厥症状,需要抽血检查,还要做腰椎穿刺和脑电图、磁共振检查,这些检查有必要吗?会存在危险吗?

医生答

新生儿惊厥是不能掉以轻心的,需要尽可能地查明病因。抽血是最基本的检查方式,可以排除感染、电解质紊乱、代谢异常等情况。如果怀疑中枢感染时,需要做脑脊液检查,这是一种有创检查方式,但绝大多数情况下都是安全的。脑电图检查是为了描记脑细胞的电活动方式,而头颅磁共振是一种颅脑的影像学检查,这两项检查都是没有任何辐射性和创伤性的,所以都是非常安全且有必要的检查。

(李志华)

第二节　新生儿头颅血肿

【导读】

一位随访的新生儿妈妈指着宝宝头上的一个"大包"说道:"医生,产科医院护士说我家宝宝这里有一个瘤,这是肿瘤吗? 是否需要涂抹药物或手术?"那么,新生宝宝头顶上的"大包"到底是什么?

新生宝宝和成人一样,颅骨表面有头皮覆盖。头皮至颅骨中间的解剖结构分别为皮肤、皮下组织、帽状腱膜、帽状腱膜下层和颅骨表面被覆的骨膜。当新生宝宝的头颅受到外力挤压后,颅骨外这些组织中的血管就会破裂出血,按照出血部位的不同,分为皮下血肿、帽状腱膜下出血和骨膜下血肿 3 种类型。如果是刚出生前 1~2 天的宝宝,头上的包块最多见于产瘤,也就是所说的皮下水肿,而且多发生在头顶部,这与分娩时局部受压有关。在分娩过程中,当胎头抵达母亲骨盆底时,由于胎头受压、颅骨重叠,使胎头变尖,在胎头最前端的部分承受的压力最大,造成局部血液循环受到影响,发生头皮与皮下组织的水肿、渗出,渗出液中含有血清,就形成了产瘤。产瘤多数边界不是很清楚,且无波动感,一般在出生后 1~2 天就很快消失,不需要特殊处理。

如果出血发生在帽状腱膜下,由于腱膜下层组织疏松,出血不容易局限,可迅速向周围的腱膜下层扩散,甚至到达前额和颈部,因此往往出血量较大,甚至会引发失血性休克。这种出血多见于胎头吸引和使用产钳帮助宝宝出生的难产等情况,或者见于一些有出凝血功能障碍疾病的新生儿,需要特别警惕。

如果宝宝头上的包块在出生后几周还没有完全吸收,那么基本上就可以确定是头颅血肿了。这种血肿是在分娩过程中,由于骨膜下的小血管破裂导致的。由于受到骨膜的限制,往往出血量有限,血肿不会超越骨缝,摸上去有弹性,有波动感,局部头皮颜色正常,一般也不需要特别处理,但完全吸收需要 2~4 个月。

👩 妈妈问

1. 宝宝头上的血肿会不会变成一个硬块啊?

👨 医生答

一般头颅血肿都会自行慢慢吸收的,最终也不会影响颅骨的发育和形状,是不会影响宝宝头颅外形和美观的。但需要注意的是,头颅血肿在急性期是禁忌穿刺的,否则会引起出血量的加剧。处于稳定期时可以酌情穿刺将淤血抽出,以便于更好地吸收。

妈妈问

2. 医生说宝宝头上有一个血肿,那么宝宝脑部会不会也有出血啊?

医生答

宝宝的头颅血肿多数是由于出生时受到挤压所造成的,但是严重的挤压或者缺氧缺血的确有可能造成颅内的出血,所以医生会根据情况完善头颅超声、磁共振或者头颅 CT 等检查,以明确是否有颅骨内的出血,以及是否造成了脑结构的损伤。

妈妈问

3. 宝宝的头颅血肿需要外涂药膏吗?

医生答

单纯的头颅血肿是不需要外用药物的,也不需要内服药物,它自己会慢慢吸收消失掉,出血的早期更不要去按压或者揉捏,防止出血加重。

(李志华)

第三节 如何区分新生儿是惊跳还是惊厥

【导读】

邻居家的宝宝是一个 2 个月大的男孩儿,十分可爱。

但是最近他的妈妈发现宝宝有时候会有一些奇怪的动作，比如会突然出现点头、双手上举、双腿上抬，就像是要拥抱别人似的，而且也会连着重复好几下，最近几天都会有这种情况。于是妈妈咨询医生："这是惊跳吗？"

宝宝出生25天了，吃喝、睡眠都很好，但是这几天妈妈发现家里一有动静，比如关门声音响了一点，或者给宝宝换衣服的时候，宝宝的小手或小脚就会抖几下。妈妈很紧张，宝宝这是抽搐（惊厥）吗？最后来到医院向医生咨询。

那么如何鉴别新生儿及小婴儿的惊跳和惊厥呢？

惊跳是指小宝宝出现的肢体较大幅度、较高频率、有节奏的抖动或阵挛样的动作，不伴有眼球或口颊等部位的异常动作。将肢体被动屈曲或者变换体位后可以消除，多见于小宝宝受到声音、光线或者皮肤触碰等刺激后，也可以自发出现。惊跳并不是惊厥，多数是一种生理性的情况，是由于小宝宝神经系统发育不成熟，对声音、震动及体位改变等刺激不容易局限，引起神经系统兴奋的泛化所致，一般到出生后3~4个月会逐渐消失，惊跳不会影响大脑的发育。如果超过4个月的宝宝还经常有节律性的惊跳动作，就需要警惕了，必要时要到医院就诊。惊跳还可以见于血钙偏低的宝宝，特别是早产儿、营养不良、没有及时足量补充维生素D的宝宝，如果出现反复多次的惊跳，就需要到医院进行检查，特别要检查血钙和血磷的水平。

👩 妈妈问

1. 我的宝宝睡觉时总是"一惊一乍"的，可以吃点安神的中药吗？

医生答

小宝宝惊跳多数是生理现象,即使是低钙导致的,也不主张服用中药或中成药。一是因为中药成分复杂,宝宝胃肠道不容易接受,可能还会有不良反应;二是即使服用了中成药,疗效也是微乎其微,所以不给予推荐。

妈妈问

2. 在家中如何鉴别宝宝是惊跳还是惊厥?

医生答

宝宝的抖动可以被声音等刺激诱发,而惊厥通常不能被诱发。宝宝发生惊跳或疑似惊厥的动作时,家长可以握住宝宝惊跳的肢体来安抚宝宝,如果宝宝停止了类似的动作,那么多数是惊跳;如果宝宝依旧出现刻板的、难以遏制的动作,那就要警惕惊厥了,应该尽快带宝宝去医院就诊,最好能提前录制视频,以便协助医生进行鉴别。

妈妈问

3. 宝宝睡觉时总是"一惊一乍"的,白天是不是不能拉开窗帘?还是要用被子裹紧宝宝?

医生答

宝宝容易惊跳,应当避免过大的声响,或者在宝宝睡眠中避免不必要的刺激。但是宝宝已经离开母体,来到这个明亮、热闹的世界,适度的刺激还是需要的。特别是在白天宝宝清醒的状态下,要让宝宝接受轻柔的光线和声音刺激。包被也要松紧适度,不能裹得太紧,更不能捆绑双腿。

妈妈问

4. 宝宝总是有惊跳表现,这是缺钙吗?应该怎么办?

医生答

小宝宝的惊跳表现多数是正常的,但也可以见于低钙血症。特别是一些早产儿、小于胎龄儿、营养不良的宝宝可能会存在钙磷代谢的问题,也可能会有低血钙。我国的新生儿在出生后 1~2 周起均建议补充维生素 D,以预防低钙性惊厥和佝偻病。如果确实怀疑是由于低钙而引起的惊跳,应带宝宝到医院咨询专业的医生,并做相应的实验室检查明确诊断,指导治疗。

(李志华)

第四节 新生儿缺氧缺血性脑病

【导读】

妈妈带着宝宝来到新生儿门诊进行复诊,询问医生说:"医生,我的宝宝在出生时有缺氧的情况,医生说是缺氧缺血性脑病,这病会有后遗症吗?我们应该如何帮助宝宝?"

新生儿缺氧缺血性脑病是由于宝宝出生前和出生时的缺氧(如宫内窘迫、出生时窒息等)和缺血(如胎盘早剥、产前大失血等)导致的脑部损伤,严重的缺氧缺血性脑病是有可能会遗留远期的神经系统后遗症的。因此,这种宝宝的成长之路更需要家长给予更多的关注、参与和支持。

新生儿缺氧缺血性脑病一般根据病史、临床表现、脑电图和头颅磁共振或 CT 等影像学检查结果,可以大致分为轻度、中度和重度。轻度一般没有抽搐等明显异常的神经系统表现,绝大多数的预后是好的,很少会遗留神经系统后遗症。中度缺氧缺血性脑病可以有抽搐等神经系统损伤表现,但多数持续时间不长,各项功能恢复也比较快,多数预后也是好的,但部分宝宝可以有后遗症。如果医生诊断宝宝有重度的缺氧缺血性脑病,那么这些宝宝都是比较高危的,可能有急性或慢性的较重的缺氧缺血打击,出生后可能很快会出现抽搐、昏迷、肌张力减低等异常表现,甚至不能自主呼吸,早期有生命危险,也较容易遗留神经系统后遗症,所以一定要早期开始评估和康复训练。

对于有缺氧缺血性脑病的宝宝,出院后一定要在新生儿门诊和儿童保健门诊进行随访。一般根据病情于出生后前 6 个月每月随访一次,6~12 个月每 2 个月随访一次。每次随访评估的内容除了基本的体格发育、营养指导、疾病防治以外,要重点进行精神运动发育评估。新生儿和小婴儿常用的评估方法包括新生儿神经行为测定(neonatal behavioral neurological assessment,NBNA)、全身运动质量评估(general movements,GMs)、Amiel-Tison 神经学评估(Amiel-Tison neuro logical assessment,ATNAT)等,用于整个婴幼儿期的评估量表包括婴幼儿智能发育量表、Gasell 发育量表、Bayley 婴儿发育量表、Alberta 婴儿运动量表、Peabody 运动量表等。医生会定期根据宝宝的年龄和病情选择适合的量表,通过这些量表来评估宝宝目前的发育状况,然后根据测评的结果给予针对性的个体化训练方案,示范并教会家长具体的操作方法(图 22-2 和图 22-3)。爸爸妈妈们把宝宝接回家后,应该每天在宝

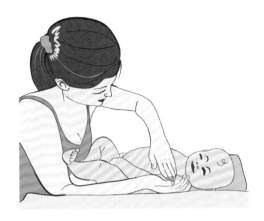

图 22-2 婴儿抚触按摩操

宝清醒安静的状态下进行一定量的训练,并定期回访,康复医生再根据宝宝的进度指导下一步的治疗。如果一些病情较重的宝宝,需要更复杂的或者需要借助专业器械来实现的康复训练,也可以到专门的康复机构,请专业的康复师来帮助宝宝训练。宝宝的康复之路是漫长的,甚至是充满艰辛的,所以爸爸妈妈们一定要坚定信念,彼此鼓

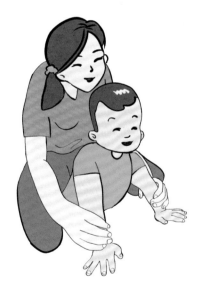

图 22-3 婴儿康复训练

励,相互扶持,每一个生命都值得用心去呵护。

👩 妈妈问

1. 我的宝宝有缺氧缺血性脑病,医生说可能会留有

后遗症,有什么特效的口服药吗?

医生答

根据目前国内外的循证医学研究结果显示,目前尚无证据表明任何口服药物可以有效地改善新生儿缺氧缺血脑损伤的神经系统的预后,所以不要盲目地追求通过给宝宝口服药物能够明显促进脑部的发育,而且特别要注意一些药物甚至是有不良反应的。

妈妈问

2. 我的宝宝有脑损伤,是不是一定要每天到康复机构去训练?

医生答

对于一些脑损伤很严重,且早期就表现出明显异常的宝宝来说,康复医生可能会建议在条件允许的情况下,应尽量由专业的康复师定期给宝宝进行训练。但也有研究表明,普通的高危儿在专业医师的定期指导下,家长学习针对自己宝宝情况的康复训练方法,将训练融入宝宝的日常生活中,则宝宝会更加容易适应,对家长的经济和时间负担也较轻,可以获得更好的干预效果。

妈妈问

3. 对于患有脑病的宝宝来说,什么时候开始康复训练更好?

医生答

宝宝的脑部发育是一个连续的过程,开始于胎儿期,在出生后第 1 年是脑发育最快的时期。随着宝宝年龄的增长,其脑部发育也会逐渐减慢。因此,高危儿的早期发育训练应在宝宝病情稳定和允许的情况下尽早开始,甚至是在新生儿重症监护室内就可以开始早期评估和康复干预。

妈妈问

4. 我的宝宝是早产儿,孕 30 周出生,现在出生 3 个月了,怎么还是抬不起头来?医生说要按照纠正年龄来计算,这是怎么回事?

医生答

一般情况下,早产宝宝的体格发育和精神运动发育评估指标,在出生后的前 2 年都是按照纠正年龄来计算的,所谓纠正年龄就是按照预产期(孕 40 周)推算出的年龄。比如宝宝孕 30 周出生,出生后 3 个月,按照预产期来推算实际纠正年龄只有半个月大,那么宝宝还不会抬头是完全允许的。

(李志华)

第五节 新生儿颅内出血

【导读】

妈妈很焦虑地来到诊室,急切地询问医生:"医生,我的宝宝出生时有颅内出血,现在我们在家都不敢多碰她,生怕再有出血,这个病会有后遗症吗?我们该怎么办?"

新生儿颅内出血最常发生于宝宝出生前后,因为分娩是对宝宝一个很大的挑战,在此过程中很容易发生一些风险如难产、缺氧等,而出生后第 1 周也是大多数合并症最多发、最严重的时期,所以 90% 的颅内出血都发生在出生后 1 周以内。引起宝宝颅内出血最常见的病因包括缺氧缺血、早产、产伤、出凝血功能障碍和血管畸形等。缺氧缺血还可能出现新生儿胎心率减慢、胎动减少、产前失血、新生儿窒息等状况。早产儿可以无明显原因就出现颅内出血，而且往往没有什么临床症状，只有做头颅超声或磁共振等检查时才发现有出血，这也与早产儿颅内血管及其他组织结构不成熟有关。产伤主要见于难产的宝宝，医生不得不使用产钳、胎头吸引器等来帮助宝宝从母体内尽快娩出，此时可能就有颅内出血的风险，但多数不严重。有一些宝宝会有凝血功能障碍或者血小板减少，这两者都会导致宝宝不容易止血，所以可能会有比较严重的颅内出血，需要查明病因。还有一些可能是先天性凝血功能障碍引起的，比如血友病会有家族遗传，那今后就要多加预防，避免脑部或者身体其他部位的再次出血。每个宝宝在出生时，护士都会给宝宝肌内注射维生素 K_1，这是为了预防宝宝发生维生素 K_1 相关的凝血因子缺乏导致的出血，这种缺乏多见于纯母乳喂养的新生儿。一些脑血管畸形也可能会引起新生儿期的出血，不过并不常见。

新生儿的颅内出血大体可以分为颅内脑外出血、脑实质出血和脑室内出血。我们举一个例子来更形象地说明这一问题：如果把人的脑袋比喻成一个核桃，那么颅骨就相当于核桃外面那层硬硬的壳；脑组织就相当于里面的核桃仁；脑室就相当于两瓣核桃仁当中的空隙。颅内脑外出血就是指发生在颅骨内侧、脑实质外部的出血，就相当于核桃仁外面的出血，包括硬膜外出血、硬膜下出血、蛛网膜下腔出血。由于是发生在脑组织外面的出血，而且这些腔隙较大，有足够的空间供血液流动，故出血量不大的话一般不会压迫到脑实质，对脑功能的影响也很小，所以一般都会自行吸收，不会遗留后遗症。因此，宝宝这些部位的出血家长不需要过度担心，一般也不需要进行复查。而发生在脑实质内的出血需要十分重视,出血量大时会直接压迫周围的脑组织,造成脑梗死或者液化,因此需要随访监测神经系统的发育情况。一般Ⅰ～Ⅱ度脑室内出血是不会造成脑室扩张的,绝大多数预后是好的。但是Ⅲ度和Ⅳ度的出血由于会造成脑室扩大,甚至出血突入周围的脑组织,因此有较大的脑损伤风险,也应该密切观察和随访。

当宝宝发生了颅内出血,一般医生都会先除外是否存在出血和凝血功能的异常。绝大多数的颅内出血都不需要进行外科手术干预,基本上都会自行慢慢吸收。但是发生在脑实质或者Ⅲ度以上的脑室内出血在吸收后,还可能会造成局部受压脑组织的液化,有遗留后遗症的风险。因此,这些宝宝在出院后一定要定期到新生儿科及儿童保健和康复科去评估和随访。主要是评估宝宝神经系统发育的状况,并给予家长一些个性化的指导,及时发现异常,早期干预训练。必要时医生会建议复查头颅磁共振等检查,主要是为了观察出血吸收情况和脑组织的发育状况。新生儿颅内出血极少会再次出现,因此爸爸妈妈也不需要过度紧张,还是应该给予宝宝正常的生活护理和身体接触,爸爸妈妈的关心和爱抚才是宝宝健康成长中必不可少的。

🙋 妈妈问

1. 医生说我家宝宝有颅内出血,这需要手术治疗吗?

🧑‍⚕️ 医生答

绝大多数新生儿期的颅内出血都不需要手术治疗,只有极少部分急性大量的出血,因为担心出血量大引起颅内高压,造成脑组织受压移位,医学上称为脑疝,才有可能需要手术治疗。因为宝宝的颅骨还没有闭合,各个颅骨之间还存在骨缝和囟门,因此,对于少量出血可以通过囟门和颅缝的间距变宽来代偿,并且绝大多数的出血在进入稳定期后会被慢慢吸收。

妈妈问

2. 我家宝宝曾有过颅内出血,是不是一定会留有后遗症?

医生答

颅内脑外的出血如硬膜外出血、硬膜下出血和蛛网膜下腔出血等,一般出血量不大的话,是不会对脑组织造成压迫的。只有脑实质的出血或者严重的脑室内出血,才会有较高的遗留后遗症的风险。但是也要注意,颅内出血可能还会伴随有其他脑损伤如缺氧缺血性脑病、脑梗死等,可能比出血的损伤更为严重,因此更加需要密切随访,进行早期康复治疗。

妈妈问

3. 当宝宝有颅内出血时,我们在家中应该帮他做些什么?

医生答

如果宝宝曾有过颅内出血的病史时,家长应该更加重视宝宝的发育情况。首先要保证充足的营养,其次是可以适当地给宝宝做一些抚触按摩操。更主要的是,要多与宝宝进行沟通和玩耍,在和宝宝进行愉快地交流中促进他们神经系统的发育。同时还要定期去专业的儿童保健机构进行发育评估,在专业医生的指导下开展针对宝宝个体的干预训练。

(李志华)

第二十三章
血液系统疾病的症状与防治

第一节　血液系统的特点及正常值

【导读】

宝宝满月了，妈妈带着宝宝去儿童保健科进行体检，医生说要做血常规检查。检验结果报告单出来了，妈妈看到很多高高低低的箭头，心想怎么有这么多项不正常啊？这是宝宝出生第一次的血常规检查，妈妈非常担心，于是拿着报告单找医生咨询。

胎儿早期造血的部位为卵黄囊，其后逐渐迁移至胎儿肝脏，胎龄在 18~21 周时，肝脏造血减弱，骨髓成为主要的造血器官，并且一直持续至出生后。

宝宝出生了，血液系统也经历了从胎儿到新生儿的巨大变化。新生儿的平均血红蛋白浓度为 170g/L，红细胞计数平均为 5.5×10^{12}/L。初生时白细胞计数的差异较大，顺产分娩的足月儿白细胞计数明显高于剖宫产的婴儿。新生儿期白细胞的一个重要变化是出生时中性粒细胞占优势，约占 65%，淋巴细胞约占 30%。到出生后 4~6 天时两者水平趋于相等，其后淋巴细胞占优势，约为 60%，中性粒细胞约占 35%。到 4~6 岁时两者再次趋于相等，到 8 岁左右与成人基本相同。新生儿出生时的血小板计数范围与成人相似，低于 150×10^9/L 为血小板减少。在出生后 1~3 个月期间，婴儿的血小板计数可升高至超过 $(350~400) \times 10^9$/L，目前并没有发现其临床意义。

妈妈问

1. 白细胞增高是细菌感染吗？如果宝宝没有症状，但白细胞增高，这样有问题吗？

医生答

白细胞就像身体里的军队，有外敌入侵时就会增高，但单纯根据白细胞的增高还是无法区别外敌是哪种类型，还应由医生进行综合判断后决定。

妈妈问

2. 如果淋巴细胞的比例占 60%，这个数值是不是太高了？

医生答

这与宝宝检查时的年龄有关，如果是在出生后 5 天至 4~6 岁的这一阶段检查，属于是淋巴细胞的优势期，这一数值是正常的水平。

妈妈问

3. 中性粒细胞太低要不要紧？是不是属于免疫力低下？

医生答

中性粒细胞的绝对计数通常 $>1.5 \times 10^9$/L。如果患儿没有症状，而中性粒细胞数值在 1.0 以上，建议间隔 1 个月再进行复查。如果低于 0.5×10^9/L，建议到血液科做进一步的检查。如果有感染时，中性粒细胞太低就需要进行复查,并要加以重视。

【妈妈问】

4. 嗜酸性粒细胞增高是过敏吗?

【医生答】

是否有过敏要通过宝宝的临床表现来判断,不能仅凭血常规中嗜酸性粒细胞百分比的数值进行判断。

(刘江勤)

第二节　新生儿贫血

【导读】

妈妈每天都会带着宝宝跟其他几个年龄相仿的宝宝在小区花园里散步,这天邻居宝宝的妈妈突然说:"你家宝宝的皮肤怎么看起来比我家宝宝白那么多? 是不是有贫血?"妈妈心想大人贫血都会有头晕乏力的表现,那么宝宝贫血是不是也会有严重的问题? 于是赶紧带着宝宝到医院进行检查。

新生儿出生时足月儿平均血红蛋白为 170g/L,早产儿略低为 160g/L。随后逐渐下降,到出生后 1~3 个月时血红蛋白浓度为 9.5~11g/dl,这个阶段称为"生理性贫血"。以低血红蛋白(接近成人值)为特征,是正常发育的一部分,临床上没有显著的症状,不影响婴儿的生长发育。早产儿也会发生类似的变化(早产儿贫血),但是血红蛋白下降过快至更低点。到 1 岁后,足月儿与早产儿的血红蛋白值差异就很小了。

什么是新生儿贫血？出生后 1 周内的血红蛋白值 <140g/L 即为新生儿贫血。早产儿通常在出生后第 1 周出现血红蛋白轻度减少，然而 1 周以后，足月儿和早产儿均会出现血红蛋白浓度的减少。新生儿中度失血或慢性失血所导致的贫血通常是没有症状的，唯一的体征就是皮肤黏膜苍白。慢性失血性贫血的婴儿可表现为皮肤苍白，也可以没有其他临床征象。急性失血可以导致失血性休克，出现皮肤苍白、心动过速、气促、脉搏微弱等表现。

新生儿贫血如何进行诊断？新生儿出生后应定期体检，以发现和处理营养性贫血。由于母乳中铁含量偏低，对于母乳喂养婴儿，新生儿出院后应添加元素铁 3mg/(kg·d)。配方奶喂养的婴儿应采用富含铁的配方奶喂养。建议在出生后的 6~12 个月进行红细胞计数、血红蛋白和网织红细胞计数检查，以排查是否有营养性贫血。遗传性疾病建议根据特定的疾病类型，到血液或遗传专科进行定期随访。

早产儿的血红蛋白最低值通常出现在出生后的 4~6 周，其水平远低于足月儿，极低出生体重儿血红蛋白浓度可下降至 80g/L，超低出生体重儿可下降至 70g/L。由于大多数超低出生体重儿均伴有明显的临床表现，通常需要给予异体红细胞输注治疗，因此早产儿贫血并非是生理性的。根据早产儿发生贫血的生理和病理因素，可采取延迟结扎脐带的方法预防贫血。近 10 年来的临床研究证实，延迟结扎脐带 30~120 秒可以减少早产儿贫血和输血的次数，同时可以降低颅内出血和坏死性小肠结肠炎的风险。但是在剖宫产时进行延迟结扎脐带比较困难，因为分娩时胎盘的位置要比婴儿低 20~30cm，在技术上存在困难。此时可以采用短暂的(10 秒)脐带挤勒法，将胎盘内的血输送给婴儿。

在宝宝出生后的第 1 个月内,正常情况下的肝脏和骨髓内储存的铁是足够造血所需的。但早产儿的储备较小,当存储的铁消耗尽后,婴儿需要通过日常的铁摄取来满足机体造血的需要。在出生后的第 1 年,每日需要元素铁为 2~3mg/kg。早产儿由于快速生长,铁的储备在出生后的第 2~3 个月即可耗尽,通常此时体重增长了 1 倍。因此,建议早产儿在随访过程中应定期监测血清铁和血红蛋白的水平,并及时给予铁剂的补充。根据足月儿的"生理性贫血"特点,建议在出生后的第 6~12 个月监测血清铁和血红蛋白水平;而早产儿则建议在出生后的第 3 个月、6 个月、12 个月进行定期监测。

妈妈问

1. 血红蛋白的数值低于多少属于贫血?

医生答

一般血红蛋白的数值低于 110g/L 即可诊断为贫血,但贫血的诊断还需要依据一些辅助检查的结果来判断类型。婴儿在出生后的 6 个月以内,其血红蛋白数值可以低至 100g/L。

妈妈问

2. 贫血都需要补铁吗?

医生答

贫血的类型不都是缺铁性贫血,所以一定要由医生来判断是哪种类型的贫血。

妈妈问

3. 母亲在孕期需要注意哪些可以预防新生儿发生贫血?

医生答

良好的孕前和孕期检查、遗传咨询可以早期发现和预防严重的贫血、胎儿水肿和溶血等疾病的发生,所以在胎儿医学中心可以开展宫内输血治疗,用于延长妊娠和纠正贫血。

妈妈问

4. 母亲补充的铁剂是否可以通过乳汁补充给宝宝来改善宝宝的贫血?

医生答

目前的临床研究尚未证实当母亲补铁后,其铁剂能够分泌到母乳中为宝宝补充铁。因此,贫血的宝宝仍然需要额外进行补铁。

(刘江勤)

第三节　新生儿皮肤出血点与瘀斑

【导读】

宝宝的体重增长得很好,妈妈很高兴,但是这几天妈妈又有点焦虑了,原因是发现宝宝大腿接触尿片处有一圈红疹,这可把妈妈吓坏了,难道是出血点吗? 还是瘀斑? 于是赶紧带着宝宝到医院找医生咨询。

出血点和瘀斑都是皮下出血导致的,直径 <2mm 的出血性皮疹,称为出血点(或瘀点),直径为 3~5mm 的称为紫癜,直径 >5mm 的称为瘀斑。

出血点和瘀斑形成的原因有:①血管周围组织受到外

力的作用,致使血管破裂引起出血。②毛细血管壁的损害,使血液从血管内渗出到血管外形成的紫癜。③血小板减少症,血小板在止血过程中起重要作用,导致血小板减少的原因可以为原发性血小板减少症,或继发于其他疾病的继发性血小板减少症。比如继发性血小板减少症,治疗基础疾病病情好转后血小板计数会恢复正常。④凝血因子缺乏常致凝血障碍而导致皮下出血,如新生儿维生素 K 缺乏,或者先天性的凝血功能障碍如血友病,以及一些肝脏疾病,这类因素均需要住院检查。

在出生后 6 小时内肌内注射维生素 K_1 是有效预防经典型及晚发型自然出血症的方法。国际上推荐,足月新生儿出生后肌内注射维生素 K_1 的剂量为 1mg,而婴儿每日所需的维生素 K_1 约为 2μg/kg。维生素 K 为脂溶性,可在体内储存,1mg 的维生素 K_1 可供使用 100 天(按照每日10μg 计算)。

妈妈问

1. 新生儿血小板减少症与母亲孕期的关系大吗? 应该如何预防?

医生答

有一定关系。母亲应完善孕期检查,及时发现引起皮下出血的高危因素。如母亲有抗血小板抗体类疾病,应监测血小板和抗血小板抗体水平。

妈妈问

2. 血小板减少症对新生儿及婴儿的危害有哪些?

医生答

血小板减少症可以导致严重的颅内出血的发生。因此,对于血小板减少症或者怀疑有血友病的婴儿,应定期到儿童血液专科进行随访。

妈妈问

3. 我家宝宝的血小板数值很高,有什么问题吗?

医生答

有一部分婴儿的血小板数值是会高于正常值的,最高甚至可达$(500\sim600)\times10^9$/L,但通常没有异常的表现,到1岁后数值会慢慢降至正常。

(刘江勤)

第二十四章
泌尿及外生殖器疾病的症状与防治

第一节　新生儿疝气

【导读】

　　妈妈在给宝宝洗澡时发现宝宝的阴囊上方有一个突起的小包块,摸起来软软的,轻轻挤压后就消失了,有时还能听到"咕噜咕噜"的响声,但是宝宝并没有明显的不舒服症状。但这种情况反复出现,妈妈很担心,不知道是怎么回事,于是到医院来咨询。

　　通过医生的诊断,宝宝可能得了先天性腹股沟斜疝,也就是我们俗称的"疝气"。"疝气"是小儿常见的先天性疾病,是因胚胎期的鞘状突管未闭合导致腹内脏器从未闭的鞘状突管突出至腹腔外腹股沟区域或阴囊。腹腔内压力增高及腹壁肌肉薄弱是腹股沟斜疝的促发因素。腹股沟斜疝的发病率为 0.8%~4.4%,以男性多见,且右侧较左侧多 2~3 倍,双侧者占 5%~10%。在早产儿中的发病率较高,发生率为 16%~25%。

　　婴儿"疝气"的表现通常是在宝宝哭闹、剧烈运动、大便干结、咳嗽时,在腹股沟处会有一突起状肿物,有时会延伸至阴囊或阴唇部位,在平躺或用手按压时会自行消失。疝气包块一旦无法回纳(嵌顿),则宝宝会出现哭闹不安、腹痛、恶心、呕吐的表现,在触诊包块时质地较硬、有疼痛感,长时间不能回纳的包块还可出现包块处及阴囊红肿的严重现象。

手术是治疗疝气的主要方法,临床上可见到疝气自愈的病例,但是自愈率低。近年来,随着小儿麻醉及手术技术水平的不断提高,目前手术已相当安全,因此手术可不受年龄的限制。对于新生儿,尤其是早产儿腹股沟斜疝有较高的嵌顿风险,有报道年龄 <2 个月的婴儿腹股沟斜疝嵌顿的发生率可达 31%,而新生儿嵌顿疝肠管并发症的发生率为 34%,肠坏死率高达 45%,出生后 8 周内手术者各种并发症(如肠管坏死、睾丸萎缩)的发生率最低,故一些国外学者主张在诊断后应尽早手术,对于早产儿一般体重在 2.0kg 以上者可考虑手术治疗。国内有学者推荐在 6 个月至 1 岁时进行手术治疗。由于麻醉及新生儿外科手术技术水平的提高,现在越来越多的医生和家长都已接受了新生儿期的手术治疗。

妈妈问

1. 疝气需要治疗吗?

医生答

在日常生活中,我们能够遇到不治疗就自愈的患儿,但治愈的例数并不多。虽然疝气包块可以很多年不再出现,但是未闭的鞘状突管却仍然存在,所以疝气包块再次出现的可能性也会存在。

🧑 妈妈问

2. 使用疝气带治疗疝气的效果好吗?

👨 医生答

一般腹股沟斜疝自愈的病例并不多,而手术治疗是主要的治疗方法。早期患儿因特殊原因比如严重的心脏病、传染病、重度营养不良等不能手术的,可以暂时采取保守治疗。主要是采用疝气带的治疗方法,对局部进行加压包扎固定,以阻止疝内容物的脱出,从而预防发生嵌顿,以达到治疗的效果。

🧑 妈妈问

3. 得了疝气的宝宝需要注意什么?

👨 医生答

手术前需预防发生腹股沟斜疝的嵌顿。平时应注意防止宝宝剧烈哭闹,当发现腹股沟及阴囊处有疼痛性的包块时,可以先让宝宝保持安静,再试图进行手法复位,如果不行应及时到专科医院就诊。

🧑 妈妈问

4. 疝气会影响生育吗?

👨 医生答

疝气一般是不会影响生育的,但如果术中损伤了输精管,或者术后出现医源性隐睾、嵌顿性腹股沟斜疝的问题,而导致出现睾丸萎缩或坏死时,是会影响到患儿今后生育功能的。

🧑 妈妈问

5. 微创手术与传统开放手术治疗疝气,哪一种方法更好?

医生答

两种方法均各有优势,对于复发疝、双侧疝及肥胖的患儿,采用腹腔镜手术的优势更为明显。

（朱小春）

第二节　新生儿鞘膜积液

【导读】

宝宝出生了,是一个胖小子,全家人都很高兴。细心的妈妈在照顾宝宝时发现,宝宝的阴囊与别人家的宝宝不一样,看上去胀胀的,但宝宝也没有表现出不舒服症状。于是便带着宝宝到附近的医院进行检查,医生检查后诊断为鞘膜积液。

鞘膜积液究竟是一种什么疾病?它是胎儿在发育过程中,由于鞘状突管的异常闭合所导致的。根据鞘状突管异常闭合的部位,一般把鞘膜积液分为两种类型:精索鞘膜积液和睾丸鞘膜积液。新生儿期鞘状突管未闭发生率为80%~94%,可随着年龄的增长而逐渐闭塞。据报道出生6个月后闭塞的可能性会越来越小。

鞘膜积液(图24-1)绝大部分为男孩患病,在腹

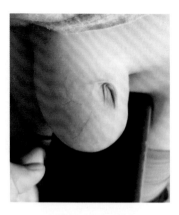

图 24-1　鞘膜积液

股沟和 / 或阴囊内可见一包块，无不适症状。鞘状突管较细，包块液体不会倒流，包块可以无变化，质地较硬。鞘状突管较大，晨起时包块较小，白天活动后包块会明显变大，包块质地较软。女孩偶有鞘膜积液称为子宫圆韧带囊肿（Nuck 管囊肿）。

手术是治疗小儿鞘膜积液的主要方法。对于体积小，包块张力不高，1 岁以内尤其是新生儿，部分有自行消退的可能，可以随访观察。对于包块体积大，张力高，可能影响睾丸的血供导致睾丸萎缩的，可以不受年龄限制，尽早施行手术治疗。手术方法主要有开放手术（鞘状突高位结扎术）和腹腔镜手术（内环口修补术）两种，这两种方法有其各自的优缺点。

妈妈问

1. 鞘膜积液需要手术吗？

医生答

手术是治疗鞘膜积液的主要方法，其他如抽液注射药物的方法因不良反应较大已被摒弃不用。口服药物的方法一般是无效的。

妈妈问

2. 鞘膜积液会影响生育吗？

医生答

绝大部分预后良好。国内大宗病例报道其复发率在 1% 以下，术后并发症低，主要是出血、水肿，以及精索血管损伤可引起睾丸萎缩，输精管损伤可引起不育等。

（朱小春）

第三节 新生儿包茎

【导读】

妈妈在照顾宝宝的过程中发现,一段时间以来宝宝在排泄时阴茎前面总是会鼓起一个大包,而且宝宝还会出现哭闹,这是怎么回事?

就诊后,医生诊断宝宝患有包茎。包茎(图24-2)是指儿童由于包皮口狭小,或包皮与阴茎头粘连,使包皮不能向后翻开露出尿道口和阴茎头,可以分为:①生理性包茎,绝大多数小孩出生后都有生理性包茎,生理性包茎大多可在出生后2~3年内逐渐自愈。②真性包茎,是指3岁以后包皮仍不能翻转至冠状沟者。③继发性包茎(瘢痕型包茎),是指包皮过长者由于创伤或感染引起的包皮口瘢痕形成,造成包皮口狭窄,从而导致包皮不能上翻。

目前临床上主张,对于无症状的儿童包茎在3岁后

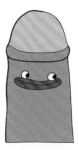
正常包皮

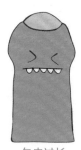
包皮过长

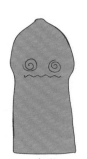
包茎

图 24-2 包茎

即进行适度的有效干预,这有利于儿童生殖器的发育和心理的健康发展,改善儿童包茎的预后。对于有反复感染等症状的包茎,主张及早行包皮环切术或套扎手术治疗解除包茎。

妈妈问

1. 包茎有什么危害?

医生答

严重的包茎可以妨碍阴茎的发育,也可能会发生阴茎包皮炎、尿道口炎及泌尿系统的感染,严重时还会造成肾功能的损害。据报道,成年后包茎有增加患阴茎癌的风险,以及配偶感染的风险等。

妈妈问

2. 包茎的治疗方法有哪些?

医生答

在宝宝幼儿期可以采用徒手渐进性上翻,经常帮其清洗。如果3岁后仍有明显的包茎或3岁内包皮口明显,且狭窄无法徒手上翻或经常引起包皮炎症的宝宝,应及早行包皮口扩张、手法上翻。对于某些严重的、扩张效果不好的包茎和继发性包茎(瘢痕型包茎)宝宝,则主张进行包皮环切术或套扎手术治疗。

妈妈问

3. 哪个年龄段适合进行包茎手术?

医生答

关于年龄目前临床上还没有统一的规定。对于有症状的包茎患儿,一般建议在采取保守治疗无效的情况下,需尽早进行包皮环切或套扎手术;而对于没有症状的包茎患儿,可早期行渐进性上翻、扩张等治疗,如无效一般在

5~7 岁后再行包皮环切术或套扎手术治疗。

（朱小春　方元龙）

第四节　新生儿隐睾

【导读】

　　妈妈给宝宝洗澡时发现,宝宝右侧阴囊内摸不到睾丸,而且这边的阴囊较正常对侧也小很多。于是,妈妈带着宝宝来到医院进行检查,检查后医生告诉妈妈宝宝患有隐睾。那么隐睾是一种什么疾病呢?

　　隐睾,也称睾丸未降或睾丸下降不全,是小儿泌尿外科常见的畸形之一。在胚胎期,睾丸在中肾旁形成,沿腹股沟管下降到阴囊内,如果在下降过程中发生障碍,其可停留在下降过程中的任一部位,就会导致隐睾的发生。内分泌异常或多基因缺失可能也是导致隐睾的主要原因。

　　隐睾在早产儿中的发生率约为 30%,足月新生儿为 3.4%~5.8%,1 岁时约为 0.66%。隐睾以单侧多见,右侧稍多于左侧,双侧隐睾占总发病人数的 10%。大多数隐睾(约 80%)位于腹股沟部,近 20% 的未下降睾丸或触摸不到的睾丸可能位于腹腔内,其中 15% 位于腹膜后,5% 位于其他部位。

　　隐睾的表现是患侧阴囊发育差,阴囊内摸不到睾丸,代之以在腹股沟部可触到睾丸,睾丸体积较对侧小,挤压睾丸有胀痛感。有约 20% 的隐睾在阴囊内及腹股沟部均摸不到睾丸,但不触及睾丸并不意味着患侧就没有睾丸,其中约 80% 的隐睾在腹股沟管内或腹腔内被手术探查中发现,而只有不到 20% 找不到睾丸,其中一侧没有睾丸称为单睾症,双侧没有睾丸称为无睾症。

出生后睾丸自行下降可发生于出生后 6 个月以内,之后下降的可能性很小,1 岁以后已无可能自行下降。其治疗分为激素治疗和手术治疗,激素治疗一般在出生后 6~10 个月间进行。据文献报道其治疗成功率为 6%~75%,总体约为 20%。但需要了解的是,激素治疗也是有其不良反应的。

手术是治疗隐睾的主要方法,目前公认的儿童隐睾手术年龄应在 2 岁前完成。最新的研究结果也建议,在儿童半岁后应尽早接受睾丸下降固定术。

妈妈问

1. 宝宝的睾丸有时在阴囊内能摸到,有时又摸不到,这种情况是隐睾吗? 需要处理吗?

医生答

这种情况不是隐睾,应称为回缩性睾丸。如果把不在阴囊内的睾丸用拇指和示指轻轻地夹住,将其牵入阴囊,松手后睾丸仍停留在阴囊内,则诊断为该病。回缩性睾丸是不需要处理的。

妈妈问

2. 隐睾会影响生育吗?

医生答

睾丸是生精的场所,其发育的好坏与生育能力是相关的。从大体检查来看,未降入阴囊的睾丸常常会有不同程度的发育不全,体积明显小于健侧,质地松软。组织学检查发现,其精曲小管的平均直径较正常者小;而病理组织改变的程度与其所处的位置有关,位置越高,病理组织损害越严重;同时与其年龄也有关,年龄越大,则病理组织损害也越严重。据报道,正规接受治疗的单侧隐睾患儿在成年后的生育能力并不比正常对照人群显著降低,然而双侧隐睾患儿即使接受了治疗,其成年后的生育能力往往也会有明显的降低。

(朱小春　方元龙)

第五节　新生儿肾积水

【导读】

　　妈妈在产前检查发现宝宝有肾积水,但宝宝出生后排尿正常,也没有其他的明显异常现象,妈妈想要知道接下来该如何处理?

　　先天性肾盂积水是指胎儿期就存在的肾集合系统异常扩张,它是小儿外科的常见疾病,也是产前诊断常见的异常。

　　先天性肾盂积水分为梗阻性和非梗阻性两类。梗阻性包括先天性肾盂输尿管连接部梗阻(44%),膀胱输尿管交界处梗阻(21%),输尿管囊肿和异位输尿管(12%),神经源性膀胱,后尿道瓣膜(9%),尿道闭锁和阴道积液;非梗阻性包括原发性膀胱输尿管反流(14%),生理性肾盂肾盏扩张和 Prune-Belly 综合征。先天性肾盂输尿管连接部梗阻是新生儿肾积水最常见的原因,占 85% 以上,男女发病比例为 2∶1,其中 2/3 发生在左侧,10% 左右的患儿为双侧发病。

　　轻至中度的肾积水一般无明显的症状,而重度肾积水可有腹痛、间歇性血尿、呕吐等症状,腹部触诊可触及包块,双侧重度肾积水后期有可尿少、水肿等表现。

　　胎儿期检查出的肾积水,如果不合并羊水量过少,则于出生后 1 周行超声复查;轻至中度(相当于 1、2、3 级)的肾积水,可随诊观察;重度肾积水(4 级)可采用静脉尿路造影(intravenous pyelography,IVP)、磁共振尿路成像(magnetic resonance urography,MRU)等检查手段,用于诊断严重肾积水、梗阻的存在。

　　即使是在新生儿期也要考虑进行手术治疗。手术指征包括:明显的梗阻症状;全肾功能损害,或分肾功能损害;并有泌尿系结石或感染、高血压等。

👩 妈妈问

　　1. 胎儿肾积水在宫内有治疗方法吗?

👨 医生答

　　据报道,单侧肾积水一般是不需要做产前宫内治疗的。对于双侧严重肾积水,并伴有羊水过少,孕周小于 32 周的胎儿,可以抽取脐带血检查胎儿肾功能。如果肾功能正常,则可以做肾盂羊膜腔分流术。对于孕周大于 32 周的婴儿需及早终止妊娠。

👩 妈妈问

　　2. 患有肾积水的宝宝平时需要注意哪些方面?

👨 医生答

　　平时应多饮水,注意尿量及尿液颜色的变化,以及排尿时是否有不适感等表现。

(朱小春　方元龙)

第二十五章
感染性疾病的预防

第一节　接触宝宝前需要洗手吗

【导读】

俗话说"病从口入""饭前便后要洗手",每天妈妈都会催促着宝宝洗手,以保证手卫生。由于新生宝宝的免疫系统尚不成熟,所以更需要在接触前洗手。但是有的妈妈却并没有这方面的意识,那么接触新生宝宝前洗手真的是有必要的吗?

新生宝宝由于免疫系统尚未发育成熟,是最容易发生感染的人群之一。如果妈妈出现肠道感染,其体内的肠道细菌及病毒会通过大便排出。如果妈妈感冒了,在打喷嚏或咳嗽时用手遮挡,手上也会带有细菌及病毒。如果不注意洗手,被细菌及病毒等病原体污染的手又进行母乳喂养,或者冲调奶粉,就会造成宝宝的胃肠道也被感染了。

洗手是指使用肥皂或者皂液及流动的水清洁手部,是一个去除手部皮肤污垢、碎屑和部分致病菌的过程。在护理新生儿时,要注意手卫生,在每次护理前均应洗手,以防手上沾染的细菌带到新生儿细嫩的皮肤上而发生感染。为了达到普通洗手卫生的最佳清洁度,洗手时间最好不要少于 40 秒。如果家长患有传染性疾病或是带菌者,则不能接触新生宝宝,以防宝宝受到感染。如果新生儿发生了感染性疾病,则必须尽早就医治疗。

妈妈问

1. 在家庭中照顾宝宝时,一般什么时候需要洗手?

医生答

在家庭中照顾宝宝时,应尽量在接触宝宝前后都要洗手,比如哺乳前、给宝宝配餐前等。

妈妈问

2. 在家中洗手时,是使用自来水还是手消毒剂?

医生答

流动的水能够冲洗掉病原菌,由于宝宝皮肤薄嫩,在家中应尽量选择自来水及对皮肤刺激小、具有护肤功能的家用洗手液即可,不需使用手消毒剂。

妈妈问

3. 在流动的水下洗手和在盆里洗手的效果一样吗?

医生答

在流动的水下洗手不会让脏水再次污染手腕和前臂,而用脸盆盛水洗手,去除病原菌的效果将大打折扣。如果几个人在同一盆水中洗手,不仅起不到除菌的效果,甚至还可能造成交叉感染。

(郑　军　王晓鹏)

第二节 家人感冒后如何对新生儿进行防护

【导读】

又变天了,天气忽冷忽热的,周围好多人都感冒了。这不,邻居家的宝宝也生病了,爷爷奶奶的嗓子也不舒服,就连爸爸也开始咳嗽起来。可是家里还有小宝宝,妈妈很担心,这么多人都感冒了,宝宝危险吗? 接触过他们会不会也患感冒? 能不能预防?

感冒又称上呼吸道感染,是最常见的急性呼吸道感染性疾病。多呈自限性,儿童发生率较成人高,全年皆可发病,以冬春季较多。70%~80% 的感冒是由病毒引起的,而 20%~30% 由细菌引起。由于宝宝的免疫功能尚不健全,对许多病原体都极为易感,加上宝宝自身的呼吸道管腔狭窄,黏膜柔嫩,血管丰富,纤毛运动差,特别容易出现呼吸道阻塞和感染。感冒是通过呼吸道飞沫传播的疾病,也就是说如果家长感冒了,那么大人的感冒病毒会散播在家里的空气中,宝宝吸入了带有病毒的空气后,如果抵抗力差,病毒就会导致宝宝的咽喉部出现呼吸道感染,也就是所说的上呼吸道感染。

如果家人感冒了,应该如何预防宝宝被传染呢? 可以从以下几方面入手(图 25-1)。

1. 在家时门窗要定时打开,进行自然通风,或是使用空气净化装置,以保证空气的流动。同时维持起居环境的

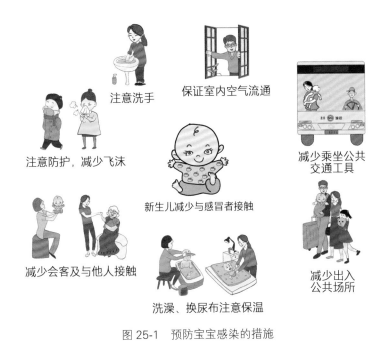

注意洗手

保证室内空气流通

注意防护，减少飞沫

减少乘坐公共交通工具

新生儿减少与感冒者接触

减少会客及与他人接触

减少出入公共场所

洗澡、换尿布注意保温

图 25-1　预防宝宝感染的措施

温度恒定，温度最好控制在 25~28℃。新生儿穿着衣物要适宜，避免出汗或温度过低，以及环境温度的骤冷骤热，特别是在洗澡和换尿布前后。

2. 家人应当避免当着宝宝的面大声说话或咳嗽、打喷嚏，如果无法避免时，应尽可能地捂住口、鼻，随后立即洗手。

🧑 **妈妈问**

1. 如何分辨家人是不是感冒了？

🧑 **医生答**

感冒通常起病较急，如果出现打喷嚏、鼻塞、流清水样鼻涕，以及咽部干痒或灼热等不适感时，并伴有发热等症状，基本上就可以判断为感冒了。

妈妈问

2. 如何分辨宝宝是不是感冒了?

医生答

新生宝宝的感冒症状通常是不典型的,根据感冒程度有所不同,大多表现为流涕、打喷嚏、鼻塞、咳嗽。有的新生儿也只表现为烦躁、哭闹,或可能会因为鼻塞而张口呼吸;有的在喂养时还可能会影响正常的哺乳,出现呛咳、青紫、奶量减少和进食时间延长等。如果伴有发热,体温可高达38℃以上,并有手足发凉,个别还会因发热而引起抽搐、精神弱、腹泻、呕吐等症状。

妈妈问

3. 宝宝感冒了该怎么办?

医生答

如果宝宝发生了感冒,切记不要在家中盲目用药,应尽量保证喂养,维持室温适宜及空气流动,必要时需及时就医治疗。

(郑 军 李 昕)

第三节 如何预防新生儿传染性疾病

【导读】

小宝宝出生了,不仅爸爸妈妈很开心,亲戚朋友们也很高兴。肉嘟嘟的、粉嫩嫩的小脸蛋怎能不招人喜爱呢?亲朋好友们都想来看望妈妈和宝宝,妈妈很开心。可是看到家中这么多人进进出出,妈妈又不免有些担心了,听说小宝宝是非常娇嫩的,抵抗力也弱,这么多人接触宝宝会不会因此而生病？明明已经很小心，可是宝宝还是生病了，医生在检查后说宝宝得了传染性疾病。可是感染的源头从哪来的？怎样才能避免宝宝生病？如果宝宝的爸爸患有乙型肝炎，会不会传染给宝宝呢？这么多问题让妈妈感到很焦虑。

说到传染性疾病，就不得不提到免疫力。免疫力通常是指人体自身的防御机制，是人体识别和消灭外来侵入的任何异物，包括病毒、细菌等。人类每天都会接触到细菌、病毒和其他微生物，也会接触患有感染疾病的其他人，在接触这些微生物和人的时候是否会患病，很大程度上取决于自身免疫力的强弱。而新生宝宝免疫系统发育不够成熟，不能产生起预防感染作用的免疫球蛋白。另外，新生宝宝白细胞的产生及储备都比较少，当患有传染性及严重的疾病时，会增加白细胞的消耗量，从而降低吞噬功能和杀菌活性。因此，细菌和病毒很容易会从皮肤、黏膜、脐带残端、呼吸道、消化道等处侵入到宝宝体内，从而导致感染（图 25-2）。同时由于感染后病灶不易局限，常常会扩散蔓延而引发败血症等危急重症，从而造成严重的后果。即使正常成人身上携带的定植微生物，对于新生儿来说都有可能会导致传染性疾病。所以，新生儿能够接触到的任何物品和人员都要引起注意。

如何才能预防宝宝不被传染？

首先，要加强宝宝的喂养，只有足够的营养，才能保证宝宝的正常生长发育，从而产生抗体，与细菌和病毒作战。

其次，对于能够接触到新生儿的物品均要引起注意，比如奶瓶、奶嘴及装奶的用具等，在每次使用后都要进行

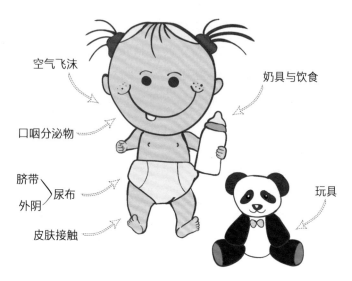

空气飞沫

奶具与饮食

口咽分泌物

脐带
外阴 〉尿布

玩具

皮肤接触

图 25-2　新生儿导致感染的途径

消毒处理,可使用开水进行浸泡后清洗,不要用手去触摸奶嘴,每次哺喂后剩余的奶液也最好倒掉,不要再加热后喂给新生儿吃。患有呼吸道感染性疾病的人员,应尽可能地避免与新生儿直接接触。即便是健康的人员,在接触新生儿时也一定要保持手部的洁净,接触新生儿前及换尿布后都必须使用清洁剂和流动的清水进行充分洗手。千万不要在接触了自己的鼻孔、口腔或面部后再用手去触摸新生儿,因为这些部位所携带的细菌会传染给新生儿。同时还要避免面对新生儿谈笑、咳嗽,更不要去频繁地亲吻新生儿的面颊部,以防造成交叉感染。新生儿皮肤娇嫩,且脐带残端留有创面,很容易通过这种接触而发生感染。因此,对于患有传染性疾病的人员,在避免碰触新生儿的同时,还要避免接触新生儿的奶具、尿布、衣物等用物。

最后,家长们还要注意观察宝宝的日常情况,包括体温是否正常、吃奶量的多少、精神状态、大小便、皮肤有否破损、脐带窝有否分泌物流出等,一旦发现问题,要及时到医院就诊,以免延误治疗。

妈妈问

1. 宝宝爸爸或是家中其他亲属患有乙型肝炎时,是否可以接触宝宝?

医生答

乙型肝炎主要是通过母-婴血行传播方式传染给宝宝。随着新生儿乙型肝炎疫苗接种的普及,一般的日常生活接触传播乙型肝炎病毒的概率已经小到可以忽略不计。但还是要注意,不要使用大人的剃须刀为宝宝剃毛发,因为此类行为是有可能在宝宝尚未建立对乙型肝炎的免疫能力前导致乙型肝炎病毒的传播。另外,如果宝宝爸爸患有乙型肝炎,可以选择自愿进行高效乙肝免疫球蛋白阻断,以便使新生儿在长期密切的共同生活中获得更好地保护。

妈妈问

2. 亲戚和朋友们都想要来看望小宝宝,家长能答应吗?

医生答

宝宝接触的人越多,被传染的风险也就越高。因此,要尽可能地避免太多的人同时探望,或者在亲戚停留时间过长,以及亲戚表现出想要抱宝宝的动作时,妈妈可以把医生的建议告知亲戚,取得其理解。如果确定想要抱宝宝,不妨先请亲戚洗手。

（郑军　李昕）

第四节 什么是破伤风

【导读】

在日常生活中，被钉子、木刺扎伤或划伤虽然是小问题，但是如果不积极处理也会引发破伤风。但是，即便是妈妈和宝宝外出时已经格外小心了，也会难免出现蹭伤或划伤等情况。所以妈妈很纠结，想着万一宝宝受伤了会不会得破伤风？宝宝刚出生时，医生虽然对脐带进行了处理，但是毕竟留有伤口，回家后要怎么办？伤口暴露在外面会不会得破伤风？

那么破伤风究竟是一种什么疾病？有一种细菌称为破伤风杆菌，破伤风杆菌属于厌氧菌，广泛地散布于泥土中，在粪便中也含有。它能产生外毒素，导致神经系统出现强直性抽搐。但破伤风杆菌只能生长在厌氧伤口内，并不会散播到别处。破伤风常见于外伤、烧伤、烫伤的患者，以及不卫生接生的新生儿和器械污染等情况。因此，预防破伤风可以从预防外伤、预防破伤风杆菌侵入、避免形成厌氧环境和中和毒素 4 方面进行：包括避免外伤，开放性伤口均需进行早期彻底地清洁处理，提倡新法接生，正确处理脐带，及早进行免疫接种。新生儿的主要创口便在于脐带(图 25-3)，所以做好脐带护理对于预防新生儿破伤风十分重要。

如果已经受到外伤或伤口不洁，破伤风的预防主要依赖于体内的抗体，而这种保护性的抗体只能通过注射疫苗。对从未接受过破伤风疫苗免疫的人需要连续注射 3

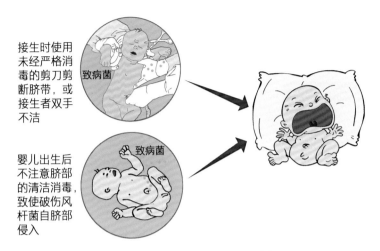

接生时使用未经严格消毒的剪刀剪断脐带，或接生者双手不洁

致病菌

婴儿出生后不注意脐部的清洁消毒，致使破伤风杆菌自脐部侵入

致病菌

图 25-3　新生儿破伤风的感染途径

次破伤风疫苗才能达到足够的保护作用；如果已经接受全程(3 次)免疫，对破伤风的保护作用可达到 5~10 年。此外，可以直接输入保护性作用的破伤风抗毒素或破伤风免疫球蛋白，立即获得免疫力。

妈妈问

1. 怀孕的准妈妈是否可以接种破伤风的疫苗呢?

医生答

已怀孕的准妈妈及刚出生的婴儿非常容易感染破伤风，母亲可以把特异性抗体经胎盘转移给胎儿，提供暂时性保护作用。如果母亲已经在孕前按受过全程的含破伤风的疫苗接种，则这次怀孕期间可以不用接种疫苗，以避免增加局部反应的风险。具体的接种时间、接种次数还需要在产检时咨询医生。

妈妈问

2. 孕期接种破伤风疫苗安全吗?

医生答

目前的研究显示,孕期接种含破伤风的疫苗是安全的,所以不用担心疫苗会对宝宝造成不良的影响。

妈妈问

3. 宝宝在家里或是去医院途中出生该怎么办?

医生答

首先要做好保暖工作,迅速擦干新生儿全身后,使用干净且干燥的衣物将新生儿包裹好,避免出现寒冷损伤。同时要保证新生儿平躺,避免因体位不当或遮盖口、鼻而导致窒息。不要自行剪断脐带,应尽量到医院进行脐带的处理,并在 24 小时内进行破伤风的被动免疫接种。

(郑军 李昕)

第五节 母亲巨细胞病毒检查阳性该怎么办

【导读】

妈妈最近感到很苦恼,因为在产检时医生说她的巨细胞病毒检查结果为阳性。这是什么意思?该怎么办?有害处吗?还能继续怀孕把宝宝生下来吗?对宝宝会不会有伤害?

巨细胞病毒属于疱疹病毒组,是一种 DNA 病毒。巨细胞病毒分布广泛,包括人在内的各种动物都可以遭受感染。巨细胞病毒在人群中感染非常广泛,在我国人群中的感染率可高达 86%~96%,孕妇约为 95%,通常呈隐性感染,多数感染者可没有症状,但在一定条件下侵袭多个器官和系统时,可引发严重的疾病。病毒感染后可以长期或间隙地从唾液、乳汁、血液、尿液、精液、子宫分泌物多处排出病毒,也可以通过口腔、生殖道、胎盘、输血或器官移植等多途径进行传播。

巨细胞病毒有可能传染给胎儿和新生儿,主要是通过宫内感染和围产期感染从母亲身体中获得。如果孕妇在孕期时感染上了巨细胞病毒,而巨细胞病毒通过胎盘传递的方式传播给了胎儿,这种传播方式就称为宫内感染,也被称作先天性感染。如果在分娩过程中,宫颈分泌物通过产道的方式将病毒传染给胎儿,或是在母乳喂养过程中摄取了乳汁中分泌的巨细胞病毒,也可以将病毒传染给婴儿,这种传播方式称为围产期感染(图 25-4)。

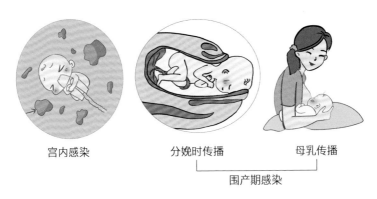

宫内感染　　　　分娩时传播　　　　母乳传播

围产期感染

图 25-4　新生儿巨细胞病毒的传播途径

巨细胞病毒的毒力通常较弱,如果妈妈在孕期感染,而宝宝抵抗力较强时,多数宝宝的症状可以很轻微,或无临床症状,有的仅有轻微的呼吸道障碍或肝功能损伤。如果宝宝的抵抗力较弱,特别是早产宝宝,或是已经发生了宫内感染的宝宝,则少数会造成早产、流产、死产或是出生后死亡。受到感染的新生儿还可以出现黄疸、肝脾大、血小板减少性紫癜及溶血性贫血等症状。

所以在孕期检查时,通常都会进行巨细胞病毒的检测,目的是尽早发现并回避上述问题,从而达到优生优育的效果。目前对于巨细胞病毒的监测有两种方法:一是从各种标本中直接找到巨细胞病毒的核酸 DNA,该方法既迅速,又敏感,且结果准确,可以作为感染的直接证据;二是通过检测巨细胞病毒的抗体 IgG 和 IgM,通常我们所说的巨细胞病毒阳性一般指的是抗体阳性。

🧑 妈妈问

1. 巨细胞病毒能不能通过疫苗接种预防?

👨‍⚕️ 医生答

巨细胞病毒在我国人群中的感染情况是非常广泛的,其中成人的感染率可高达 95% 以上,通常呈隐性感染,目前还未研制出有效的疫苗来进行预防接种。

🧑 妈妈问

2. 如果感染了巨细胞病毒,还能继续怀孕吗?

👨‍⚕️ 医生答

如果在备孕前出现巨细胞病毒感染症状,或是想要进行试管婴儿手术在助孕时发现感染了巨细胞病毒,则需要在医生的指导下,将巨细胞病毒控制在安全范围内后,再考虑继续妊娠或进行试管婴儿手术。当然,即便是感染了巨细胞病毒,也不要太过紧张,保持乐观向上的心情,在备孕或怀孕期间按时复查,遵照医嘱进行治疗,可将病情复发的可能性降至最低。

妈妈问

3. 如果怀孕后才发现感染了巨细胞病毒,该怎么办?

医生答

如果是在妊娠早期发现有巨细胞病毒原发感染,或羊水细胞中有巨细胞病毒抗原时,应考虑中止妊娠。如在妊娠中期发现巨细胞病毒的急性感染,需要仔细评估是否会对胎儿造成影响,并在医生的综合判断指导下选择是否继续妊娠。如选择继续妊娠的同时还要定时进行巨细胞病毒的复查,并锻炼身体和摄入高蛋白质食物以增强免疫力,直至新生儿的诞生。如果是妊娠晚期感染了巨细胞病毒,或从宫颈管分离出病毒,则无须过于紧张,可在新生儿出生后再进行评估和干预。

妈妈问

4. 妈妈感染了巨细胞病毒还能喂母乳吗?

医生答

对于授乳的母亲来说,在提高自身免疫力的同时,还要注意远离巨细胞病毒的传染源。对于足月儿来说,巨细胞病毒阳性的母亲是可以母乳喂养的,并没有禁忌证。对于早产儿来说,特别是低龄早产儿,建议由医生综合判断后再决定采用哪种喂养方式更为安全。

（郑军　李昕）

第二十六章
常见皮肤疾病的症状与防治

第一节　新生儿常见的皮疹

【导读】

宝宝出生了，皮肤粉嫩光滑，可是一夜之间宝宝的脸上、身上都出现了许多红色的"小疙瘩"，睡觉也不安稳，但吃奶还好，也不发热。妈妈着急了，心想宝宝怎么会长这么多"红疙瘩"？该怎么办？

新生宝宝有一些常见的良性皮疹，其共同的特点有通常预后良好，不需要治疗。皮疹的种类主要包括皮肤汗疹（痱子）、新生儿粟粒疹、皮脂腺增生、新生儿毒性红斑（蚤咬性皮炎）、新生儿痤疮、新生儿口腔黏膜囊肿等。新生儿粟粒疹外观为小的、白色的丘疹，常出现于鼻部和面颊部位。皮脂腺增生外观为排列整齐的黄白色光滑囊泡，一般基底部没有红斑，最常见于面部，尤其是鼻子及上唇周围皮脂腺密集处。皮肤汗疹，也称"痱子"，人人都可能出现，但以年龄较小的宝宝更多见，好发于头部、颈部、胸部或皮肤相互摩擦的部位（如腋窝），常出现在夏秋高温季节，也见于保暖过度及发热的宝宝。根据外观可分为白色汗疹（白痱)、红色汗疹(红痱)、脓疱性汗疹(脓痱)3种。新生儿毒性红斑(蚤咬性皮炎)的外观为多发性红色斑疹和丘疹,可迅速在红色斑疹上出现脓疱,这种不规则的红斑很像跳蚤的咬痕,皮疹先发于面部,迅速蔓延到躯干和四肢部位,手掌和足底部位不出现皮疹是其特点。皮疹一般在出生后24~48小时出现,一般持续时间在1周左右消退。口腔黏膜囊肿的外观与粟粒疹十分相似,特点是长在口腔内,为小的、单个或成串的黄色或灰白色的丘疹,长在上颚的中线或牙槽处较多见,而上、下牙槽不会同时生长囊肿也是其特征之一。新生儿痤疮,又称新生儿头部脓疱病,以男宝宝多见,与雄激素分泌增多有关。皮疹多在出生后3~4周出现,表现为分布于额头、鼻子、脸颊的粉刺,基底部一般不发红,但新生儿很容易出现炎性痤疮,严重者会波及躯干部。

😊 妈妈问

1. 新生宝宝的良性皮疹有这么多种类,妈妈该如何分辨?

👨 医生答

这些皮疹若非专业医生确实难以辨别,还常常有几种皮疹混合存在的情形,建议当宝宝首次出现或有明显的变化时,应先去医院就诊,让医生做出诊断是比较稳妥的做法。

😊 妈妈问

2. 宝宝长痱子很常见,妈妈该怎么做才能帮助宝宝消除痱子?

👨 医生答

妈妈首先要尽量减少宝宝出汗,让宝宝尽可能地待在凉爽、干燥的环境中,为宝宝穿着透气的宽松衣服。洗澡时的水温要低一点,或使用浸了凉水的干净毛巾为宝宝出现痱子的皮肤降温。洗澡后可以使用痱子粉或爽身粉涂于皮肤皱褶处,如果出现脓痱,可以在脓痱处涂抹少量的红霉素软膏。采取了以上这些措施后,往往能够很快见到效果。

妈妈问

3. 宝宝长痱子需要就诊吗?

医生答

一般情况下是不需要就诊的,但如果出现了发热、疼痛,或者皮肤发红、肿胀及有脓疱或脓液时,应该及时到医院就诊。

妈妈问

4. 宝宝口腔内长出了许多白色的小珠珠,这是"马牙"吗?可以用针头挑破吗?

医生答

有 64%~89% 的正常新生宝宝可以出现口腔黏膜囊肿,看上去就像白色的小珠珠一样,常常可以自行消退,不需要治疗。有些地区的家长将口腔黏膜囊肿误认为是"马牙",并使用针头去挑破,即俗称的"挑马牙",这种做法是完全没有必要的,而且宝宝容易引发感染,是一种错误的做法。

妈妈问

5. 宝宝脸上长了痤疮,妈妈应该如何照顾宝宝?

医生答

痤疮一般不痛不痒,对于宝宝来说大多没有不适的感觉,随着体内雄激素水平的下降,大部分宝宝在出生 3~4 个月时就可以消退,且不会留有瘢痕。在宝宝的皮疹期间,妈妈可以每天用清水进行清洗,不要使用其他乳液或油剂,一般是不需要治疗的。

(曹　蓓)

第二节　新生儿湿疹

【导读】

妈妈患了乳腺炎,暂时不能喂母乳,这几天给宝宝喂了配方奶。但是妈妈发现宝宝脸上有红色的"小疙瘩",有的"疙瘩"上面还出现了黄色的小脓疱,洗澡后红色的"疙瘩"就更明显了,宝宝也变得比之前爱哭闹。于是妈妈立刻带着宝宝来到了医院。医生检查后告诉妈妈,宝宝脸上的是湿疹。

湿疹是新生宝宝最常见的皮肤病,也是一种过敏性炎性皮肤病,可以表现为皮肤瘙痒、发红、流脓水,日久局部皮肤会变得又厚又硬。因湿疹主要表现为皮疹、瘙痒、脱屑等皮肤反应,故也称为特应性皮炎。湿疹的外观具有明显的特征:包括皮疹左右对称,容易流脓水,瘙痒严重,反复持续发作等,因此易患湿疹的宝宝多大多为过敏性体质。过敏是罹患湿疹的重要原因,许多外界因素比如日光、湿热、化学品、肥皂、皮毛等也可诱发湿疹,进食鱼、鸡蛋、人工喂养等亦可使湿疹加重,宝宝通常会因为皮肤过度敏感而容易出现皮肤刺激症状。其病因目前还尚不十分清楚,通常易发生于有过敏体质的宝宝身上,且具有家族聚集性。但大部分宝宝的湿疹会随着年龄的增长,而发生率逐渐减少,甚至是消失,仅有少部分的湿疹患儿会持续至成年期。

妈妈问

1. 医生可以通过哪些检查方法来确诊湿疹?

医生答

目前没有一项实验室检查可以用于湿疹的确诊,医生主要通过观察皮疹的特征及询问相关病史来进行判断。

妈妈问

2. 家长可以做些什么来帮助患有湿疹的宝宝?

医生答

湿疹的护理比治疗更加重要,对于新生宝宝来说,食物是引起过敏的重要因素之一。因此,妈妈应该尽可能地找出可疑的过敏食物,以减少与这些过敏性物质的接触。首先提倡母乳喂养,母乳喂养期间妈妈应少食或不食鱼、虾、牛羊肉、鸡蛋及辛辣食物等容易导致过敏及刺激性食物,避免过量进食,保持消化功能正常。采用配方奶喂养的宝宝,如果出现牛奶蛋白过敏,可以在医生的指导下使用部分水解配方奶或氨基酸奶进行喂养。宝宝在家要按时洗澡,保持皮肤卫生,皮疹处不要用肥皂进行清洗,会加重病情。宝宝的衣服要干净、宽松、柔软,尽量使用纯棉制品。尿片要使用透气的产品,要勤更换尿片。湿疹的治愈需要从多方面着手,包括饮食及皮肤护理。对于轻症的湿疹,可以外用保湿剂和润肤剂,不仅能够保持皮肤湿润、柔软,恢复皮肤弹性,还可以减少瘙痒及搔抓皮肤而造成的皮肤破损;对于症状较重的湿疹,可以选择局部外用含有皮质激素的软膏;当瘙痒严重到影响睡眠时,可以在医生的指导下适当口服抗组胺药物进行治疗,一般通过正确的护理及治疗,湿疹通常会很快得到改善。以下情况可能会加重宝宝的湿疹,应尽量避免。

(1) 过热及出汗过多。

(2) 长时间待在过于干燥的环境中。

(3) 使用有刺激性的肥皂或清洁剂。

(4) 使用香水。

(5) 使用羊毛或合成纤维原料的衣物。

(6) 各种原因使宝宝哭闹、焦虑。

妈妈问

3. 湿疹可以预防吗?

医生答

以下措施对于湿疹是可以起到一定的预防效果的:对于有过敏家族病史的宝宝,可以从出生后即开始使用有保湿作用的软膏,能够帮助在 1 岁以内发生湿疹的宝宝;也可以推荐宝宝在出生后口服益生菌制剂,目前研究认为,益生菌制剂可以减少过敏发生的概率,从而减少湿疹的发生。

(曹　蓓)

第三节　新生儿脓疱疮

【导读】

宝宝出生时天气有些凉,于是妈妈就给宝宝穿得多。过了 2 天,妈妈在给宝宝洗澡时发现,宝宝身上出现了很多大大小小的脓疱,有些已经破溃了。妈妈很着急,立即带着宝宝来到了医院就诊。医生检查后告诉妈妈,宝宝患了皮肤脓疱疮。

皮肤脓疱疮是一种急性化脓性皮肤病,通常由细菌感染引起。主要特征为皮肤出现黄色疱疹,常常先出现红疹,然后在红疹上出现脓疱,脓疱大小不等,疱壁薄,且容易破溃,破溃后可露出鲜红色的糜烂面,脓液会慢慢渗出,形成黄褐色痂皮。脓疱好发于身体的暴露部位如面部、躯干及四肢,因为瘙痒常常会被抓破而蔓延至身体其他部位。

妈妈问

1. 宝宝是如何患上脓疱疮的?

医生答

皮肤脓疱疮具有传染性,可以通过家长的手,或共用物品而感染宝宝,尤其是在卫生状况不好的环境中,更容易发生。

妈妈问

2. 皮肤脓疱疮只是皮肤上长了几个脓疱吗? 会不会给宝宝带来危险?

医生答

当新生宝宝出现皮肤脓疱疮时,如果只是累及皮肤,则感染较轻;如果感染进入身体深层,可以导致细菌性败血症;如果有胎膜早破及早产的宝宝,则发生败血症的风险更大。败血症可能会导致脑膜炎、脏器脓肿等严重的并发症,严重时可危及生命,所以妈妈必须要引起重视。当宝宝患有皮肤脓疱疮时,首先应该到医院就诊,医生会根据情况对脓疱液、尿液、脑脊液及血液细菌进行培养,以帮助判断病情,妈妈同时要配合医生给宝宝进行检查及治疗。

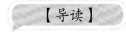

3. 宝宝患有脓疱疮需要住院治疗吗? 妈妈应该如何帮助宝宝?

医生答

宝宝如果患有皮肤脓疱疮,应先到医院进行就诊,如果经医生判断感染没有进入身体内部,妈妈可以在医生的指导下在家中照顾宝宝。因皮疹具有传染性,需要采取隔离措施以免发生交叉传染。同时尽量避免宝宝搔抓脓疱处,若宝宝指甲较长,要小心剪掉指甲,或者给宝宝戴上棉质小手套,妈妈也要注意手部卫生。患有化脓性皮肤病的成人不能与宝宝接触,避免发生交叉感染。平时应尽可能地给宝宝穿着棉质、透气、宽大的衣服,避免因摩擦导致脓疱破溃而扩散,并对宝宝穿过的衣服进行高温消毒处理。另外,要注意保持宝宝的皮肤卫生,每天洗澡,局部使用抗生素软膏涂抹,治疗应持续至脓疱消失;对于脓疱疮较多的情况下,可以口服抗生素治疗,但应在医生的指导下进行。

(曹 蓓)

第四节 新生儿尿布皮炎

【导读】

宝宝最近有腹泻,妈妈给宝宝洗臀部、换尿片时发现宝宝臀部发红,而且范围越来越大,中间的皮肤也有破溃现象。宝宝也开始出现哭闹,这是什么情况? 原来宝宝是发生尿布皮炎了,也称尿布疹。尿布疹通常发生在与尿裤接触处的皮肤,病情轻时宝宝可没有不适的表现,而严重时宝宝会出现哭闹、入睡不安等疼痛症状,时间长了还会影响宝宝的生长发育。

尿布皮炎是指发生在尿布覆盖范围内任何部位的皮疹,在穿着纸尿裤的任何年龄的儿童中非常多见。对于中至重度的尿布皮炎,可以首先使用鞣酸凡士林软膏或氧化锌软膏外涂于患处,临床观察有无真菌感染的相关皮疹出现,并对局部分泌物进行培养,以证实是否有真菌感染。通常对于尿布皮炎的治疗应持续 3 天以上。

妈妈问

1. 宝宝为什么会患尿布皮炎?

医生答

主要是未及时更换大小便后的尿片所致,因为大小便都会对宝宝稚嫩的皮肤造成刺激,尤其是在宝宝腹泻及使用抗生素后更为常见。此外,如果尿布中含有香料或染料成分,也会导致宝宝的皮肤出现过敏反应,并触发尿布皮炎的发生。

妈妈问

2. 宝宝患尿布皮炎应该去医院就诊吗?

医生答

大多数宝宝是可以在家中进行护理的,不需要就诊。但是如果出现以下情况则需要到医院就诊:治疗 3 天以上仍然没有好转,或反而加重;宝宝出现腹泻或发热。

妈妈问

3. 妈妈在家中如何护理患尿布皮炎的宝宝?

医生答

应尽量减少宝宝穿尿布的时间,让皮肤多透透气;经常检查尿布,发现尿布潮湿或宝宝排了大小便,就要立即予以更换;宝宝便后用清水清洗臀部,需要使用肥皂时可选择温和、不含香料的肥皂,随后使用柔软的毛巾将臀部沾干;凡是合并有细菌感染的宝宝均需要去医院就诊,以及进行严密地观察;如果宝宝出现发热、易激惹、肌张力低、嗜睡等症状,则需要住院治疗,并静脉使用抗生素;如果宝宝出现病情加重的情况,应及时到医院就诊,在医生指导下进行治疗。

🧑 妈妈问

4. 如何做好家庭护理,以预防尿布皮炎的发生?

👨‍⚕️ 医生答

首先要做到勤换尿片,通常建议每 2~3 小时换一次,或者只要排便就更换尿片。建议使用纸尿片,布尿片一旦尿湿,湿布会紧贴皮肤,更容易出现尿布皮炎。此外,布尿片清洗时常常可能使用有刺激性的洗涤剂,这也会导致尿布皮炎的发生。在更换尿布时,要用清水清洁臀部,之后擦干臀部。现在很多家长喜欢使用湿纸巾擦拭宝宝的臀部,建议选择不含有酒精及香料的湿纸巾,否则可能会促发尿布皮炎的发生。为了避免粪便及尿液直接刺激皮肤,可在擦干水分后使用皮肤保护剂。皮肤保护剂通常是用油脂类物质制造的,比如麻油、橄榄油、鱼肝油等,还有含有氧化锌、凡士林成分的护臀膏,利用的都是将大小便与皮肤隔离的原理。注意在涂抹护臀霜时,要厚厚地涂上一层才更有效果。不要使用爽身粉代替护臀霜,因爽身粉中一般含有滑石粉或者玉米淀粉的成分,容易结块,玉米淀粉会使真菌繁殖得更快,这两种成分均可导致尿布皮炎的加重,而且滑石粉可能会致癌,更加不宜使用。

(曹 蓓)

第五节　新生儿皮肤血管瘤

【导读】

　　宝宝出生1周了，妈妈在给宝宝洗澡时，发现宝宝的胸部有一个颜色很红的包块，用手按压之后软软的，且颜色变白，可是一放开手，颜色又马上变红了。妈妈触摸包块时，宝宝似乎没有疼痛的感觉。妈妈当即带着宝宝来到了医院，医生检查后告诉妈妈，这是皮肤血管瘤，一般出生时就有，只是当时局部皮肤发白而没有被看到。

　　什么是血管瘤？血管瘤是发生于血管内皮的良性肿瘤，也是最常见的儿童肿瘤。目前发病率有逐年增高的趋势，以女宝宝更为多见，易生长在头、面部。在婴儿刚出生时颜色通常不明显，一般在出生数日或数月时才会显现出来。

　　血管瘤一般在宝宝出生2~4周时即可出现，随后迅速增大，到出生后15个月左右开始进入自然消退过程，表现为在红色瘤体内出现苍白色区，之后瘤体变平，在2~8年时间内缓慢消退。在血管瘤消退的时间内，瘤体皮肤外观是不会一开始就完全恢复正常的，所以在此期间没必要马上采取治疗措施，而是应该等待与观察。尽管大部分血管瘤可以自行消退，对宝宝并没有什么影响，但是还是有少部分的血管瘤会因出现溃疡而影响外观及功能，也可能会损害重要脏器的功能或伴有发育异常。

　　患血管瘤的宝宝应该在医生的指导下进行观察或治

疗。除了生长在隐蔽部位、体积小或处于稳定状态的皮肤血管瘤可以观察等待外,其他情况的血管瘤均需要治疗,且治疗应尽早开始,约有 10% 的血管瘤生长迅速,会带来一些并发症,比如呼吸道阻塞,影响视力,血管瘤处发生溃疡、感染、出血等,少数可危及生命,同样需要进行积极地治疗。一般根据皮肤血管瘤的生长部位及大小来选择不同的治疗方法:①激光治疗,适用于血管瘤较大,且生长在颌面部及其他重要部位的血管瘤。②手术治疗,需根据病情进行选择,对于血管瘤较大时,可先予以硬化剂栓塞后,再行手术切除血管瘤。③药物治疗,可口服普萘洛尔治疗,治疗对象为年龄小于 1 岁的宝宝。目前认为普萘洛尔具有安全、有效、不良反应小的优点,有望成为一线的治疗药物,但应该在医生的指导及密切监测下用药。

妈妈问

1. 患血管瘤的宝宝会感到疼痛或不舒服吗?

医生答

在大部分情况下,血管瘤是不会给宝宝带来危害的,只有少部分的血管瘤在出现迅速增大、溃疡、出血或感染时,才会给宝宝带来不良影响。如果血管瘤长在内脏的部位,则可能会造成严重的问题。

妈妈问

2. 妈妈应该如何帮助患血管瘤的宝宝?

医生答

患血管瘤的宝宝需要被悉心地照看,妈妈在护理宝宝时,需要注意保持血管瘤表面的皮肤清洁,避免摩擦,勤剪指甲,以免抓破瘤体表面的皮肤而引起出血。家庭中应自备无菌纱布,一旦宝宝抓破瘤体皮肤,可以使用无菌纱布进行压迫止血。部分血管瘤可以自行消退,但消退后局部往往会遗留红斑,常常伴有色素改变、毛细血管扩张或瘢痕或赘生物,可影响外观,会给宝宝和家长带来心理负担。因此,家长们应该帮助宝宝正确看待血管瘤,告诉宝宝大部分血管瘤是会自行消退的,如果医生认为需要治疗,宝宝和妈妈都要给予配合治疗。

(曹　蓓)

第二十七章
日常遇到的其他问题

第一节　新生儿拒乳

【导读】

在日常生活中,家长经常会遇到这样的问题:"我家宝宝不吃奶,怎么办?"那么,现在就让医生来教您如何辨别小宝宝是真的不饿,还是饿了也不想吃? 提到这一问题之前,我们还是要先了解一下正常新生儿的消化道结构与生理特点,以便帮助我们更好地喂养宝宝。

宝宝的喂养分为人工喂养、母乳喂养和混合喂养。妈妈需要事先对宝宝进行观察,看宝宝是不爱吃奶粉,还是水、母乳、奶粉都不爱吃? 由于初生宝宝的胃容量很小,而足月儿的每次喂养量在 15~20ml,相当于一个乒乓球的大小;早产儿的胃容量就更小了,相当于一个玻璃弹珠的大小,所以人工喂养的妈妈们不必担心宝宝吃得少,只按需给予即可。同时在哺乳时也需要采取正确的姿势,以便宝宝更好地获得母乳。

以上为生理原因所造成的拒乳,下面我们来谈一谈病理性原因造成的拒乳都有哪些。

1. 口腔疾病。常见的有新生儿鹅口疮,它是由白念珠菌感染所引起的,在婴幼儿的口腔黏膜表面形成了白色的斑膜。致病原因主要有:母亲阴道内有真菌,由产时接触后被感染;奶瓶及奶嘴消毒不彻底,母乳喂养时妈妈的乳头没有清洁;宝宝有营养不良或免疫力低下的表现。另一种常见的疾病是腭裂,其发病比较隐蔽,主要是由呛咳引起的拒乳,需要使用特殊的奶嘴进行喂养。

2. 如果宝宝夜间鼻子发出"呼哧呼哧"的声音,且睡不安稳,偶有喘粗气的表现时,说明宝宝可能出现了上呼吸道感染。当鼻塞影响吃奶时,需要妈妈少量多次地给予哺乳,并及时使用棉签或者吸鼻器将鼻腔中的分泌物清理干净。如果宝宝有明显的气促、口吐白沫、烦躁等表现时,需及时去医院就诊。

3. 肠胀气。缓解肠胀气的方法有:腹部抚触,顺时针适当用力,促进肠蠕动;吃奶后,将宝宝竖起,斜靠在母亲胸前,轻拍背部将嗝拍出后再将宝宝放下安睡;母乳喂养的母亲需要试着排除豆制品、坚果及含糖分多的饮食;配方奶喂养的宝宝要考虑是否更换其他奶粉。

4. 比较严重的一种拒乳表现是宝宝不吃、不喝、不动,没有精神,且体重不增长,体温也不升,则需要及时去医院就诊。

妈妈问

我家宝宝吃奶时不会边吃边咽,很容易发生呛咳,这是怎么回事?

医生答

新生儿容易出现吞咽动作不协调,多见于早产儿,可导致反复吸入性肺炎,主要是由于咽部神经及肌肉的不协调所导致的咽部功能异常,数周或数月后随着宝宝逐渐发育成熟,这种情况可自行恢复。

（裴　刚）

第二节　新生儿哭闹

【导读】

宝宝的哭闹常常会让新手爸爸妈妈们感到手足无措,而爸爸妈妈通常不能读懂宝宝哭闹的原因,只会产生这样的疑问:"宝宝又哭了,这是怎么了?"

宝宝出生后会立即哇哇大哭,这是呼吸运动建立的正常反应,但自此以后由于宝宝不会说话,啼哭是宝宝表达情绪的主要方式,同时也是对疼痛和疾病的特殊反应。初为父母的年轻家长们,应该在哺喂宝宝的过程中及早地学会掌握、辨别宝宝的哭声所表达的信息,只有明白了这门"特殊语言",才能科学正确地哺育好自己的小宝宝,促进宝宝健康成长。

一般来说,宝宝的啼哭是一种生理性表现,妈妈要观察宝宝到底是饿了,还是不舒服,抑或是只是单纯地需要妈妈的陪伴。做出正确的判断其实并没有太大的难度。首先,饥饿性的哭闹一般发生在上次喂奶结束后的2~3小时,宝宝往往哭声洪亮,面色红润,并伴有觅食的动作。当妈妈给予足够的喂养后,哭闹就会马上停止,此类啼哭能够有效地帮助妈妈了解到宝宝的喂养是否充足。其次,当宝宝出现不适时,也会表现为哭闹,比如尿布浸透了,或者是衣服或棉被过厚过薄了,以及长时间姿势固定等,此类哭声往往很突然,且急促,妈妈给予安抚和喂养后不能缓解,此时妈妈就要注意寻找宝宝不舒服的原因,一般解决了这些问题,宝宝的哭闹就能停止。新生宝宝也会有一些情绪性的啼哭,一般会随着日龄的增大,这些表现也会趋于明显,通常只要妈妈给予宝宝一个拥抱,或者哄逗片刻后哭闹就会停止。一旦放下宝宝后,他们便会再次哭泣,表达着自己不悦的情绪,这也是一种自然的现象,爸爸妈妈们不必过于担心。

但是,需要妈妈们最应该鉴别警惕的是,宝宝是不是真的生病了?病理性啼哭往往哭闹剧烈,时间较长,宝宝在哭闹间隙可伴有精神萎靡、面色苍白的表现,即使喂奶或抱起后仍然哭闹不止,此类啼哭的声调及持续时间与一般啼哭不同,常常伴有相应的临床表现。这个时候妈妈就需要仔细检查宝宝的皮肤是否有破溃的皮疹出现;是否有呼吸系统疾病,一般轻微的呼吸道感染所引起的哭闹通常是因为鼻塞导致的吃奶时换气不畅,此时宝宝的哭声会很响亮,这时妈妈们就不必特别担心,可以用温毛巾热敷宝宝的鼻部,并及时将宝宝鼻腔中的分泌物清理干净;观察宝宝是否合并有其他异常表现,比如是否有咳嗽,是否有腹泻、呕吐,是否有发热,如果伴有这些症状的哭闹,就要警惕疾病的发生,需要及时到医院就诊。

🧑‍🦰 妈妈问

1. 宝宝在晚上睡觉时突然大哭是怎么回事?

🧑‍⚕️ 医生答

不要紧张,这是新生儿夜啼。宝宝通常在白天一切正常,而到了晚上在睡眠时出现啼哭,这时父母需要细心检查宝宝是否有哪些不舒服的地方,如果排除了疾病的因素,父母则需要注意以下几点:①保持室内空气清新;②睡前不要把宝宝喂得过饱;③宝宝睡前不要玩耍得太过兴奋;④注意和宝宝沟通的语气要轻柔。

妈妈问

2. 宝宝哭闹不止该怎么办?

医生答

此时父母首先需要寻找宝宝哭闹的原因,对于一般的父母依赖性哭闹,家长需要掌握安抚宝宝的方法,不要宝宝一哭就去抱他们,这样容易养成依赖的坏习惯,造成父母和宝宝都很疲倦,不利于宝宝的健康成长。

妈妈问

3. 宝宝过度哭闹会影响健康吗?

医生答

真正的过度哭闹确实是会影响健康的,但是我们首先要了解过度哭闹的定义,即一天哭闹总计超过 3 小时,且每周发作 3 天以上,持续超过 3 周。过度哭闹是儿童常见的一种表现,虽然病程自限,但有证据表明早期的过度哭闹与复发性腹痛、学龄前适应性行为问题有关联。同时也与母亲的焦虑 / 抑郁状态、注意力缺陷多动障碍及其他行为问题相关。因此,当发生此类情况时,应尽早求助儿科医生,通过医生及早识别和正确干预婴儿的过度哭闹,并与家长建立以共情为基础的合作化治疗策略,以帮助宝宝健康发育,预防行为问题的发生。

(裘 刚)

第三节　新生儿血糖异常

【导读】

　　宝宝刚刚出生就被告知有血糖异常,随着医学知识的普及,大多数家长都能够意识到这其中的危害,都会很紧张地问道:"低血糖、高血糖到底是由于什么原因导致的? 宝宝平时会有哪些症状? 应该怎么处理?"下面我们就开始分别进行介绍。

　　新生宝宝由于本身血糖水平就很低,其体内的糖原、脂肪储备不足,同时需要消耗大量的葡萄糖,进而容易导致低血糖的发生。该病首先常见于早产儿、小于胎龄儿宝宝、出生后开乳较晚、摄入不足、延迟喂养及患有如红细胞增多症、血型不合溶血病、围产期窒息、感染等疾病的患儿;其次见于内分泌相关性疾病,由于调节血糖的激素分泌不足而导致,包括垂体功能减退、生长激素缺乏、甲状腺功能减退、肾上腺皮质功能减退、胰高血糖素缺乏等;最后常见于由于糖代谢异常、氨基酸代谢异常等所导致的遗传代谢性疾病。所以尤其是针对母亲有糖尿病病史、妊娠期高血糖及上述所提到的高危宝宝,医生会对此类患儿在出生后进行常规的血糖监测,做到早预防、早发现、早治疗,以避免因血糖水平过低、持续时间过长而造成的神经系统永久性、不可逆性的损伤,导致出现智力低下、脑瘫等不良后果。因此,新生儿在出生后应早期喂养,如果喂养后仍出现低血糖,医生会给予静脉补充葡萄糖溶液进行治疗。

同时需积极寻找病因,少数重症低血糖患儿还需加用激素、胰高血糖素、二氮嗪等药物治疗,从而维持正常的血糖水平。

由于血糖调节功能不成熟,患儿大多糖耐受力较低,高血糖亦多见于巨大儿、早产儿、小于胎龄儿,同时还可多发于处于窒息、寒冷、感染等疾病应激状态下的患儿,以及由于医源性高血糖、暂时性高血糖、真性糖尿病等因素所导致。诊断的主要依据是针对患儿血糖、尿糖的监测,及时查清病因,及时治疗。医生会根据患儿的病情暂停或减少葡萄糖的输入量,严格控制输液速度,监测血糖及尿糖的变化,以及去除病因,治疗原发病。重症高血糖患儿可伴有明显脱水、代谢性酸中毒的表现,要做到及时纠正及补充电解质溶液。对于血糖持续升高,不见好转的患儿,则可以使用胰岛素治疗。其中,如果诊断为真性糖尿病的患儿,常常需要终身使用胰岛素,建议患儿要有良好的依从性,在医生的指导下进行饮食控制、胰岛素注射、内分泌专科随访及血糖监测。同时随着患儿的成长,要逐渐让患儿认识到自己疾病的特殊性,掌握疾病的生活方式。同时因为患儿要终身与疾病相伴,所以应多鼓励宝宝参加集体活动,融入集体当中,增强他们的自理能力,从而摆脱自卑感,这也是需要家长们在今后的生活中不断学习。

🧑 妈妈问

1. 低血糖和高血糖的诊断标准分别什么?

👨 医生答

目前国内制订的标准是,全血血糖低于 2.2mmol/L 即可诊断为低血糖症;全血血糖 <2.6mmol/L 为干预与治疗的界限值;全血血糖 >7.0mmol/L 可诊断为高血糖。

👩 **妈妈问**

2. 血糖异常一般会有哪些表现?

👨 **医生答**

新生儿低血糖常常缺乏症状,或大多为非特异性症状,多发生于婴儿出生后的数小时至 1 周内,或可伴发于其他疾病中,主要表现为反应差、嗜睡、拒乳、呼吸困难、发绀、惊厥等。高血糖不严重者也会同样缺乏临床表现,而血糖显著增高或持续时间长者可以呈现出特殊面容、脱水、多饮多尿、体重下降等表现。

👩 **妈妈问**

3. 低血糖和高血糖对宝宝都会造成哪些危害?

👨 **医生答**

低血糖如果不进行及时纠正,可以造成婴儿不可逆的、永久性的脑损伤。血糖显著升高或持续时间较长的严重者,亦可出现脑损伤、颅内出血等严重的中枢神经系统后遗症表现。因此,婴儿出生后,尤其是高危儿应在医生的建议下进行血糖监测,以免造成悲剧的发生。

(裴　刚)

第四节　新生儿甲状腺功能异常

【导读】

宝宝出生已经很多天了,虽然是足月顺产儿,出生时体重也不轻,可是却不好好吃奶,排便也不好,腹部也会时不时地发胀,轻轻一拍甚至会发出"砰砰"的响声。而同一天出生的其他宝宝黄疸早就退了,小脸都是粉嘟嘟的,为什么我家宝宝的小脸却是黄黄的？妈妈于是赶紧带着宝宝来到了医院。医生检查后询问妈妈是否知道足底血的检查结果，妈妈表示还没有进行检查，随后医生对宝宝进行了抽血检查，结果显示宝宝得了甲状腺功能减退症。什么是甲状腺功能减退症？对宝宝今后的健康会造成哪些影响？

甲状腺是人体最大的内分泌腺，其分泌的甲状腺激素对人体有着重要的作用，主要包括：①神经系统。在大脑发育期间缺乏甲状腺功能可以导致大脑的发育减慢，造成脑细胞发育不全，而甲状腺功能亢进（简称甲亢）时则大脑皮质兴奋性增高。②骨骼系统。甲状腺功能减退（简称甲减）可以导致骨龄落后、四肢短小，出现特殊面容如表情淡漠、皮肤干燥、粗糙，面色苍黄，眼睑和颊部虚肿，非凹陷性水肿，毛发脱落等，而甲亢时可因骨成熟加快出现骨龄超长。③心血管系统。甲减时可出现心率减慢等表现，而甲亢则相反。④消化系统。甲亢时因胃肠道吸收功能增强，导致肠蠕动加快，而甲减时常常出现腹胀、便秘等表现；⑤其他。甲减时促红细胞生成素减少，可导致骨髓造血功能低下，容易发生贫血。以下将详细了解甲状腺功能异常所致的两种最常见的疾病。

（一）甲状腺功能减退症

先天性甲状腺功能减退症可分为永久性和暂时性两种，其发病率为 1：4 000~1：2 000，是常见的导致智力低下的疾病。20 世纪 70 年代中期，国外首次开发了以足跟血标本测定甲状腺素（T_4）或促甲状腺激素（thyroid stimulating hormone，TSH）的新生儿筛查方案，有助于该病的早发现及早治疗。

1. 病因 主要病因有甲状腺发育不良、甲状腺激素合成的缺陷、碘转运障碍、过氧化物酶缺陷,其他如甲状腺球蛋白合成障碍、促甲状腺激素释放激素抵抗及甲状腺激素抵抗均可能导致一过性或永久性的甲状腺功能减退。

2. 临床表现 由于 T_4 可以通过胎盘由母体转运给胎儿,所以大多数先天性甲状腺功能减退的新生儿很少或没有甲状腺激素缺乏的症状。

(1) 新生儿期的常见症状有:低体温、哭声低、出生后腹胀、便秘,生理性黄疸消退延迟;反应低下,肌张力低下等。

(2) 如果未能及时得到治疗,患儿常在出生 3~6 个月后出现典型的以下症状。①特殊面容和体态:如表情淡漠、皮肤干燥、粗糙,面色苍黄,眼睑和颊部虚肿,非凹陷性水肿,毛发脱落等。②神经精神系统:如嗜睡、反应迟钝、智力低下、表情呆板。③心血管系统:如心动过缓、血压低、心音低钝、心脏扩大。④消化系统:如厌食、腹胀、便秘,严重者可出现麻痹性肠梗阻,也可出现恶性贫血与缺铁性贫血。⑤呆小病:如表情呆滞、颜面苍白、眶周水肿、两眼距增宽、鼻梁扁塌、唇厚流涎、舌大外伸、声音低哑,四肢粗短、鸭步。

3. 治疗 需要给予甲状腺素替代治疗。口服左旋甲状腺素(levothyroxine)起始剂量为 $10\sim15\mu g/(kg\cdot d)$,由于大豆蛋白和铁剂可与 T_4 结合并抑制其吸收,因此不宜同时服用。左旋甲状腺素的主要不良反应与其剂量有关,过度治疗可能会导致颅缝早闭。需要注意的是,患儿应定期到有条件的医院进行甲状腺相关激素水平的监测,以便及时调整药物剂量。除了暂时性甲状腺功能减退症以外,其余均需终身治疗。

4. 预防　近年来,随着基因检测技术的不断更新,许多由于单基因突变所导致的甲状腺功能减退症也可以进行产前诊断。通过新生儿筛查可以检测出绝大部分的甲状腺功能减退症,这也有助于对该病的早期诊断及早期治疗,进一步提高了患儿的生活质量。

(二)甲状腺功能亢进症

甲状腺功能亢进症也可以分为持续性和暂时性两种。本病在新生儿期较少见到,但是若未能及时发现和治疗,随着甲状腺激素的急剧升高,可导致患儿的病情迅速进展,甚至是死亡。据报道,该病的死亡率可达 15%~20%。

1. 病因　主要是由于母亲血浆中的甲状腺刺激抗体经过胎盘传递给胎儿所致。

2. 临床表现　以早产儿多发,症状多在 24 小时内出现,轻者可表现为兴奋、皮肤潮红、出汗、食欲亢进,或有呕吐、腹泻,体重可不增或下降,常伴有突眼征。重者可表现为体温升高、黄疸、心律失常、心力衰竭等。

3. 治疗　治疗原则与其他年龄的甲亢相同。可口服丙基硫氧嘧啶或甲巯咪唑,主要是抑制甲状腺激素的合成,同时定期监测甲状腺相关激素 T_3、T_4、TSH 的水平。

🧑 妈妈问

1. 宝宝被诊断为暂时性甲状腺功能减退,家长日常护理时应该注意些什么?

👨‍⚕️ 医生答

暂时性甲状腺功能减退主要的治疗方法是口服左旋

甲状腺激素片,除了日常的常规护理外,还要注意按时、按量准确地给宝宝服药,按医生嘱咐的时间带宝宝复查甲状腺激素水平,以便及时调整药量。

👩 妈妈问

2. 暂时性甲状腺功能减退会对宝宝今后的智力、生长发育造成影响吗?

👨 医生答

暂时性甲状腺功能减退大多由于各种病理因素导致的暂时性甲状腺功能异常所引起,一般情况下遵循纠正病因,按医嘱服药,并维持甲状腺激素水平在正常范围内,是不会对宝宝的智力和生长发育造成重大影响的。

(裘　刚)

第五节　新生儿泪囊炎

【导读】

宝宝还没满月,最近总是泪眼汪汪的,早晨醒来还有很多的眼分泌物,但擦干净后很快又会出现。妈妈不敢大意,于是赶紧带着宝宝来到医院眼科诊室进行检查,结果诊断宝宝得了新生儿泪囊炎。那么该怎么办?

新生儿泪囊炎是一种较常见的外眼疾病,其发病率约占新生儿的 6%,多数是由于鼻泪管堵塞所造成的。患此病的宝宝的主要临床表现为出生后不久(7~10 天)会出现流泪症状,流泪的同时内眼角皮肤会伴有红肿,或是流出黏稠的黄白色脓液,一般在早上起床时会有很多眼分泌物,通常会是单眼发病。

1. 造成新生儿泪囊炎的原因 新生儿泪囊炎的发生通常是由于鼻泪管的堵塞所造成的。一般在新生儿刚出生时,鼻泪管的出口处都有一处膜状物(Hasner 瓣)的封闭,大多数新生儿在产生泪水的同时膜状物就会自动破裂,泪道开始畅通。但也有少数新生儿封闭的膜状物较厚,未破裂或者部分破裂,或由于鼻泪管部先天性狭窄或鼻中隔畸形造成泪道阻塞,泪水就会潴留在泪囊内。泪囊内的湿度环境是最适宜细菌生长繁殖的,因此一旦感染,泪水即变成了脓液。

2. 家长如何判断宝宝得了泪囊炎 家长如果发现宝宝很容易流泪,且内眼角、睑缘和睫毛上有黏液性或者脓性分泌物积聚,用手指压迫内眼角(泪囊处)的皮肤可见黄白色脓液从内眼角流出,这就说明宝宝可能患上了泪囊炎。若为泪囊炎急性发作期,则可表现为内眼角皮肤红肿和皮下肿块,宝宝会因为疼痛而哭闹不安。通过以上方法家长大致可以判断出宝宝是否患有泪囊炎,而有一些情况下泪囊挤压征出现阴性时,此时就需要到眼科医院就诊,让医生行泪道冲洗进行诊断。

妈妈问

1. 新生儿出现眼分泌物是否就是新生儿泪囊炎?

医生答

新生儿出现眼分泌物时,家长们不要轻易下判断,要先进行细心地观察。如果发现宝宝的眼睛不发红,眼睑也不水肿,那么感染的可能性就很小;此时可以按压患眼的眼角,如果看到有脓性分泌物被挤压出来,那么泪道阻塞的可能性就很大。

妈妈问

2. 新生儿泪囊炎的预后如何？

医生答

如果能够早期发现，并及时地在医生的指导下进行泪囊区按摩及抗生素滴眼等治疗，患儿痊愈的机会还是非常大的。

妈妈问

3. 新生儿出生后是否可以常规进行泪囊区的规范按摩，来避免或减少新生儿泪囊炎的发生？

医生答

据国内外大量的文献报道，剖宫产的新生儿泪囊炎发病率较高，这可能与新生儿泪道没有经过产道挤压有关。鉴于此，也有学者提出，新生儿出生后可以常规给予泪囊区的规范按摩，以避免或减少新生儿泪囊炎的发生。

（裘　刚）

第六节　新生儿中耳炎

【导读】

当宝宝耳道内有分泌物时，常常会表现为摇头、擦耳，有时还会伴有发热，甚至是抓破自己的耳朵。这让新手爸妈们很焦急，那么宝宝出现耳道分泌物时，我们应该如何应对呢？

由于儿童期免疫系统发育尚不完善，且抵抗力较差，较易患呼吸道感染。炎症向咽鼓管方向扩展蔓延，也容易导致咽鼓管黏膜及其周围充血、肿胀，黏膜纤毛运动受阻，使咽鼓管功能出现障碍，从而并发急性中耳炎（acute otitis media，AOM），这也是影响儿童听力的一种常见的原因，可以发生于儿童期的任何年龄段，且以婴幼儿的发病比例最高。因此，正确地识别和鉴别宝宝的耳道分泌物，对于爸爸妈妈们来说也是一门非常重要的功课。

那么，应该如何正确地对待宝宝的耳道分泌物呢？首先，我们要观察宝宝的耳朵有没有明显的畸形、肿胀和溃疡，外耳道有无先天性狭窄、闭锁。其次，我们要明确宝宝有没有发热、湿疹，有没有呼吸道感染相关症状（如鼻塞、鼻涕、咳嗽）等其他表现，如果有发热及呼吸道感染相关症状存在，需警惕急性中耳炎，这时需要立即带宝宝就医。如果宝宝有身体其他部位的湿疹，宝宝耳道分泌物很有可能就是外耳湿疹引起的。最后，我们要明确宝宝耳道分泌物的性质和量。以下我们将具体分析宝宝耳道分泌物的几种常见的类型。

1. 正常新生儿耳道分泌物　刚出生的新生儿由于外耳道软骨部有皮脂腺、耵聍腺两种分泌腺，两者分泌物混合形成耵聍，通常在新生儿期以皮脂腺分泌为主。因此，宝宝外耳道内可有少量的油性分泌物，在此期间宝宝有时会感到不适，表现为摇头或擦耳。偶有油性分泌物脱落至耳道外，此时一般不需处理。如患儿不适感较重，可使用消毒棉签轻轻地将耳道内的分泌物清除。

2. 非脓性耳道分泌物　非脓性耳道分泌物包括血性分泌物、清亮分泌物及外耳湿疹。①如果宝宝外耳道有血性分泌物时，需警惕外耳道有无机械性损伤或者自发性出血，这种情况需要及时带宝宝就医。②部分宝宝的外耳道内有少许清亮稀薄的分泌物时,为出生时外耳道内存留的羊水,一般会自行吸收,分泌物多时可用消毒棉签轻轻擦拭。③当宝宝出现外耳湿疹时,在急性期可引起瘙痒、红疹、水疱、渗液,可为淡黄色的稀薄渗出物;而在慢性期则表现为表皮脱屑、增厚,严重时可致外耳道狭窄,一般多见于新生儿,通常由体内的变态反应引起,好发于耳甲腔、耳后沟或耳周皮肤。如果宝宝高度怀疑为湿疹,则需要及时就医,应用 3%H_2O_2 清理外耳道脓性分泌物。局部治疗以清洁、干燥、消炎为主,可以局部给予一些抗过敏药物,以减轻刺激症状,促进湿疹的好转,同时应避免过敏物质摄入。

3. 脓性耳道分泌物　脓性耳道分泌物包括外耳道炎和急性化脓性中耳炎。前者在新生儿期比较少见,主要表现为外耳道皮肤及皮下组织的广泛性炎症,为细菌感染诱发,患儿早期表现为有不适感、摇头、擦耳,有少量分泌物在耳道口。如果出现上述情况,家长需带宝宝及时到医院就诊。后者可由前者发展而来,早期发现比较困难,往往表现为严重的胃肠道反应、哭吵不安,后期常表现为大量脓性分泌物从耳道内流出,比较容易被发现。此病在新生儿期的发病率较高,且有可能反复发作,甚至会影响听力。因此,一旦发现需带宝宝尽早就医,以避免发生严重的后果。

🧑 妈妈问

1. 在日常生活中,如何呵护宝宝娇嫩的小耳朵?

👨 医生答

宝宝的皮肤很娇嫩,也很容易引起过敏反应。因此,在宝宝的衣物选择上,应该选择舒适、柔软的衣物,以便能够更好地呵护宝宝的皮肤。其次,对宝宝耳道的保护最重要的是保持干燥和清洁,当宝宝洗澡时,尤其是洗头时,应避免洗澡水进入耳道内而导致感染。

🧑 妈妈问

2. 需要经常给宝宝掏耳朵保持耳道清洁吗?

🧑 医生答

因为宝宝的耳道较小,父母使用掏耳勺为宝宝清除分泌物的行为是很危险的,会使宝宝的耳道皮肤发生破损,易引发感染。如果掏耳朵时宝宝乱动,掏耳勺很有可能会伤及婴儿的鼓膜或听小骨,造成鼓膜穿孔,从而影响宝宝的听力。如果家长想要为宝宝掏耳朵,只能选择肉眼能够看到的耳道口附近的耳道分泌物,而且要使用棉签轻轻地在外耳道口处转动,然后再牵拉耳朵使耳道口朝下,促使耳道分泌物自行出来。千万不能用指甲、铁签、发卡等尖锐物掏耳朵。当感觉宝宝耳道内有异物需要处理时,建议到医院的耳鼻喉专科进行处理。

🧑 妈妈问

3. 宝宝湿疹反复发作时应如何防治?

🧑 医生答

湿疹是一种常见的变态反应性皮肤病,此类宝宝需做好皮肤的护理,防止皮肤破溃而继发感染。湿疹患儿大多为过敏性体质,如果宝宝湿疹反复发作,可到医院进一步完善食物过敏原的检查。母乳喂养时,妈妈应限制食用过敏性食物(可以短期试验性坚持 2 周);有牛奶过敏的儿童,需慎用豆浆、羊奶等代替牛奶喂养,可前往医院获得专业的喂养指导。现在越来越多的研究证实,肠道菌群与过敏性疾病有一定的关系。近期的国外一篇 Mata 分析表明,孕期与出生后益生菌的补充可以降低婴儿湿疹的发病率，但是对于具体的益生菌种类并未做相应的推荐。国内也有学者进行了观察，发现益生菌具有一定的预防湿疹的疗效，不过目前这一干预方法尚未广泛应用于临床治疗中。

妈妈问

4. 中耳炎容易反复发作吗？会影响听力吗？

医生答

在小婴儿及儿童期，中耳炎可以反复发作。文献研究表明，中耳炎的发病高危因素包括日托、兄弟姐妹、人工喂养、吸二手烟、季节的变化、疫苗接种、咽鼓管的功能障碍、个体易感性等。目前公认的中耳炎反复发病的高危因素是日托班出勤率。据 Burton 等的报道，6 个月以下患有急性中耳炎的婴儿在 2 岁以内复发的概率为 30%~50%，而小于 2 月龄的婴儿与 2~12 月龄的婴儿中耳炎并发症类似，都可能会引起听力、语言发展能力的损害。

（裴 刚）

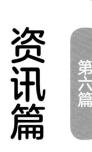

资讯篇

第六篇

第二十八章
疾病的早期筛查

第一节　新生儿遗传代谢性
　　　疾病的筛查

【导读】

　　宝宝出生后的几天,医生在宝宝足底采了一滴血,并滴在纸片上。妈妈很好奇,这是干什么用的?医生告诉妈妈,这是为了对宝宝进行遗传代谢的筛查。那么,什么是遗传代谢疾病?具体是筛查哪些项目?

　　遗传性疾病是指由于生殖细胞或受精卵的遗传物质在结构或功能上发生改变所致的一类疾病的总称,并按一定方式在上下代之间传递,具有先天性、终身性和家族性的特点。新生儿疾病筛查主要是在新生儿时期进行遗传代谢性疾病的筛查,是指医疗保健机构在新生儿群体中,用快速、简便、敏感的检验方法,对一些危及儿童生命、危害儿童生长发育、导致儿童智能障碍的遗传性疾病进行群体筛检,从而使患儿在临床上未出现疾病表现,而其体内生化、激素水平已有明显变化时就做出早期诊断,结合有效治疗,避免患儿重要脏器出现不可逆性的损害,保障儿童正常的体格发育和智能发育的系统服务。

目前,全国各地主要筛查先天性甲减、苯丙酮尿症和听力障碍的代谢性疾病,大部分地区同时增加了先天性肾上腺皮质增生症、地中海贫血及葡萄糖-6-磷酸脱氢酶缺乏症的筛查,而上海、广州、杭州等城市也陆续增加了串联质谱筛查新生儿遗传代谢性疾病。

妈妈问

1. 为什么要进行遗传代谢性疾病的筛查?

医生答

遗传代谢性疾病可造成代谢产物堆积,继而发生神经系统症状,影响成年后的智力水平。新生儿遗传代谢性疾病的筛查已经在全世界范围内推广,目前成为人类卫生保健的重要内容之一,是提高出生人口素质的一种有效方法。

妈妈问

2. 我国有法律保障新生儿遗传代谢性疾病的筛查吗?

医生答

1994 年 10 月《中华人民共和国母婴保健法》颁布,第一次以法律形式确定了新生儿疾病筛查在疾病预防方面的地位。2001 年 6 月 20 日国务院颁布了《中华人民共和国母婴保健法实施办法》,新生儿疾病筛查的推广和提高是其中的重要内容之一。

(杨 杰)

第二节　早产儿视网膜
疾病的筛查

【导读】

宝宝是早产儿,孕 28 周出生,且体重只有 1kg,好不容易挺过了医生所说的呼吸关、感染关、喂养关,医生说现在宝宝的眼睛要进行定期筛查,以预防早产儿视网膜病。那么什么是早产儿视网膜病? 要如何进行筛查?

什么是早产儿视网膜病(retinopathy of prematurity, ROP)? 早产儿过早地来到了这个世界,而他们眼睛里的视网膜血管还没有完全发育好,在某些因素的诱导下,导致血管异常增殖,并伴有纤维化,长入玻璃体中导致牵引性视网膜脱落。大多数情况下,病变发展到一定阶段可自行退化,但严重时可致盲或眼球萎缩。

哪些早产儿需要接受 ROP 筛查? ①胎龄 <34 周或出生体重 <2kg 的早产儿和低出生体重儿;②出生体重 >2kg 的新生儿,但病情危重需要心肺支持,或新生儿科的主治医生认为有高危因素,其筛查范围可适当扩大。

什么时候开始筛查? 首次筛查应在出生后 4~6 周或矫正胎龄 31~32 周开始。

多久复查一次? 筛查间隔期应根据上一次检查的结果,由眼科医生决定筛查频率,一般是 1~3 周。直至矫正胎龄足月、视网膜完全血管化才能停止早期的筛查。如果证实存在 ROP,无论是否需要治疗,后期均应注意还可能出现弱视、斜视、屈光不正、白内障等情况,建议进行眼科的长期随访。

什么情况下需要治疗?当确诊达到阈值病变或 1 型阈值前病变,应尽可能在确诊后的 72 小时内接受眼科治疗,无治疗条件者要迅速转诊。

妈妈问

1. 我的宝宝还那么小,做眼底检查的时候很受罪,可以出院后在家休养一段时间,等宝宝长大一点再去医院检查眼睛吗?

医生答

在治疗 ROP 的这件事上,家长们切勿讳疾忌医,可以说诊断和治疗 ROP 就是在与时间赛跑,每耽误一天都有可能造成宝宝的终身失明。因此,必须在规定时间内及时就诊。

妈妈问

2. 早产儿视网膜疾病的筛查有哪些并发症?该如何避免?

医生答

基本上早产儿视网膜疾病的筛查本身还是比较安全的,但不排除会出现心动过缓、乳汁反流和吸入、低血糖及结膜炎等并发症的可能。因此,在做此项检查时需要对婴儿进行密切监护,并于检查前后的 1 小时内勿喂奶,必要时可监测血糖,以及做好器械消毒和手的卫生。

（石文静）

第三节　先天性髋关节发育
不良的筛查

【导读】

自从宝宝出生后,一家人都沉浸在幸福快乐的日子中。宝宝出生在北方的 11 月,平日里衣服穿得很多,家长也没有注意对宝宝皮肤的观察,而且觉得宝宝的运动发育与其他小朋友相比并没有什么区别。直到宝宝 9 个月,开始学习扶着东西走路时,妈妈发现宝宝的左下肢出现外翻现象。妈妈实在不放心,于是带着宝宝到医院找医生进行体检,医生查体后发现,宝宝的左右大腿皮纹不对称,且两条腿也不一样长。经髋关节 X 线片检查后,医生诊断宝宝患有先天性髋关节发育不良,叮嘱家长让宝宝佩戴吊带及练习蛙抱。这是怎么回事? 应该怎么办?

如何早期发现新生儿髋关节发育不良? 髋关节发育不良是最常见的骨关节畸形之一,是指患儿出生时或者发育过程中髋臼变浅或股骨头脱出髋臼之外的现象。以女孩和第一胎为多见,有 20% 左右的患儿有家族史,其中臀位出生者的患病风险是头位出生者的 10 倍。在一些有特殊习俗的地区,比如拉直新生儿的腿部并用绳子捆绑,该病的发生率更高。该病在新生儿期病理改变最轻,易于矫正;在出生第 1 年骨盆发育得很快,尤其是在新生儿期更快,如果能够得到早期的诊断和治疗,其中大部分的病例髋关节能够完全恢复到正常水平。如果不及时发现和诊治,不但会影响儿童和青少年时期的生长发育,也可能使患儿成年后在较早期出现髋关节骨性关节炎,从而影响今后的生活质量。

髋关节发育不良都有哪些表现? 有一部分髋关节发育不良的新生儿从出生到整个新生儿时期都可以没有任何的临床表现。髋关节发育不良可分为单侧和双侧发育不良。单侧髋关节发育不良最常见的症状就是两侧大小腿不对称(双侧不等长,患侧增粗变短或变细、外旋,双侧皮纹不对称),以及患肢活动少和灵活性差、跛行,而有些患儿在换尿布时最易被发现,还可以在大腿外展时出现弹响。如果得不到进一步地处理,会因双侧肢体不等长,而出现躯干代偿性的侧弯。双侧髋关节发育不良的幼儿及儿童期的症状常表现为臀部增宽、走路较晚、步态异常等,比如开始走路时步态不稳呈蹒跚、摇摆或摇动步故态,甚至跛行(单侧);双侧者为鸭行步态。还可导致肢体不等长,躯干呈代偿性侧弯。

如何才能做到早发现和早治疗?

首先,需要明确的是,对于有高危因素的新生儿,必须通过体格检查及一些影像学检查来明确诊断。对于 3 个月以内的患儿最常采用 Barlow 试验和 Ortolani 试验,前者阳性提示髋关节不稳定,后者阳性是证实髋关节脱位的可靠体征。超声检查是一种无创、无辐射的检查方式,在新生儿期就可以进行检查,能够实现早发现、早治疗的目标,一般不适用于 1 岁以上患儿。因受限于股骨头骨化中心的出现时间,X 线片一般适用于超过 4~6 个月龄的患儿。因此,总体来说,建议把新生儿髋关节检查(体格检查 + 超声检查)作为新生儿筛查项目,加强对高危人群的管理和随访,并随访至 2 岁(可正常行走)后,以便做到早诊断、早干预。

其次,对于髋关节发育不良大多采用保守治疗。通常采用体位刺激的方法将股骨头保持在髋臼中心,最常选择的是 Pavlic 吊带挽具固定 1~2 个月。对于已经出现髋关节半脱位,甚至是完全脱位者,则需要采取外科手术治疗。

妈妈问

1. 家长如何才能尽早发现宝宝髋关节发育不良的问题?

医生答

在临床上,髋关节发育不良的患儿大多会有皮纹不对称、分髋试验(即髋关节外展受限)阳性、髋关节有弹响、两腿长短不一致、跛行等表现,但反之并非都成立。因此,一旦发现宝宝存在可疑异常,需及早到专科医院找专科医生就诊。

妈妈问

2. 如何帮助宝宝诊断髋关节发育不良?

医生答

一旦发现宝宝存在一些可疑髋关节发育不良的表现,即可通过影像学的检查方式来判断,该方法比其他检查方法更为准确。一般来说,对于 4~6 个月以内的婴儿大多采取超声检查的方式。超声可以看到关节内的骨性结构、软骨和软组织结构,价格低廉,易于配合。4~6 个月之后,因骨化中心的出现,X 线片的结果准确度更高。

妈妈问

3. Pavlic 吊带挽具有什么作用?平时睡觉也需要佩戴吗?

医生答

Pavlic 吊带挽具(图 28-1)是让宝宝的两条腿保持弯曲,像青蛙后腿一样(双髋屈曲外展位),使股骨头滑入髋臼,将宝宝的髋关节纠正到正常的位置,然后利用髋关节生长发育的规律使患侧髋关节复原。所以早期的预防和治疗是尤为重要的。吊带要尽量 24 小时穿戴,洗澡的时候可以脱下,洗完再给宝宝戴上。另外,家长最好不要自己调节吊带,如果调整得角度不好,会失去治疗效果。

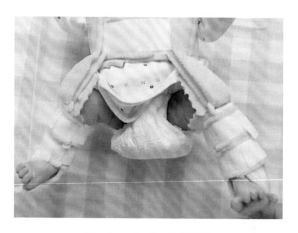

图 28-1 Pavlic 吊带挽具

(潘新年)

第四节 先天性心脏病的筛查

【导读】

妈妈每天都会看新闻,有一则"4 岁小女孩因先天性心脏病发作不幸去世"的消息让妈妈感到很是痛惜。那么,什么是先天性心脏病? 如何做到早期发现先天性心脏病?

　　什么是先天性心脏病? 先天性心脏病是指心脏、大血管在胚胎早期发育失常或者发育障碍所引起的心血管解剖结构异常,简称为"先心病"。有研究表明,大约每1 000个新生儿中就有8~10个宝宝的心脏是残缺的,其中1/3是重症先心病。重症先心病包括两大类:一类为危重先心病,如果在新生儿期不干预会死亡;另一类为严重先心病,如果在1岁以内不干预会死亡。由于其发病率和致残率高,被称为新生儿的"头号杀手",同时也是目前我国5岁以下儿童的第一致死原因。

　　有学者将心脏的发育比喻成盖房子,在孕3周当胎儿心血管开始发育时,最初的心脏只是一根纵直的管道(原始心管),通过不断地添砖加瓦和搭建门窗, "一居室"最终成为带有进水和出水管道的"两房两室",且形成4个中空的心腔。靠近人体头端的是两个紧挨着的心房,中间有一堵墙(房间隔),靠近人体尾端的是两个同样紧挨着的心室,中间也有一堵墙(室间隔),虽然两房和两室之间是密不透风的,但是左心房和左心室之间,右心房和右心室之间各装了一扇可以打开的门(房室瓣),右心房和右心室的血液来自我们的全身,流向肺部,经过肺部的氧合后,成为携氧的血液,再流向左心房和左心室,经过心脏的泵作用,流向我们全身供氧。在"盖房子和装修"的过程中,如果偷懒在室间隔和房间隔少砌了几块砖,就会导致心房或心室之间有洞(缺损),便会造成心脏结构的异常。除此之外,连接"四居室"的各种管道出现狭窄、走行异常、瘤体异常、异位连接等情况时,也可以导致出现复杂型的先心病。心脏的解剖示意图见图 28-2。

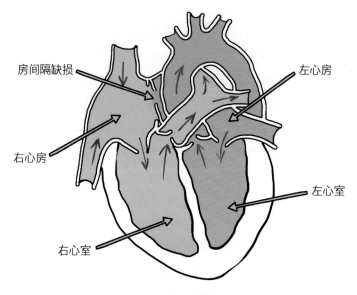

房间隔缺损

左心房

右心房

左心室

右心室

图 28-2 心脏的解剖示意图

先心病的病因有哪些?先心病的发生是环境因素和遗传因素共同作用的结果。环境因素主要包括怀孕早期特别是头 3 个月的某些病毒感染、叶酸缺乏、药物、毒物、放射性物质等有害因素,母亲妊娠期患有疾病(如妊娠糖尿病血糖控制不良、高胱氨酸血症、肥胖等),以及孕期不良生活习惯(如吸烟、饮酒、吸毒等)。遗传因素包括染色体畸变、结构异常、单基因遗传缺陷等。

先心病有哪些临床表现?先心病早期常无明显的症状,当出现以下几种症状时需及时检查,明确诊断,并采取必要的措施:①婴儿哭声低微,声音嘶哑;②呼吸急促,吃奶无力;③生长发育不良;④面色苍白,烦躁不安,多汗,剧烈活动或哭吵后唇周发紫;⑤容易患感冒、支气管炎和肺炎等疾病,且患病后不易恢复。

先心病可以早期筛查,以便早发现、早治疗吗? 新生儿疾病筛查的目的就是为了在早期发现重症先心病。新生儿先心病的筛查方法主要包括体格检查、胎儿超声心动图检查及脉搏血氧饱和度测量。当胎儿出生后,医生第一步会进行评估,临床评估内容包括家族史、特殊面容、呼吸急促、发绀、其他先天异常、心脏杂音。最新多中心大样本的研究表明,新生儿期进行血氧饱和度的监测可早期发现先心病。

妈妈问

1. 超声检查是否会对胎儿产生影响? 是否有辐射?

医生答

超声是通过声波成像的原理进行影像学检查方法,是无辐射的。至今还没有数据表明超声检查会对胎儿产生危害,所以超声检查对于胎儿来说是很安全的。

妈妈问

2. 先心病会遗传吗?

医生答

先天性心脏病与遗传因素有关,其具体遗传机制仍未完全阐明。研究表明,直系亲属中有先心病成员的产妇生出先心病患儿的概率较正常人群明显升高,而某些遗传性先天性畸形的患儿也会常常合并有先心病。为此,对于高危人群进行产前超声检查和新生儿期的评估,对于早期发现先心病显得尤为重要。

妈妈问

3. 为什么宝宝嘴唇并没有发紫现象,但却诊断有心脏病?

医生答

先心病从症状表现上大致可分为非发绀性和发绀性两大类。所谓的发绀指的是皮肤、黏膜,尤其是嘴唇、手指或足趾呈现紫黑色的状态,从外表就能一眼看出,此种状态通常比较危急,常见的发绀性先天性心脏病有法洛四联症、肺动脉闭锁、三尖瓣膜闭锁等。至于非发绀性先天性心脏病的患儿,其外表通常正常无异,但出生后可能会出现呼吸急促、心搏增快等现象,以心室中隔缺损、心房中隔缺损、开放性动脉导管等最为常见,而仅室间隔缺损就约占总患儿人数的 1/3,也就是说先心病无发绀较发绀更为常见。因此,这也需要家长们多注意观察患儿除了发绀以外的其他表现,以便做到及时就诊,早诊断,早治疗。

妈妈问

4. 为什么要对先天性心脏病的新生儿进行筛查?

医生答

先天性心脏病会严重危害儿童的健康,其并发症包括肺炎、感染性心内膜炎、肺动脉高压、缺氧、心力衰竭、休克等,可危及儿童的生命。若在新生儿时期进行先天性心脏病的筛查,不仅可以做到早期发现,及时诊断,合理治疗和干预,提高其治疗效果,降低死亡率,还能有效避免和减少先天性心脏病并发症及其所带来的经济负担,从而改善患儿的生命和生活质量。

妈妈问

5. 产前检查能够发现先心病吗? 应该如何在产前进行预防?

医生答

产前诊断的目的在于提早准备,从而为新生儿提供相应的护理和支持的等级,确保新生儿是手术的最佳适应证。另外,父母可以得到更好的疾病咨询及需要进行的治疗。胎儿超声检查安全无创,可重复性强,有利于先心病的筛查和追踪。在孕早期(11~13^{+6}周),进行胎儿颈后透明层厚度(nuchal translucency, NT)测量的同时进行心脏畸形的筛查非常重要。在孕中期(18~22周)可进行胎儿心脏彩超检查,最常见的指征包括:有先心病家族史,孕妇有糖尿病,经产科超声检查怀疑有先心病,心律失常,心外结构异常如先天性膈疝、系统性红斑狼疮、染色体异常、有致畸剂接触史如酒精等。

(潘新年)

第二十九章
新生婴儿的预防接种

第一节　正常新生儿的疫苗接种顺序

【导读】

宝宝快出生了，妈妈对于给宝宝注射疫苗有诸多的疑问："要不要给宝宝接种疫苗？疫苗安全吗？哪些疫苗是必须接种的？接种疫苗前后需要注意哪些事项？

世界各国关于儿童的疫苗注射有着不同的免疫程序，这是由于疫苗研制时间的先后及各个国家的免疫策略所造成的。自 2007 年起，中国开始扩大国家免疫规划范围。2021 年国家卫生和计划生育委员会又颁布了最新的儿童免疫规划，对既往规划也进行了进一步更新（表 29-1）。

妈妈问

为什么要为新生儿及时接种疫苗？

医生答

世界卫生组织驻华代表处和中国疾病预防控制中心均提出了关于疫苗的 5 个事实：①疫苗安全有效；②疫苗能够预防致命的疾病；③疫苗比自然感染能够提供更好的免疫；④同时接种疫苗是安全的；⑤停止接种疫苗，疾病会

表 29-1　国家免疫规划疫苗 0~6 岁儿童免疫程序表（2021 年版）

可预防疾病	疫苗种类	接种途径	剂量	英文缩写	出生时	1月	2月	3月	4月	5月	6月	8月	9月	18月	2岁	3岁	4岁	5岁	6岁
乙型病毒性肝炎	乙肝疫苗	肌内注射	10或20μg	HepB	1	2					3								
结核病[1]	卡介苗	皮内注射	0.1ml	BCG	1														
脊髓灰质炎	脊灰灭活疫苗	肌内注射	0.5ml	IPV			1	2											
	脊灰减毒活疫苗	口服	1粒或2滴	bOPV					3								4		
百日咳、白喉、破伤风	百白破疫苗	肌内注射	0.5ml	DTaP				1	2	3				4					
	白破疫苗	肌内注射	0.5ml	DT															5
麻疹、风疹、流行性腮腺炎	麻腮风疫苗	皮下注射	0.5ml	MMR								1		2					

续表

可预防疾病	疫苗种类	接种途径	剂量	英文缩写	接种年龄														
					出生时	1月	2月	3月	4月	5月	6月	8月	9月	18月	2岁	3岁	4岁	5岁	6岁
流行性乙型脑炎[2]	乙脑减毒活疫苗	皮下注射	0.5ml	JE-L								1			2				
	乙脑灭活疫苗	肌内注射	0.5ml	JE-I								1,2			3				4
流行性脑脊髓膜炎	A群流脑多糖疫苗	皮下注射	0.5ml	MPSV-A							1		2						
	A群C群流脑多糖疫苗	皮下注射	0.5ml	MPSV-AC												3			4
甲型病毒性肝炎[3]	甲肝减毒活疫苗	皮下注射	0.5或1.0ml	HepA-L										1					
	甲肝灭活疫苗	肌内注射	0.5ml	HepA-I										1	2				

注：1. 主要指结核性脑膜炎、血型播散型肺结核等。

2. 选择乙脑减毒活疫苗接种时，采用两剂次接种程序。选择乙脑灭活疫苗接种时，采用四剂次接种程序；乙脑灭活疫苗第1,2剂间隔7-10天。

3. 选择甲肝减毒活疫苗接种时，采用一剂次接种程序。选择甲肝灭活疫苗接种时，采用两剂次接种程序。

[摘自：国家卫生健康委关于印发国家免疫规划疫苗儿童免疫程序及说明（2021年版）的通知（国卫疾控发［2021］10号）中华人民共和国国家卫生健康委员会公报，2021.]

卷土重来。中国古代医学也提倡"上医治未病",预防接种是预防传染病最安全有效的"治未病"途径。因此,接种疫苗不但是每个儿童的权利,更是家长和社会应尽的责任。

（张雪峰）

第二节　疫苗接种的注意事项

【导读】

妈妈听说有的疫苗是带"毒"的,所以犹豫要不要给宝宝进行疫苗接种? 这几天又到了接种疫苗的时间,刚巧宝宝又患上了感冒,不知能否接种? 妈妈很担心。

疫苗接种的禁忌证和慎用症是指不应该接种疫苗的情况,通常大部分的慎用症是暂时的,应在机体恢复后补种相应疫苗。禁忌证是指接种后会增加严重异常反应危险的情况,所以有禁忌证的对象是不应该接种疫苗。具体情况如下。

1. 对鸡蛋过敏者不能接种流感疫苗。

2. 对凝胶及含凝胶物质过敏的在接种麻疹、流行性腮腺炎、风疹疫苗,水痘疫苗前应十分谨慎,接种前,应考虑做皮肤凝胶敏感性试验。

3. 对应接种多剂次疫苗(如百白破),接种首剂次后发生严重不良反应者,不能再接种余下的剂次。

4. 目前尚未知抗流感病毒药是否会影响流感减毒活疫苗的安全性、有效性。为慎重起见,流感减毒活疫苗应在中止抗病毒治疗 48 小时后接种,接种 2 周内也不建议给予抗流感病毒治疗。抗疱疹病毒药物(如阿昔洛韦)可能会降低水痘疫苗的有效性,最好在停药24小时后再接种。

5. 对凝血障碍或接受抗凝血治疗者,应由就诊的医生综合考虑,决定是否接种疫苗并选择合理方式接种(如肌内注射)。如果正接受血友病等治疗,可在治疗后按程序接种。接种应选择细针,接种后按压接种部位2分钟,并嘱咐受种者注意观察注射部位的血肿情况,将结果及时反馈给接种人员。

6. 对中至重度疾病,伴有或不伴有发热者,可在身体康复后再接种。

7. 使用血液制品或注射免疫球蛋白,年龄在3~11个月内的婴儿,不能接种水痘疫苗。一般情况下,接种水痘疫苗后2周内不能使用含有抗体成分的产品;在应急情况下使用抗体成分的产品后,应在适当的时间检测血清抗体水平,若血清抗体呈阴性,则应进行补种。

8. 有慢性胃肠道疾病史的婴儿接种轮状病毒疫苗前,应由医生综合考虑利弊,决定是否接种。

9. 最好应避免同时注射免疫球蛋白和麻疹、流行性腮腺炎、风疹疫苗,如果无法避免,应在不同部位接种,并在3个月内复种或检测血清抗体。一般情况下,接种麻疹、流行性腮腺炎、风疹疫苗后2周内不宜注射免疫球蛋白,注射免疫球蛋白后是否接种麻疹或接种间隔取决于麻疹疫苗的产品、剂量等情况。

10. 不存在免疫系统缺陷者,如果正接受激素治疗,且激素用量(以泼尼松或等量的其他激素计算)<2mg/kg或<20mg/kg,可以接种水痘疫苗。

11. 对潜在的或明确的神经系统疾病的儿童,是否接种、何时接种白喉 - 破伤风 - 百日咳疫苗应结合个体情况具体分析。一般而言,神经系统条件稳定的婴儿、儿童(包括有癫痫病史,但病情控制良好的儿童)可以接种。

妈妈问

1. 宝宝接种疫苗前应注意哪些问题?

医生答

① 家长应带宝宝到政府卫生行政部门认定的合格预防接种门诊进行预防接种。家长可以通过当地的"12320"卫生公益热线查询,获得就近的接种单位信息。② 在接种前应向接种人员如实提供宝宝既往及目前的健康状况,家长需配合接种人员,做好对宝宝健康状况的问诊和一般健康检查。提供新生儿的健康状况,包括出生时是否足月顺产、出生体重多少,新生儿出生评分情况,有无先天性出生缺陷或免疫功能不全、是否现患某种疾病、是否为过敏体质及过敏物、是否有神经系统疾病等。③ 若近期宝宝因病住院治疗应携带出院诊断书,以便接种工作人员判断宝宝是否可以进行疫苗接种。

妈妈问

2. 宝宝接种疫苗后,家长应注意哪些问题?

医生答

① 疫苗接种后要听从工作人员安排,观察至少半小时后方可离开。② 接种后的当天和第 2 天要防止儿童活动过多而致出汗增加,汗液形成刺激可使接种局部不良反应增多,注意监测体温。③ 注意替换接种部位。有些疫苗需要多次强化接种,注意不在一侧的固定部位多次接种,而应利用身体两侧交替注射接种,以免发生接种后硬结。

④注意疫苗间隔时间,如乙型肝炎疫苗,如果接种了第1剂,因某种原因而未按时接种第2剂,则应尽快接种,且第2剂和第3剂之间至少要间隔2个月;如果只是第3剂未按时接种则应尽快接种。

(张雪峰)

第三节 疫苗接种的相关问题

【导读】

妈妈是乙型肝炎大三阳患者,宝宝一出生就注射了疫苗,但是妈妈还是很关心还有哪些疫苗是要在新生儿期注射?

我国卫生防疫部门目前开展的新生儿期疫苗接种主要是乙型肝炎疫苗和卡介苗。

2002年10月1日,我国将乙型肝炎疫苗正式纳入儿童计划免疫管理,实行乙型肝炎疫苗免费接种。2012年3月开始将母婴阻断措施用的高效价免疫球蛋白纳入国家免疫规划。所有健康足月儿(0、1、6个月,10μg)方案接种乙型肝炎疫苗,首剂应出生24小时内完成。接种部位在右上臂三角肌肌内注射,乙型肝炎免疫球蛋白(hepatitis B immunoglobulin,HBIG)在大腿前外侧中部肌内注射。HBsAg阳性或不详产妇所生新生儿体重小于2 000g者,也应在出生后尽早接种第1剂乙型肝炎疫苗,并在婴儿满1、2、7月龄时按程序再完成3剂次乙型肝炎疫苗接种。

我国疫苗接种计划规定孕周大于37周出生体重

>2 500g 的新生儿应在生后 24 小时内进行接种,接种部位在左上臂三角肌中部略下处皮内注射。没有接种卡介苗的婴儿,如果还不满 3 个月,可以直接补种;如果在 3 个月至 3 岁之间,要进行结核菌素试验,结果为阴性就可以补种;4 岁及 4 岁以上的儿童不再补种;3 个月后到指定的卫生防疫机构进行卡介苗接种后的效果检查。

妈妈问

为什么疫苗接种要从新生儿期开始?

医生答

研究发现,胎儿晚期已具备对多种疫苗的反应能力,因此在新生儿期即开始部分疫苗接种已在世界多个国家进行,并对相关传染病预防取得显著效果。由于新生儿普遍接种乙型肝炎疫苗和对乙型肝炎母亲进行联合免疫阻断,全国表面抗原流行率已由 1992 年的 9.75% 下降至 2016 年的 6.1%,降至了全球中等地方流行地区。

(张雪峰)

第四节　什么是联合疫苗

【导读】

宝宝是早产儿,在注射疫苗时,医生建议注射五联疫苗。那么什么是联合疫苗? 联合疫苗是一类还是二类疫苗? 应该如何选择?

什么是第一类疫苗和第二类疫苗? 我国第一类疫苗是指国家免疫规划提高的免费疫苗,而第二类疫苗是指家长自费给宝宝接种的疫苗。两类疫苗的界定要根据疫苗可预防疾病的传染性、疾病的死亡率、疾病的流行和大流行的潜在可能、疾病对经济的影响及免费接种国家经济承受能力等综合判定。

　　什么是联合疫苗？联合疫苗是指数种疫苗抗原联合制成的疫苗。如目前常用的五联疫苗可以同时预防由脊髓灰质炎、百日咳、白喉、破伤风和 b 型流感嗜血杆菌引起感染的 5 种儿童常见的感染性疾病。五联疫苗还将传统需要注射的 12 针减少到至 4 针，减少了 8 次疫苗接种时的不良反应风险，同时减少了家长 8 次接种的奔波，更加省时省力。但接种者也应注意每种疫苗的成分，对其中一种成分有禁忌证者应禁用联合疫苗。

🤱 妈妈问

　　1. 家长应该如何选择两类疫苗？

👨‍⚕️ 医生答

　　①如果第一类疫苗和第二类疫苗接种时间发生冲突时，应优先保证第一类疫苗的接种。②如果宝宝对某种一类疫苗有接种禁忌，经医生评估可选择二类疫苗中具有同种功效、不含接种禁忌的同种类疫苗替代。③有经济条件的家长可以根据宝宝身体需求情况在接种人员指导下选择接种自费疫苗。

🤱 妈妈问

　　2. 联合疫苗有何优点？

👨‍⚕️ 医生答

　　联合疫苗的优点有如下几点，①减少了多次接种引起的不适和不良反应；②减少了接种疫苗的成本，包括减少去医院接种疫苗的次数，减少注射器的使用，减少需要冷链疫苗的储量等;③增加了接种人群的依从性;提高了疫苗接种率和全程接种率。优质的联合疫苗与单个疫苗的免疫效果一样,能够一次性为儿童提供多方位的安全保障。

(张雪峰)

第五节　早产儿出院后的疫苗接种

【导读】

宝宝是早产儿,去了几次防疫站都说暂时不能打预防针,妈妈很着急,担心延迟打预防针会影响宝宝的抵抗力。

近年来,我国早产儿及低出生体重儿的发生率呈现出逐年下降的趋势,但早产儿出生后 2 年内持续患病和再住院概率却在增加,其中一个重要原因就是早产儿因不能按时接种疫苗,从而增加了疫苗可以预防感染性疾病的发生率。

大多数针对早产儿接种疫苗后的免疫反应研究认为,胎龄、出生体重、临床状况及治疗可能会影响抗体的产生,但去除这些因素的变化,在大多数情况下疫苗是可以引起保护性免疫反应的。

给予早产儿常规疫苗接种,总的来说是有安全性和良好耐受性的,与足月儿相比并不会增加不良事件的发生率。目前唯一报道的就是在极低出生体重儿首次接种某种疫苗可能会出现或加重心肺不良事件如呼吸暂停、心动过缓的发生率。

妈妈问

早产儿出院后的预防接种应注意哪些问题?

医生答

目前多中心研究显示,早产儿的免疫反应与胎龄和出生体重呈正相关。接种疫苗后早产儿可能产生抗体滴度水平低于足月儿,但大多能够达到保护性抗体水平。严重的或疫苗常见的不良反应在早产儿与正常体重儿间无显著差异。考虑到早产儿免疫特点和出院后临床情况的复杂性,针对每个个体及具体接种的每种疫苗特别是新的疫苗和联合疫苗,做出具体接种建议前,家长需出示给预防接种医务人员宝宝的出院证明,并告知宝宝出院后的基本情况。必要时可由儿科医生对婴儿进行评估,共同决定是否进行该类疫苗的接种。如果当地有高危儿预防接种评估门诊的,可以带新生儿咨询疫苗接种相关问题。对于出生时孕周小于 32 周的早产儿,在婴儿早期疫苗接种后应注意密切观察宝宝的情况,发现异常应及时到儿科医院就诊。

(张雪峰)

第三十章
出院后的访视与随访

第一节　新生儿的出院随访

【导读】

妈妈生完宝宝后身体恢复得很快,2天后就可以出院了。在出院前,医生和护士特别叮嘱妈妈,如果遇到问题,要回院进行随访。妈妈很纳闷,什么是随访?

新生儿家庭访视、新生儿满月健康管理是《国家基本公共卫生服务规范》要求的0~6岁儿童健康管理服务的重要内容。从胎儿期到新生儿期经历了生存环境的巨变,生存方式也由依靠母体转变为依靠自身各器官系统的功能。随访时可了解家长对新生儿喂养、护理的掌握程度,及时宣传科学育儿知识,指导家长做好新生儿喂养、护理和疾病预防,降低新生儿患病率,有利于新生儿健康成长。

随访时,医生要先了解婴儿出生时情况(包括出生时体重、身长、头围、母亲的分娩方式、孕周等),预防接种情况,新生儿疾病筛查情况,喂养情况,其他异常情况,母亲产后恢复和健康情况等。然后再为宝宝进行全面健康体检,包括:体温,观察新生儿的一般情况,比如新生儿在安静状况下,每分钟呼吸次数、全身及面部、四肢末梢皮肤的颜色;全身全面体检,心肺听诊。检查时应特别注意脐部有无分泌物或感染;颈部、腋下、腹股沟及臀部等处有无皮肤糜烂,各部位有无畸形,各种神经反射及四肢活动等情况。

满月访视:新生儿满月健康管理一般在新生儿满 28 天后结合接种乙型肝炎疫苗第二针,在乡镇卫生院、社区卫生服务中心进行随访。重点询问和观察新生儿的喂养、睡眠、大小便、黄疸等情况,对其进行体重、身长测量和发育评估。

🧑 妈妈问

1. 宝宝回家后几天要回院进行随访?

👨 医生答

由于新生儿黄疸的高峰期是在出生后的 5 天,所以首次访视应在出院后 7 天内进行。如果宝宝是顺产儿,那么大约在回家 3 天后应该回院进行随访。

🧑 妈妈问

2. 随访的频率是多少?

👨 医生答

正常足月新生儿访视次数不应少于 2 次,如果发现问题应酌情增加访视次数。首次访视应在出院后 7 日内进行。满月访视:新生儿满月健康管理一般在新生儿满 28 天后进行。

🧑 妈妈问

3. 随访的内容都有哪些?

👨 医生答

随访的内容包括跟踪健康新生儿的常见症状,及时发现先天异常,复核新生儿筛查结果,早期发现漏筛新生儿,早期干预筛查异常新生儿,追踪高危新生儿可能出现的后遗症,复核新生儿预防接种情况,早期发现未进行预防接种新生儿,早期发现预防接种不良事件。

妈妈问

4. 新生儿的随访模式都有哪些?

医生答

家庭访视的模式包括:医疗机构新生儿随访门诊,以家庭为中心的基于移动终端的云随访。

(杨 杰)

第二节 高危儿的出院随访

【导读】

妈妈在怀孕期间出现了高血压和高血糖的表现,宝宝出生时体重也快达到 4.5kg 了。宝宝在出生后的第 1 天吃奶就不太好,医生说是因为宝宝血糖低,于是转到了新生儿科进行观察。两天后,宝宝吃奶变好了,血糖也正常,医生说可以出院了。但是,由于宝宝是高危儿,所以出院后要加强随访。妈妈很想知道,高危儿的随访与普通新生儿有何不同?

高危新生儿随访的内容要比正常新生儿更加全面,包括生长发育评估,黄疸的监测,神经系统发育评估,视网膜病随访与监测,听力随访,以及针对各种高危因素的个体化评估项目。

　　许多高危新生儿的临床问题需要长期的观察才能获得准确的答案,因此,需要对新生儿进行长期的追踪和随访,管理和处理并发症,提高高危新生儿的生存质量。监测新生儿的生长发育需要从住院期间开始,监测的数据可以为新生儿期的诊断与治疗提供非常有价值的反馈,同时为家庭和社区医疗机构提供合理的咨询、支持和转诊,以改善高危新生儿出院后的健康维护。

　　高危儿的随访频率也比正常新生儿有所增加,具体的时间需要根据首次随访时,由医生进行个体化评估后再做决定。

🧕 妈妈问

　　1. 什么是高危儿?

👨 医生答

　　符合以下高危因素之一的新生儿即为高危新生儿,早产儿(胎龄 <37 周),或低出生体重儿(出生体重 <2 500g);宫内、产时或产后窒息儿,缺氧缺血性脑病及颅内出血者;高胆红素血症、新生儿肺炎、败血症等严重感染;新生儿患有各种影响生活能力的出生缺陷(如唇裂、腭裂、先天性心脏病等),以及遗传代谢性疾病;母亲有异常妊娠及分娩史,高龄分娩(年龄≥35 岁),患有残疾(如视、听、智力、肢体、精神)并影响养育能力者等。

🧕 妈妈问

　　2. 宝宝是高危儿,应该什么时候开始随访?

👨 医生答

　　首次访视应在等到高危新生儿出院(或家庭分娩)后3 日内进行。

妈妈问

3. 宝宝有黄疸,应该如何随访?

医生答

根据我国中华医学会儿科学分会新生儿学组制订的《新生儿高胆红素血症管理指南》提出,随访的时间根据出院时日龄以及是否存在危险因素确定,具体时间需由医生确定。一般而言,即出生后 72 小时内出院者,于出院后 48 小时进行随访。比如,出生后 48 小时出院者,可以在出生后 96 小时进行随访。

(杨　杰)

第三节　早产儿的出院随访

【导读】

妈妈因早产,宝宝在孕 34 周时就出生了。医生介绍妈妈加入了早产妈妈的微信群,进群后才知道,早产宝宝真不少。还没出院,其他妈妈就在群里告诉她,早产儿出院后一定要定期随访,一直随访的早产宝宝长大后比没有随访的早产宝宝要更健康。妈妈很想知道,早产宝宝应该如何进行随访? 与普通宝宝的随访相比有何不同?

早产宝宝由于各个器官还没有发育好就离开了妈妈的子宫,为了维持生命,出生后受环境、药物、疼痛等因素的影响,早产儿的大脑发育所经受的不利影响要比普通宝宝多。早产儿出生时的发育越不成熟,则发生并发症的风险就越高,远期神经发育障碍及慢性健康问题的发生率也越高。因此,早期发现和识别神经系统损伤的早产儿,进行早期有针对性的干预措施,可以避免或最大限度地降低早产儿神经系统的损伤,有效改善早产儿的预后。早产宝宝比普通新生儿更需要系统、规范、远期的随访。

早产儿出院后必须定期进行随访,到专科门诊制订个体化的生长发育及神经行为方案。早产儿随访的重点是神经系统及生长发育评估,如行为测试、头颅 B 超影像学、脑电图等检查,在随访过程中若发现问题,应及时将患儿转给相关科室采取干预措施。

早产儿随访包括神经运动发育监测及针对新生儿期疾病的目的性随访。早产儿支气管肺发育不良、严重早产儿视网膜病变及脑损伤是极低出生体重儿 12 月龄内不良预后的高危因素。因此,对新生儿期疾病进行有针对性的随访,能够早期发现相关并发症,并及时给予干预。

针对早产儿视网膜筛查异常患儿的随访是很重要的。我国 2013 年 4 月颁布了《儿童眼及视力保健规范》,规范中指出健康儿童应当在出生后的 28~30 天进行首次眼病筛查,分别在 3、6、12 月龄和 2、3、4、5、6 岁健康检查的同时进行阶段性眼病筛查和视力检查。因此,新生儿时期的眼底筛查只是儿童眼病筛查的第一步,建立和健全完整的随访观察和干预机制,系统监测儿童眼病的发展和视力的发育是今后工作的重点和目标。

妈妈问

1. 早产儿的随访与足月儿有什么不同?

医生答

早产儿、低出生体重儿、中至重度营养不良、产前筛查/诊断异常的新生儿均需建立专门的档案,在进行高危儿随访体检或必要的辅助检查(如血常规、新生儿神经行为测定、出生缺陷诊断辅助检查)时可以转诊提供。

妈妈问

2. 早产儿进行随访时，家长需要准备些什么？

医生答

首先要详细记录宝宝的每日饮食情况，包括品种、量及次数，以及大小便的情况；其次是要总结好宝宝养育过程中存在的疑问，以便在就诊时咨询医生。

妈妈问

3. 宝宝体格发育的监测如何进行？

医生答

宝宝的体格发育监测详见 Fenton 早产儿生长发育曲线。早产儿纠正胎龄 40 周时每月测量身高、体重、头围、前囟等情况，并用生长发育图直观表示，作为营养状况的评估。

妈妈问

4. 早产儿的随访时间段有哪些？

医生答

6 个月以内的早产儿一般每月随访一次，6~12 个月每 2 个月随访一次，12~24 个月每半年随访一次，然后可以 1 年随访一次。以下是随访的几个关键的时间段：①出院后 7~10 天，评估早产儿疾病的恢复情况和是否适应家庭的环境。②矫正年龄 4~6 个月，证实有无追赶性生长和需要早期干预的神经学异常。③矫正年龄 12 个月，证实是否存在脑瘫或其他神经学异常的可能性。④矫正年龄 18~24 个月，大多数暂时性神经学异常都会消失，大多数可能的追赶性生长也都会发生，可做出儿童最终生长发育的预测,以及确诊重大伤残如脑瘫的存在。⑤3岁,可以更好地进行认知和语言功能的评估,进一步了解儿童的认知功能。

（杨　杰）